脑血管重建：
显微外科与血管内介入技术

［美］埃里克·努斯鲍姆　J·莫科 著
Eric S. Nussbaum　J Mocco
侯立军 主译

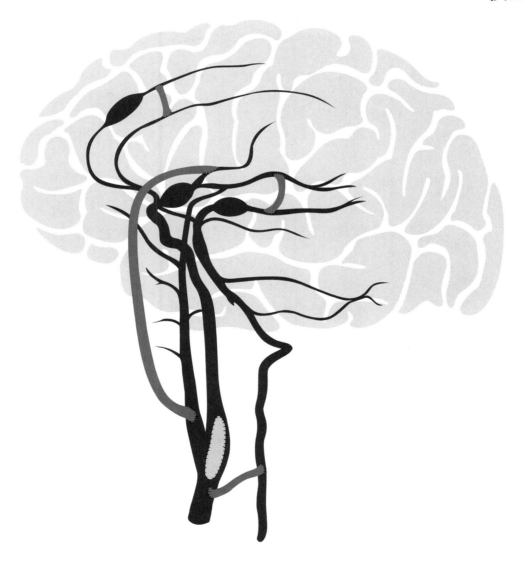

世界图书出版公司

上海·西安·北京·广州

图书在版编目（CIP）数据

脑血管重建：显微外科与血管内介入技术／（美）努斯鲍姆，（美）莫科著；侯立军译. — 上海：上海世界图书出版公司，2017.1（2017.9重印）

ISBN 978-7-5100-7171-3

Ⅰ.①脑… Ⅱ.①努… ②莫… ③侯… Ⅲ.①脑血管疾病－血管外科手术－显微外科学 Ⅳ.①R651.1

中国版本图书馆CIP数据核字（2013）第305520号

责任编辑：魏丽沪

脑血管重建：显微外科与血管内介入技术

［美］埃里克·努斯鲍姆　J·莫科　著

侯立军　主译

上海世界图书出版公司 出版发行

上海市广中路88号

邮政编码　200083

上海新艺印刷有限公司印刷

如发现印刷质量问题，请与印刷厂联系

（质检科电话：021-56683130）

各地新华书店经销

开本：889 × 1194　1/16　印张：18.25　字数：430 000

2017年1月第1版　2017年9月第2次印刷

印数：1501－2700

ISBN 978-7-5100-7171-3/R·308

图字：09-2012-558

定价：195.00元

http://www.wpcsh.com

译者名单

主　译　　侯立军

副主译　　黄承光　李一明　梅其勇

审　阅　　朱　诚　张光霁　卢亦成

译　者　　（以姓氏笔画为序）

于明琨　冯泽坤　白如林　孙克华　齐向前

齐恩博　吕立权　许　政　巩　顺　李一明

李　乾　李维卿　吴学铭　邹　伟　陈荣彬

陈怀瑞　陈　文　陈吉钢　周乐均　孟怡辰

金　海　张丹枫　钟南哲　施赟杰　赵欣南

侯立军　袁建平　顾进茂　钱　康　黄　通

黄承光　梅其勇　韩凯伟　魏嘉良

中文版前言

《脑血管重建：显微外科与血管内介入技术》代表了颅脑血管疾病治疗的新技术和成果，两位作者是该领域内国际知名专家。事实上，"血管重建"并不是一个新名词，早在20世纪80年代就已经开展这类手术，由于当时的设备和技术（特别是医学成像技术）的限制，结果不尽如人意，因而一度受到"冷遇"。但时过境迁，显微外科技术和神经介入技术迅速发展和成熟，血管重建术的价值需要重新评估。近年来，神经外科医生对脑血管重建术的热情被重新点燃，很多人想挑战这一精美而复杂的手术技术。因为掌握了脑血管重建技术，不仅使神经外科医生能够实施"搭桥术"，更重要的是增强了神经外科医生手术治疗复杂动脉瘤和颅底肿瘤的信心。

本书不是理论专著，而是具有很强的实用性、指导性的教科书。内容详尽，插图丰富，是一本可以"带到手术室"的参考书，在制定手术方案和实施手术前均可参阅。

翻译工作得到了第二军医大学附属长征医院神经外科全体同仁的支持。另外，袁建平也为本书的翻译和出版做出了很多努力；世界图书出版上海有限公司为本书的及时、顺利出版给予了很大支持。在此一并感谢。

由于时间仓促，译文中的错漏难免，真诚希望各位专家、读者批评指正。

（侯立军）

上海长征医院神经外科　主任

中国人民解放军神经外科研究所　所长

重要说明

　　医学知识的发展是日新月异的。新的研究和临床经验拓展了我们的认识，需要我们更新各种干预和药物治疗。本书的作者和编辑在此书中经过努力所提供的资料，是完整的而且与在出版时所接收的标准是一致的。但是，考虑到作者、编辑、出版者难免会有失误的可能性，或由于医学知识的不断发展变化，不管是作者，编辑还是出版者，还是任何参与这项目工作的其他人，都不能保证本书中的信息包括每个部分都是精确和完整的，他们也不能对任何错误或遗漏以及对这些信息的采用所导致的后果负责。我们鼓励读者将本书的内容向其他来源的信息去求证。例如：建议读者查阅准备使用的每个药品包装内的产品信息表，以确保本书中的信息是否准确的，并且药物的功效和禁忌证没有发生变化。这个建议对新的或不经常使用的药物尤为重要。

　　关于本书中某些产品名称、专利、注册过的设计，尽管在文章中没有一直特殊注明，但实际上是注册的商标，或专利的名字。因此即使没有以专利设计的名字出现，也不能理解为是出版人在公共场所的展示。

序　言

这部令人瞩目的专著分为5部分、23章，各章均由国际知名专家执笔。这部综合性著作，包括了脑血管的显微外科和脑血管的血管内治疗，而且在脑血管重建技术的各个部分的很多细节上都互相补充和说明。

每一个章节资料都很丰富，包括很有教育意义的影像学资料、手术照片，还附有百余幅精美且带有艺术感的教学绘图。对包括脑动脉和静脉窦在内的血管再通和重建的两种技术选择（手术和介入——译者注）都做了全面的、客观的介绍。

我相信这本令人瞩目的专著不仅能吸引从事脑血管的专家，而且，书中的资料尤其还会吸引年轻一代的神经科学专家的注意，他们将受到来自这些成功的治疗方法和治疗途径所带来的挑战，这也正是我们在脑血管疾病这个宽广的领域里所正在追求和探索的。

众所周知，19世纪下半叶，科学技术的发展进一步激发了包括内科和普通外科在内的一些学科在各自的专业和亚专业方面有了创新和发展。在神经科学领域，精密复杂的成像和数据存储技术可以展示各式各样的多维脑神经结构和功能，这些技术无疑也给显微神经外科和神经血管内治疗的发展提供了支撑。20世纪60年代，由于手术显微镜、显微器械、临时血管夹的问世，尤其是点状电凝设备和完美的Len Malis

双极电凝技术等成为脑血管显微操作的发展所必不可少的工具，并在1967年从动物实验过渡到临床手术。随后的几十年中，深奥微妙的计算机断层扫描（CT-scan）和磁共振成像术（MRI）以及经颅多普勒（Doppler）血流计等新技术和设备陆续问世，直至最近的吲哚菁绿（ICG）技术，都为神经血管类疾病的诊断与治疗提供了有力武器。

除技术进步外，人们对脑血管系统的解剖和生理的认识也进一步深化，这对显微神经外科手术操作也至关重要。中枢神经系统的动脉和静脉形成不同的节段，各节段都有其特定的组织学、生物化学和免疫学特征。它们均没有滋养血管和淋巴管，动脉壁外三分之一通过脑脊液进行营养代谢，这些中枢神经系统的血管就像海底生物，因为它们被循环流动的脑脊液包绕，而脑脊液的压力呈有节律的日复一日的搏动。脑动脉被大量的含有自主神经的蛛网膜-软脑膜的纤维和隔膜包裹在不同的间隔。这些悬吊在纤维当中的脑动脉，不是完全不动的，它们随着脑脊液循环的搏动也有一些搏动。所以，解剖脑池内的动脉和静脉，无论节段长短，都需要熟练和精准的显微外科解剖技术与技巧。而且，沿着静脉和动脉在脑池内探查病变的技术只有通过在实验室内的强化训练才能完成。具备了探查和修复脑血管的这种能力才能使我们年轻人更有信心，才能具备治疗动脉瘤、动静脉畸形、海绵状血管瘤、内生性和外生性肿瘤等各种显微神经外科操作的能力，也包括颅内-颅外的、颅内-颅内的血管搭桥手术。

这本专著由埃里克·S·努斯鲍姆（Eric S. Nussbaum）博士和J·莫科（J Mocco）博士领衔执笔，并汇集了许多资深专家们的日常工作中成功的经验。

M·加奇·亚萨吉尔（M. Gazi Yasargil）医学博士

阿肯色大学医学系　神经外科教授

阿肯色州小石城

前　言

显微外科搭桥技术一直能使神经外科医生产生很大的兴趣，可能是因其解剖学上的雅致，也可能是因为其极高的技术要求。20世纪80年代中期"联合试验"令人失望的结果发布以后，搭桥手术的数量明显减少以致这种手术可能也就成了医学文献中的一个历史的注脚。但这不是最终的结果。随着时间的推移，凭借精密复杂的生理成像术，我们能确定哪些缺血性脑血管疾病患者适于施行搭桥术。此外，搭桥手术在颅内动脉瘤的治疗方面也有新的和更广的应用，包括巨大的、无法夹闭的以及越来越多的以前栓塞后复发的动脉瘤。鉴于此，加之目前对急性缺血性卒中多采取积极的治疗方案，在最近十年中，人们对颅外-颅内（EC-IC）搭桥术的热情被再次点燃。

起初，我们只想编一本重点介绍外科搭桥技术的简短的专题著作，以满足年轻的神经外科医生学习这项几乎快被忘了的关于脑动脉搭桥技术的兴趣。但当这个关于EC-IC搭桥、名字为"How-to"的教科书快要付诸行动的时候，我们才发现那远远不够，它只说了一半。现在，大部分的颅脑血管重建手术不是在手术室，而是在导管介入实验室。神经外科培训人员日常接受的是血管内手术的训练，他们中很多人行颈动脉介入血管成形术如同传统的动脉内膜切除术一样娴熟。这导致了医学上一个"全新"领域的诞生，这个尚处萌芽阶段的新领域引起

了人们极大兴趣。让人吃惊的是，直到现在，在颅脑血管重建领域，还没有一本反映目前包括开放手术和血管的介入治疗的血管疾病治疗的最新技术成果的著作。

正是在这一情况下，我们编写了本书。它涵盖了该领域的所有方面，详细阐述了技术方案、适应证、并发症和各种开放的血管手术结果。编写者既有血管重建领域具有丰富经验的脑血管显微外科专家，也有在血管内介入治疗方面有较高造诣的神经介入专家。有一整个章节是关于围手术期的重症监护，由经验丰富的神经ICU医生撰写，以突出ICU管理在治疗中的重要性，也帮助读者完善患者术后护理。为扩大本书影响和实用性，我们积集了一些国际知名专家的著述，也是脑血管重建领域独特的经验总结。

通过结合我们自己经验的补充，我们尝试使这项工作更能体现出技术发展的动态变化，使读者对血管重建方法的选择也有全面的领会：从颈动脉内膜切除术到颈动脉成形和支架植入术，从颞浅动脉-大脑中动脉（STA-MCA）吻合到隐静脉移植，从颅内血管的成形到最新的技术选择，如激光辅助的无闭塞吻合技术(ELANA)。

因此《脑血管重建：显微外科与血管内介入技术》这本书能吸引很多人员的兴趣。正在学习和已经从事这项工作的神经外科和神经内科住院医生将

发现每一个章节的描述和举例都非常清晰。做术前准备和术后监测的重症监护医生可以重点参考本书中重症监护的部分。手术室和导管介入室的护士和技术人员会在手术操作方面受益匪浅，这些都是他们日常所从事的工作。对于自己不亲自从事脑血管重建的神经外科和神经内科医生也能充分了解到目前手术和介入所能提供的最新的治疗措施。而对每天在急诊室面对患者的医生，或对正准备参加职业医生考试的医生们也特别有帮助。甚至在这个领域里的亚专科的专家们也能够对本书中受人尊敬的作者所提供的独特的病例感兴趣。

本书与那些汇集了很多文献、常被束之高阁布满灰尘、仅在为了撰写新稿而查阅文献时才打开的百科全书不同，本书有高度的可视性，有很多手术照片、彩色插图和丰富的影像病例。把它带到手术室去！在巨型动脉瘤手术的前一天晚上设计手术方案时，读读它。当你考虑一个复杂的颅内动脉粥样硬化病例的治疗方案时，再研究一下血管造影的图像，是做开放的血管搭桥，还是说血管内治疗更合理。

最后，我们相信，对于缺血性和复杂的脑血管疾病的神经外科治疗来讲，脑血管重建具有重要意义。读者会发现，不论是在设计手术方案，还是避免并发症，这都是一本很实用的教科书。希望我们的工作能对脑血管领域有所贡献，并能鼓励年轻人进一步探索脑血管重建的潜在方法。

致 谢

我今天的职业生涯直接或间接地得益于很多神经外科医生的影响。在最早的记忆中，有我的叔叔伊拉·卡索夫（Ira Kasoff），一位优秀的神经外科医生。作为学生，我跨入医学殿堂的第一步就是受了丹尼尔·瑞伽门蒂（Daniele Rigamonti）的指引，他至今仍是我的朋友和道德楷模。我再想不出还有什么比罗伯托·赫洛斯（Roberto Heros）博士的培训更有帮助和令人受用了，他在手术室内和手术室外表现出的技能和诚恳一直被我视为圭臬。当我第一次做STA-MCA吻合手术时，唐纳德·埃里克森（Donald Erickson）医生耐心地坐着我旁边。我能想到关于唐（Don）的唯一一次不顺利的经历是他撰写了一部关于卒中的脑血管重建的著作。这本书的运气不好，出版的时候正值"多中心研究"公布。在他退休的时候，他给我一本"珍藏版"，并在上面写着："由你来决定是把它放在历史书的书架上，还是放在实用书的书架上"。我希望我们现在的工作可以回答这个问题的挑战了。

查尔斯·德雷克（Charles Drake）医生或许是我遇到过的最谦逊和不事声张的神经外科医生。他在手术室的大胆、对卓越的孜孜不倦的探求和不朽的成就是不断鼓舞所有神经外科医生的源泉。在我行医的早期，每当遇到动脉瘤方面的难题时，就打电话问他的想法。他对每一个病例所表现出的热情令我至今难忘。我在伦敦、安大略和一些杰出的外科医生，像约翰·格文（John Girvin）、加里·弗格森（Gary Ferguson）和斯蒂夫·罗尼（Steve Lownie），一起工作的美妙经历培养了我的手术能力。最后，过去10年里我很荣幸与罗伯特·斯本茨勒(Robert Spetzle)博士建立了学术联系，他的主要工作见证了在神经外科领域一个才华横溢的个人所能取得的最高成就。当我碰到棘手的病例时，他总是在我左右。

如果没有家庭的支持，我将一事无成。我的妻子莱丝丽（Leslie）是位很有天赋的神经外科专家，还有5个孩子，我的职业要求周末常加班，为写这本书，常常很晚才回家，我想对他们表达深深的歉意和感谢，感谢他们的宽容和理解。

我还必须感谢乔迪·洛瓦瑞（Jody Lowary），一位杰出的护士，也是我的同事和朋友，她对患者的关照总是超出任何人的期望。最后，要向我所有的患者表示深深的敬意，是他们给了我作为一个神经外科医生参与他们的手术治疗的机会。从来没有什么"理论"神经外科医生，只能通过不断的实践才能使手术技能日臻完美。没有一个领域像脑血管重建那样，在科学中融合了同样多的艺术，可能艺术的成分更多。希望本书能加深读者对这一颇具吸引力的领域的理解，也可作为那些希望掌握脑血管重建术的医生们的参考书。

埃里克·S. 努斯鲍姆（Eric S. Nussbaum）

我衷心地感谢蒂姆（Thieme）出版公司的团队，特别是多米尼克（Dominik）和凯（Kay）。没有他们的支持、努力和及时的提醒，这本书不可能这么快问世。还要感谢埃里克·努斯鲍姆医生，他让我参与了这项有价值的工作。最后，要感激我的家人，温迪（Wendy）、费恩（Finn）和迈克尔（Michael），他们是我力量的源泉，正是他们的支持才使我充满激情地追求这一事业。

J·莫科（J Mocco）

目　录

目录

2

第Ⅰ部分

背　景

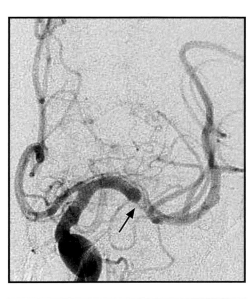
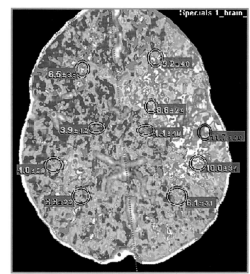
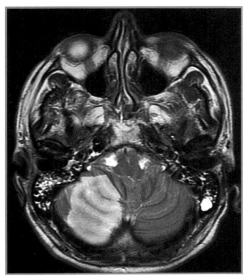
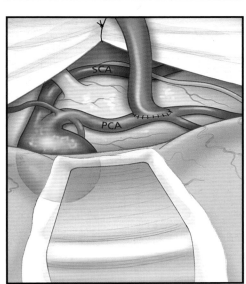

第1章

脑血管显微外科重建：历史回顾

Leslie A. Nussbaum and Eric S. Nussbaum

　　早在18世纪，著名的苏格兰外科医生约翰·亨特（John Hunter）就曾经描述过医源性血管阻塞术的应用价值，但直到20世纪初，通过动脉吻合技术而实现的直接血管重建才得到注意。1902年，被称为现代血管外科之父的法国外科医生亚历克西斯·卡雷尔(Alexis Carrel)描述了第一例通过缝合实现的动脉端–端吻合[1,2]。此后的20世纪上半叶有人进行了一些颅脑血管重建的初期尝试，但鲜有成功者。

　　所以关于脑缺血的血管重建最早的方法应该是基于"血管从颞肌向脑组织缓慢的向内生长"这样的间接手术也并不奇怪。最早报道的脑–硬脑膜–肌肉血管融合（EDMS）手术是格尔曼（German）和塔费尔（Taffel）将带血管的肌肉瓣直接贴覆在狗和灵长类动物的大脑表面[3]。不久后，克雷德尔（Kredel）尝试在人类身上施行该手术，但由于术后较高的癫痫发病率，使得该手术未能推广[4]。1949年，贝克（Beck）报道了一种通过颈动–静脉造瘘重建患儿脑血供的手术，然而该手术的有效性难以确定[5]。

　　在这一时期，米勒·费舍尔（C. Miller Fisher）关于"很多脑卒中实际上是由颈动脉粥样硬化病所致"的观点得到普遍认同。他还建议，可通过远端动脉血管重建来预防缺血性损伤[6]。或许是由于他的预见性评论，20世纪50年代初[7]，几个医疗组报道了首批颈动脉重建手术，这些颅外颈动脉重建病例为颈动脉内膜剥脱术铺平了道路，而后者已成为当今最常见的手术之一。此后，这一简易而优雅的手术使大量患者避免由缺血性卒中而带来的灾难性后果。

　　20世纪60年代，人们对在神经外科手术中使用显微镜的兴趣激增。在这一时期，雅各布森（Jacobson）和苏亚雷斯（Suarez）介绍了他们用显微镜进行小血管吻合的有价值的经验[8]。当亚萨吉尔（Yasargil）在美国佛蒙特大学的多纳吉（Donaghy）实验室用动物模型完善血管吻合术的相关工作时，创造性的脑血管重建手术已应用于患者[9]。1963年，沃雷格（Worriger）和琨林（Kunlin）报道了第一例用大隐静脉连接颈总动脉和颅内段的颈内动脉（ICA）的搭桥术，不过患者并未存活[10]。同年，周

（Chou）报道了1例大脑中动脉切除术[11]。1965年，普尔（Pool）和泊兹（Potts）报道了一次巧妙的尝试，他们在处理一个大的大脑前动脉（ACA）动脉瘤时，通过用塑料管连接颞浅动脉（STA）和大脑前动脉来重建远端大脑前动脉。尽管移植体出现堵塞，但患者恢复良好[12]。随后，在1967年，亚萨吉尔（Yasargil）又向前迈出了一大步，他成功地对颅内段颈动脉（ICA）闭塞的患者进行了第一例颞浅动脉至大脑中动脉（STA-MCA）血管吻合术[13, 14]。在这不久之后，他又成功地使用了相似的搭桥手术治疗儿童烟雾病[13, 14]。

20世纪70年代，颅内-颅外（EC-IC）搭桥术发展迅猛，许多外科医生在EC-IC搭桥手术上积累了相当丰富的经验，证实了该手术的高通畅率与低并发症[15-18]。施皮茨勒（Spetzler）使用枕动脉作为MCA的移植体。奥斯曼（Ausmen）报道了用桡动脉作为备选移植体。忒尤（Tew）和思妥瑞（Story）则介绍了用大隐静脉移植替代ICA的经验[2, 19-22]。在同一时期，针对后循环血管重建的方法开始出现，桑特（Sundt）改进了包括用长段大隐静脉移植体重建大脑后动脉在内的多项技术，奥斯曼报道了应用枕动脉重建小脑后下动脉和小脑前下动脉，以及应用颞浅动脉重建小脑上动脉的案例[19, 23, 24]。

可惜的是，蕴藏在该手术中的这些良好应用前景和巨大技术优势并未获得预期的结果。在1985年，一项关于EC-IC搭桥的"多中心研究"未能证明搭桥手术有助于预防脑卒中后来的发生[25]。该项研究的结果提示应用搭桥术治疗的患者的疗效比用药物治疗差。然而该项研究也因设计欠佳且未能进行有意义的亚组分析而受到了很多质疑。

由于这些令人沮丧的结果，EC-IC搭桥手术后来已基本不应用于缺血性疾病的治疗，仅在个别医疗中心一些非手术治疗失败的严重病例中还在继续应用[2,26,27]。尽管在这种情况下仍有少量成功案例偶见

报道，但人们只是在最近十年中才重新开始关注这项手术，其主要原因是由于辅助放射检测技术的改进，它能更好评估脑部血流及脑血管储备情况[28]。这样的检测可能有助于选出卒中风险较高的患者，从而使其从该手术获益。于是，燃起了人们对搭桥手术用于缺血性疾病的新的兴趣。

与此同时，大的医疗中心在处理复杂的颅内动脉瘤以及颅底肿瘤时，仍继续使用血管重建技术治疗复杂的、巨大的、不可夹闭的动脉瘤以及那些包绕颈动脉和椎动脉的肿瘤[29-31]。不仅如此，治疗烟雾病患者，尤其是儿童，血管重建术的重要作用已被广泛认可。在这样的情形下，间接手术诸如脑-肌-血管联合术、脑-硬膜动脉吻合术和软脑膜血管吻合术以及直接的EC-IC搭桥术可重复性的显示可以降低此类患者的发病率和死亡率[32-34]。

现在，神经血管外科医生已认可了搭桥手术在治疗复杂动脉瘤、颅底肿瘤和烟雾病中的重要作用，逐步认识到，脑缺血的患者可能从搭桥手术中获益，这种观点也出现了。随着EC-IC搭桥的专门知识的持续增加，以及随着这些手术新技术的发展，这种开放式的显微外科血管重建手术很可能继续在脑血管外科领域占有重要和独特的地位。

参考文献

[1] Carrel A. Nobel Prize in Physiology or Medicine 1912. Amsterdam: Elsevier; 1967

[2] Hayden MG, Lee M, Guzman R, Steinberg GK. The evolution of cerebral revascularization surgery. Neurosurg Focus 2009;26(5):E17

[3] German WJ, Taffel W. Surgical production of collateral intracranial circulation: an experimental study. Yale J Biol Med 1941;13(4):451–460

[4] Kredel FE. Collateral cerebral circulation by muscle graft: technique of operation with report of 3 cases. Southern Surgeon 1942;10:235–244

[5] Beck CS, McKhann CF, Belnap WD. Revascularization of the brain through establishment of a cervical arteriovenous

fistula; effects in children with mental retardation and convulsive disorders. J Pediatr 1949;35(3):317–329

[6] Fisher CM. Occlusion of the internal carotid artery. Arch Neurol Psychiatry 1951;65:346–377

[7] Eastcott HHG, Pickering GW, Rob CG. Reconstruction of internal carotid artery in a patient with intermittent attacks of hemiplegia. Lancet 1954;267(6846):994–996

[8] Jacobson JH II, Suarez EL. Microsurgery in anastomosis of small vessels. Surg Forum 1960;11:243–245

[9] Donaghy RM. The history of microsurgery in neurosurgery. Clin Neuro–surg 1979;26:619–625

[10] Woringer E, Kunlin J, Worringer E, Kunlin J. Anastomose entre le carotide primitive et la carotid intracranienne ou las sylvienne par griffon selon la technique de la suture suspendue. [Anastomosis between the common carotid and the intracranial carotid or the Sylvian artery by a graft, using the suspended suture technique.] Neurochirurgie 1963;200:181–188

[11] Chou SN. Embolectomy of the middle cerebral artery. J Neurosurg 1963;20:161–163

[12] Pool DP, Potts DG. Aneurysms and Arteriovenous Anomalies of the Brain: Diagnosis and Treatment. New York: Harper & Row; 1965

[13] Yasargil MG. Diagnosis and indications for operations in cerebrovascular occlusive disease. In: Yasargil MG. ed, Microsurgery Applied to Neurosurgery. Stuttgart: Georg Theime Verlag; 1969:95–118

[14] Yasargil MG, Yonekawa Y. Results of microsurgical extra–intracranial arterial bypass in the treatment of cerebral ischemia. Neurosurgery 1977;1(1):22–24

[15] Chater N. Neurosurgical extracranial–intracranial bypass for stroke: with 400 cases. Neurol Res 1983;5(2):1–9

[16] Gratzl O, Schmiedek P, Spetzler R, Steinhoff H, Marguth F. Clinical experience with extra–intracranial arterial anastomosis in 65 cases. J Neuro–surg 1976;44(3):313–324

[17] Schmiedek P, Gratzl O, Spetzler R, et al. Selection of patients for extra–intracranial arterial bypass surgery based on rCBF measurements. J Neurosurg 1976;44(3):303–312

[18] Sundt TM Jr, Whisnant JP, Fode NC, Piepgras DG, Houser OW. Results, complications, and follow–up of 415 bypass operations for occlusive disease of the carotid system. Mayo Clin Proc 1985;60(4):230–240

[19] Ausman JI, Chou SN, Lee M, Klassen A. Occipital to cerebellar artery anastomosis for brainstem infarction from vertebral basilar occlusive disease. Stroke 1976;7:13

[20] Spetzler R, Chater N. Occipital artery–middle cerebral artery anastomosis for cerebral artery occlusive disease. Surg Neurol 1974;2(4): 235–238

[21] Story JL, Brown WE, Eidelberg E, Arom KV, Stewart JR. Cerebral revascularization: proximal external carotid to distal middle cerebral artery bypass with a synthetic tube graft. Neurosurgery 1978;3(1):61–65

[22] Tew JM Jr. Reconstructive intracranial vascular surgery for prevention of stroke. Clin Neurosurg 1975;22:264–280

[23] Ausman JI, Diaz FG, Vacca DF, Sadasivan B. Superficial temporal and occipital artery bypass pedicles to superior, anterior inferior, and posterior inferior cerebellar arteries for vertebrobasilar insufficiency. J Neurosurg 1990;72(4):554–558

[24] Sundt TM Jr, Whisnant JP, Piepgras DG, Campbell JK, Holman CB. Intracranial bypass grafts for vertebral–basilar ischemia. Mayo Clin Proc 1978;53(1):12–18

[25] The EC/IC Bypass Study Group. Failure of extracranial–intracranial arterial bypass to reduce the risk of ischemic stroke: results of an international randomized trial. N Engl J Med 1985;313(19):1191–1200

[26] Amin–Hanjani S, Butler WE, Ogilvy CS, Carter BS, Barker FG II. Extracranial–intracranial bypass in the treatment of occlusive cerebrovascular disease and intracranial aneurysms in the United States between 1992 and 2001: a population–based study. J Neurosurg 2005;103(5): 794–804

[27] Nussbaum ES, Erickson DL. Extracranial–intracranial bypass for ischemic cerebrovascular disease refractory to maximal medical therapy. Neuro–surgery 2000;46(1):37–42, discussion 42–43

[28] Grubb RL Jr, Derdeyn CP, Fritsch SM, et al. Importance of hemodynamic factors in the prognosis of symptomatic carotid occlusion. JAMA 1998;280(12):1055–1060

[29] Peerless SJ, Ferguson GG, Drake CG. Extracranial–intracranial (EC/IC) bypass in the treatment of giant intracranial aneurysms. Neurosurg Rev 1982;5(3):77–81

[30] Sekhar LN, Kalavakonda C. Cerebral revascularization for aneurysms and tumors. Neurosurgery 2002;50(2):321–331

[31] Spetzler RF, Fukushima T, Martin N, Zabramski JM. Petrous carotid–to–intradural carotid saphenous vein graft for intracavernous giant aneurysm, tumor, and occlusive cerebrovascular disease. J Neurosurg 1990;73(4):496–501

[32] Marsushima T, Fujiwara S, Nagata S, et al. Surgical treatment for pediatric patients with moya moya disease by indirect revascularization procedures (EDAS, EMS, EMAS). Acta Neurochir 1988;98:135–140

[33] Matsushima Y, Aoyagi M, Suzuki R, Nariai T, Shishido T,

Hirakawa K. Dual anastomosis for pediatric moya moya patients using the anterior and posterior branches of the superficial temporal artery. Childs Nerv Syst 1993;18:27–32

[34] Scott RM. Surgical treatment of moyamoya syndrome in children, 1985. Pediatr Neurosurg 1995;22(1):39–46

第2章

脑血管显微外科重建术的适应证

Eric S. Nussbaum

◆ 背景

颅外-颅内（EC-IC）血管搭桥术是当今最精细的显微手术之一。随着时间的推移，各种搭桥手术的特殊适应证不断出现，同时血管内介入技术也已应用于脑血管重建。EC-IC搭桥术自20世纪60年代出现之后，当时还以为这种手术在脑缺血疾病的外科治疗中起着重要的作用。那时人们以为，血流量多，肯定就是好的。所以普遍都觉得，对脑缺血风险高的患者，如果能增加血流就可以降低将来得卒中的风险了。人们也猜测，增加大脑血流还能逆转包括不同种类的痴呆在内的神经退行性病变。

然而，在20世纪80年代中期，一项关于EC-IC搭桥术的"多中心研究"却对它"可降低缺血性脑卒中风险"的确实疗效提出了质疑[4]。随后，搭桥手术量大幅下降[1, 5]。随着时间的推移，更尖端的大脑生理状态的成像技术应用于临床，可以监测受损伤脑组织的血流量和脑血管的贮备功能[6, 7]。从此，评估哪些患者最适合血管重建术逐渐变成可

能。不过，在脑缺血卒中时运用搭桥手术的具体适应证尚不明确，且存在较多争议。

如今，普遍认为脑血管重建术的最佳适应证是复杂的、不可夹闭的颅内动脉瘤和某些颅底肿瘤[8, 9]。尽管大部分神经血管外科医生认为，部分闭塞性脑血管疾病的患者可以从搭桥手术中获益，但还没有一个切实的数据来确定患者的收治标准。本章既包括公认的显微外科脑血管重建适应证，也包括尚有争议的适应证。

◆ 闭塞性脑血管疾病

在缺血性疾病中，对处于短暂性缺血性发作和（或）分水岭缺血损伤的亚急性或慢性期的患者普遍认为，可以行EC-IC搭桥术。这些患者可能有处于临界状态下的低灌注，在特殊的血流动力学应激状态下时，可能会出现症状。在我们的临床实践中，仅当有足够的证据证明某解剖区缺血且不适合行颈动脉内膜剥脱术时，才做搭桥手术。对于无症状或

仅有模糊的非特异的症状（如头晕、头晕眼花）的患者我们推迟手术，除非他们是年轻的、在磁共振和生理成像上有明确的低灌注证据的患者（磁共振上可能是非功能区缺血）。年轻的烟雾病患者不在此例，后面有章节专门讨论。

应对所有患者进行诊断性血管造影，旨在排除侧支循环良好的病例。在颈动脉分叉处，颈内动脉（ICA）重度狭窄且有症状的患者应进行内膜剥脱术而非搭桥术。同样地，有些颈段ICA闭塞患者有短暂性缺血发作，但前交通动脉或后交通动脉侧支循环良好，其病因可能是小栓子脱落所致，而非低灌注损伤。对这些患者最好采取抗血小板或抗凝治疗，而非手术。

除了少数的例外，我们在考虑做搭桥手术之前，一般都推荐患者参加抗血小板和/或抗凝治疗的试验。此外，我们评价过许多有间歇性缺血症状的患者，当去除原有的激进的降压治疗后，症状完全消失。这些简单的医疗手段可使相当多的患者免于手术治疗（图2-1）

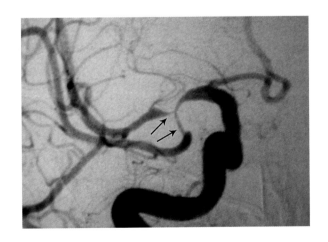

图2-1　81岁女性患者，有一次短暂性脑缺血发作，对侧上肢和下肢无力，血管造影显示大脑中动脉M1段远端及两条M2分支（箭头所示）有严重的狭窄。接受抗凝治疗并随后转为抗血小板治疗后，症状完全消失。考虑到年龄较大而未再进行其他治疗，在随后2年的随访中，该患者并未出现任何症状。

如果一个患者表现有间断的脑缺血症状，而在血管造影中又证实该症状很明确的与某个区域是低灌注且侧支循环的代偿不足有关，这个时候，功能性、生理性的测试对评估该患者未来缺血的风险分级就很重要。如果患者目前有明显症状，且该症状与相应区域脑血管的低灌注或分水岭缺血相关，这部分患者是可以从血管重建手术获益的。如果用CT、MR或PET等辅助检查能确定脑血流低灌注存在、储备不足，对搭桥手术是否合适能提供重要帮助。另外，患者年轻、全身情况良好，也是做血管重建手术的支持条件。

最后值得注意的是，外科重建手术在急性缺血性卒中的治疗中起的作用是不大的。对有选择的病例，如果血管内治疗有禁忌或治疗失败，或如果不治疗会导致灾难性后果时，可行紧急大脑中动脉切开取栓术或紧急EC-IC搭桥术[10]。下面可能是一个很好的病例：一名年轻患者，出现急性M1闭塞，不适合血管内治疗，而软脑膜侧支循环较差并有严重临床症状。早期MRI扫描证实，仅有特定血管区域呈分水岭梗死（图2-2）。此外，在特定情况下，对部分血管介入治疗失败的患者，可考虑行血管重建术作为一种抢救性急救的措施[10]。

不同解剖部位的病变

我们对能够从外科血管重建中获益的脑缺血患者，根据血管狭窄或闭塞的部位进行如下分类。大多数颈段ICA闭塞患者尚耐受闭塞而无症状。实际上，超过80%的单侧ICA闭塞患者并无明显的缺血发作。那些无侧支循环且出现严重梗死的患者也不适合搭桥手术。但是，有少部分患者，由于有足够的侧支循环，在患者处于一般情况下，可以避免严重的不可逆的脑缺血，但在低血压或血流动力学应激状态下，还是可能出现症状的。有颈部ICA闭塞的患者多为高龄，且经常有好的侧支代偿，但当由

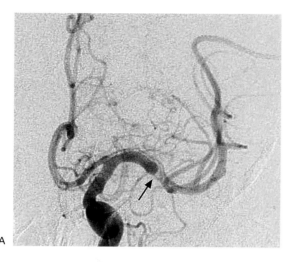
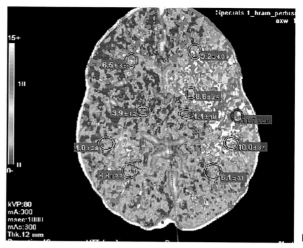
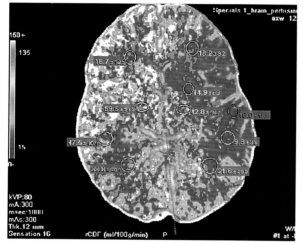
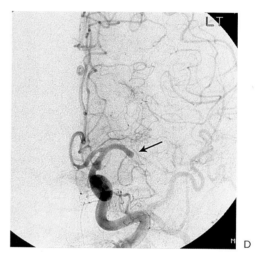

图2-2　41岁男性患者，右利手，表现为间歇性的言语障碍及右侧肢体无力。在外院行脑血管造影后再入院。（A）血管造影显示，左侧大脑中动脉M1段明显狭窄且符合急性动脉夹层。（B）动态CT灌注成像显示，受累左半球造影剂平均通过时间显著延长以及（C）局部脑血流量显著减少。在接下来的6h里，患者开始出现明显的语言障碍和右侧偏瘫。（D）复查血管造影：M1闭塞（箭头所示）。MRI证实仅有一小片分水岭梗死。急诊行颞浅动脉-大脑中动脉血管吻合后，迅速纠正了术前的功能障碍，最终恢复良好。

于分水岭区灌注不足而出现症状时，血管搭桥对减少未来的脑卒中的发生是一个有帮助的辅助方法。一项针对颈动脉闭塞手术研究（COSS）正在进行，在该研究中，依据PET的氧摄取指数选择卒中风险最高的患者，这些患者被随机分入搭桥组或药物治疗组[6]。

ICA岩段或海绵窦段狭窄或闭塞的患者会有相似的临床表现。当颈动脉狭窄时，血管内治疗可能有效（详见其他章节），对于不适合手术的老年患者更是如此。因为ICA在这些区段里没有重要穿支，且直径相对较大，这些患者可以行（病灶孤立和）搭桥手术，当然也可以行血管内成形和支架治疗。

根据我们的实验，ICA床突上段狭窄或闭塞的患者通常较年轻，且病理过程常为动脉剥离而非动脉粥样硬化。如果狭窄横跨或在后交通动脉起始部以上，这个重要的侧支循环可能因此受损。这些患者可能表现出高度不稳定状况。搭桥术对阻止这些患者的渐进性缺血症状十分有效。

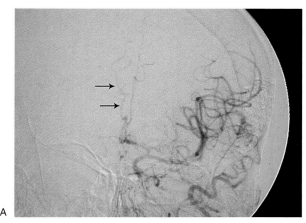

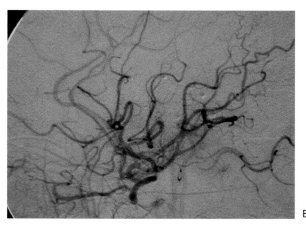

图2-3 61岁男性患者，尽管停用抗高血压药物并开始使用抗凝与抗血小板药物，但仍出现双侧颈内动脉闭塞和反复的左半球短暂性脑缺血发作。患者接受了左侧颞浅动脉-大脑中动脉搭桥手术。有意思的是，该患者不仅不再出现TIAs，且自称已持续2年的患侧下肢无力也迅速好转。术后前后位（A）和侧位（B）颈外动脉造影显示，通过搭桥术为左半球提供了大量的灌注。值得注意的是，对侧大脑前动脉（箭头所示）也接受了由移植体而来的灌注，这可能就是长期下肢瘫痪有所改善的原因。

大脑中动脉（MCA）狭窄或闭塞（MCAO）的情况是比较危险的，因为该解剖部位远侧的唯一侧支循环通常只有软脑膜血管，其血供来自该区域的大脑前动脉和大脑后动脉。尽管如此，令人惊讶的是，很多时候患单侧MCAO的患者并无明显的缺血损伤，这些患者可分为两类：第一类为老年患者，通常因患动脉MCA粥样硬化性狭窄或闭塞而表现出明显的缺血性损害，大部分患者因有充足的侧支血供没有必要手术或缺血很严重，手术也没有效果。第二类为患有MCA重度狭窄的年轻患者，这类狭窄可能与急性或亚急性的动脉夹层有关。这些患者在MRI上表现为分水岭样缺血性损伤，可能有间歇性的缺血症状。我们发现许多该类患者行搭桥术后效果良好，其中不乏在紧急状态下实施手术的病例[10]。

特别值得一提的是烟雾病患者。尽管烟雾病患者多为儿童与青年，但我们所碰到的患者包括所有年龄和不同种族。对于他们采用何种血管重建才是最佳方案，仍有极大争议。间接血管重建方法将在其他章节详述。如果有条件的话，我们倾向于采用颞浅动脉至大脑中动脉（STA-MCA）直接吻合的方法，使受累半球立即恢复供血。尽管如此，有证据显示间接形式的血管重建术也十分有效，尤其对儿童患者而言[11,12]。我们的常规做法是，当颞浅动脉（STA）直径较理想时，则可将STA先分离出来，然后寻找皮层表面合适的受体血管。如果皮层MCA分支细小，扁平而苍白，可实施脑-硬脑膜-颞浅动脉血管融通术（EDAS）；如果MCA分支看上去较健康，就进行直接搭桥手术。长期的术后血管造影随访，会显示通过开颅术形成的间接的侧支循环供血与吻合术形成的供血相当，甚至更多。

有时，患者会有多处动脉闭塞，这就要求外科医生开发新的脑血管重建手术技术。对颈总动脉闭塞而需搭桥治疗的患者，可以用长段大隐静脉连接锁骨下动脉和MCA，或采用"bonnet"搭桥[13]。作为可选择的方案，由于两侧头皮的血管互相都有侧支循环，我们也会偶尔利用对侧的STA和同侧脑组织行血管重建，这就是"bonnet"搭桥。此外，我们还有一些Takayasu动脉炎的患者，通过与胸外科医生的合作曾对其中一个患者实施了主动脉颈动脉搭桥手术（图2-4）。

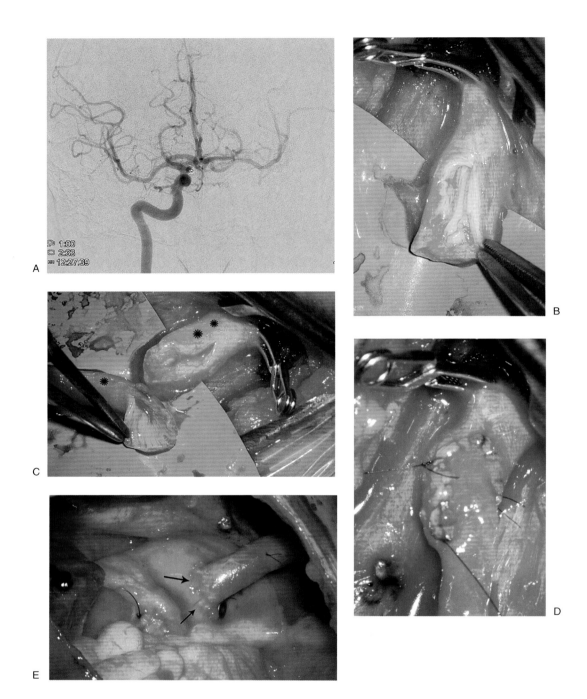

图2-4　32岁女性患者，患Takayasu动脉炎（或特发性主动脉炎，译者注）垂体上动脉瘤破裂，导致蛛网膜下出血。动脉瘤起始于右颈内动脉（ICA），而该动脉为唯一的颅内供血动脉。（A）右侧前后位血管造影显示，整个前循环以及大脑后动脉和上基底动脉都源于右侧ICA。该动脉瘤用弹簧圈填塞，患者恢复后，就以大隐静脉为移植体实施主动脉-颈动脉搭桥手术。在手术时，暴露颈总动脉朝上方的分叉部方向，直至看见明显的管腔为止。（B）暴露颈段CCA远端的末端。管壁增厚、不规则。（C）大隐静脉移植体的远端末端（单星号）放在CCA（双星号）旁。（D）连续缝合。（E）可见大隐静脉被吻合至（箭头所示）主动脉上。

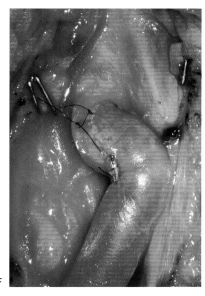
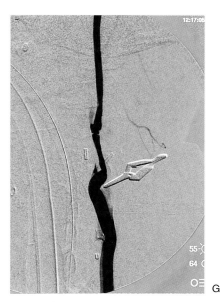

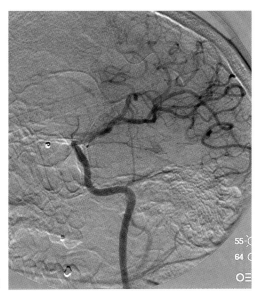

图2-4（续） （F）移去所有动脉瘤夹，证实颈部CCA已完全吻合。（G）术中血管造影证实大隐静脉吻合至远端CCA通畅，（H）已通过移植体为左中颈动脉区域供血。

◆ 椎基底动脉疾病

后循环缺血性疾病的患者应被视为一种完全独立的类型。尽管对前循环障碍的患者我们很大程度继续依靠开放性的血管重建手术来治疗，但是，对后循环障碍的患者我们则越来越多地采用血管内治疗。对颈段椎动脉或基底动脉狭窄，采用血管成形及支架置入术常有较好疗效，对于这类困扰患有严重的动脉粥样硬化的老年患者的病症，如果行开放手术治疗，则发生并发症的风险很高。如果进行显微外科手术，则发生并发症的风险较高。

有些病例若不考虑血管内治疗，或血管内治疗风险过高时，可考虑实施开放性手术。近端椎动脉狭窄可以采取椎动脉移位或颈动脉-椎动脉搭桥。双侧椎动脉闭塞的患者可以从颈部的颈动脉-颈部的椎动脉搭桥获益，或行枕动脉-PICA搭桥（图

2－5）。中段到上段的基底动脉狭窄，如果不适合性血管成形治疗，可以采用STA－SCA或STA－PCA搭桥，尽管这种手术对于血管条件不好的患者，操作难度较大[14,15]。另外枕动脉－PCA搭桥对有些患者也是合理的选择（图2－6）。最后，锁骨下动脉盗血综合征的患者，也是可以手术的，对有些经过筛选的患者，手术可以治愈（图2－7）。

血管内治疗

随着包括血管成形术和血管内支架植入术在内的血管内介入技术的不断改进，许多过去由显微外科手术搭桥治疗的疾病现已改用血管内介入治疗。在我们中心，每个病例都需要经过"神经血管治疗团队"检查讨论，所有这些病变都需要考虑是行保守治疗、开放手术、还是血管内介入治疗。需要记住的是，每个病例都需要考虑其个体特点。对一些病例，如M1段夹层，实际上，对于一个有经验的神经血管外科医生来说，行EC-IC搭桥，其操作带来的并发症和死亡率可以很低。在动脉血管介入成形术中可能会有急性动脉夹层或破裂的风险，但在开放手术中这种危险是不用考虑的。此外，对于前循环的血管成形术和支架置入术而言，血管内介入治疗再狭窄率极高。这说明现在的血管内介入技术仍有局限性。尽管血管内介入治疗因其创伤小而具有吸引力，但更重要的原则是，应根据患者并发症的发病率，有针对性地选择最佳治疗方案。

如上所述，在我们中心，对很多前循环病变的有症状的患者我们采取了采用显微外科搭桥手术。而另一方面，对后循环病变的患者，我们认为，只有当血管介入的同事认为他们不能提供安全和有效的治疗方法时，我们才考虑行显微外科血管再通手术。

◆ 颅内动脉瘤的血管重建

对于不能直接用手术夹闭或弹簧圈填塞的颅内复杂动脉瘤患者，血管重建可能是一种合理的方案[8, 9, 18]。在这些病例中，动脉瘤孤立术（若该节段无重要穿支）或近端阻塞术（若该节段有不能被牺牲的重要穿支）可与远端血管重建相结合，共同治疗动脉瘤。根据我们的经验，不同类型的血管重建术常创造性地和显微外科或血管内介入技术结合，可以使动脉瘤的治疗取得很好的疗效，否则对这些动脉瘤本来都是无法治疗的。

当然血管重建术很大程度上依赖于外科医生的经验和技术。尽管一些巨大的MCA动脉瘤可用暂时动脉闭塞和动脉瘤缝合术治疗，然而，该病变也可用远端血管重建术和近端闭塞进行治疗，且发生缺血性损伤的风险通常更低，当然，这也取决于外科医生的手术技巧。大型的夹层或长节段扩张型基底动脉瘤（腊肠样动脉瘤—译者注），基底动脉顶端动脉瘤，尤其是弹簧圈栓塞过的动脉瘤，都是非常棘手的病变，罕见可以夹闭成功，就是成功也是非常有经验的神经血管外科医生来完成的。根据我们的经验，近端或远端基底动脉闭塞结合PCA或SCA搭桥（如果通过后交通动脉的侧支循环供应不足）是一种理想的低风险选择，而且效果良好（图2-11）。

根据我们的经验，很大比例的巨大型梭形动脉瘤患者可应用不同形式的血管重建术治疗（图2-12和2-13）[19]。此外，对于巨大或复杂的动脉瘤，如有可能成功夹闭，但当夹闭动脉瘤时采取的暂时动脉夹闭造成的缺血很可能超过耐受极限时，则可采取预防性的EC-IC搭桥治疗。在这些经过挑选的病例中，搭桥手术（在暂时闭塞之前，由术中血管造影确认其通畅性）为外科医生提供了安全保障和

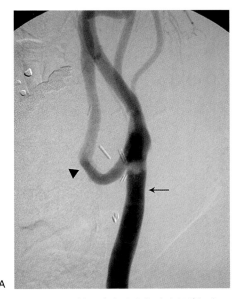

A

图2-5 血管重建术治疗椎动脉近端闭塞的血管造影图。

（A）椎动脉（小三角所示）直接与颈段颈内动脉（箭头所示）吻合。

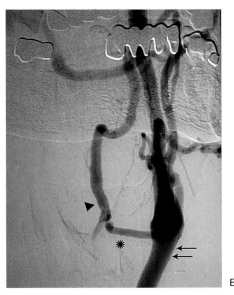

B

（B）椎动脉（小三角所示）通过大隐静脉移植体（星号所示）与颈段颈内动脉或颈外动脉（箭头所示）间接吻合。颈部中段的椎动脉，在椎动脉管内（横突孔）。

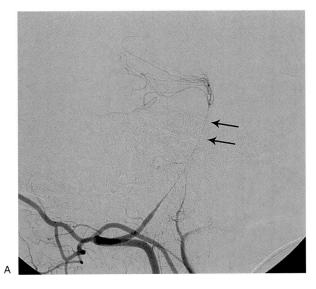

A

图2-6 该病例为一45岁男性，患急性细菌性脑膜炎1月，意识状态进行性下降。发现患有严重的血管痉挛或颅内脉管炎，基底动脉和双侧大脑后动脉都有严重狭窄。

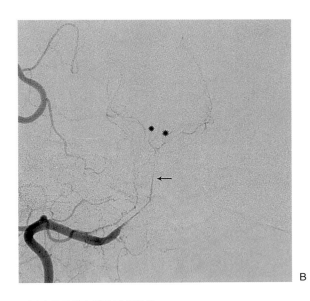

B

（A）椎动脉血管造影侧位片。

（B）椎动脉血管造影前、后位片：箭头所指为基底动脉，星号所指为大脑后动脉。

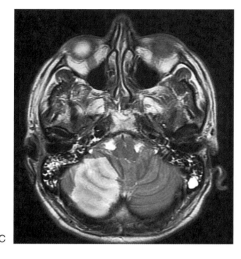

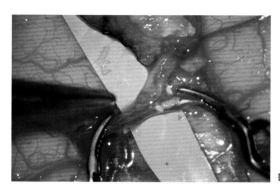

C

D

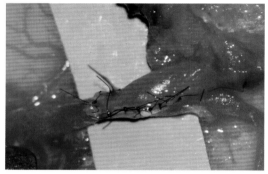

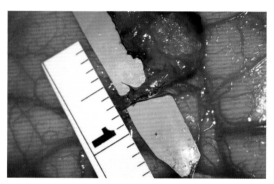

E

F

图2-6（续）　（C）T2加权轴位MRI显示大面积小脑梗死。小脑及枕叶的多处缺血区逐渐增大，针对小脑水肿，行后窝减压术。与此同时，实施了枕动脉至PCA的搭桥术，以扩大后部循环的血流。（D）PCA皮质分支和分离好的枕动脉为吻合做准备。

（E）吻合已完成，临时阻断夹已被移除。请注意，采用11-0缝线间断缝合，对于非常细小的血管，这样缝合十分有效。（F）带刻度的尺子证实血管很细。术后，该患者没有出现进一步的梗死，恢复相当好。

极大的安心。实际上，恰当的搭桥术，能使手术医生按部就班地小心切开动脉瘤，清除栓子和粥样斑块，而不必经历高度紧张的"与时间赛跑"的临时动脉阻断期，并根据重建的需要实施恰当的夹闭。在做过的18例类似病例中，有2例没有取得令人满意的夹闭，而只对动脉瘤进行简单的孤立，通过搭桥来防止相关缺血损伤。

任何情况下当考虑通过牺牲血管来治疗动脉瘤时，球囊闭塞实验可能有助于评估患者的侧支循环和更好地了解血管重建术的必要性。在我们的工作中，对于需要主动闭塞ICA的病例，在采取血管重建的方面，多数都相对比较积极。图2-14说明了对决定是否行搭桥手术以及选择高流量还是低流量移植体有影响的部分因素。

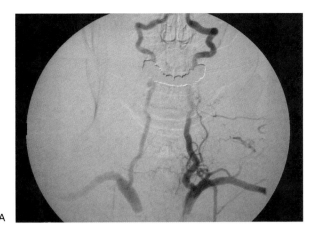

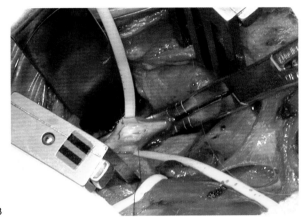

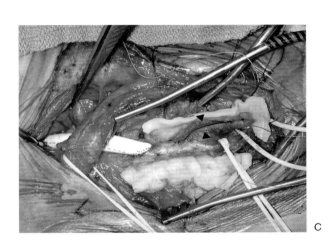

图2-7 58岁女性患者，表现为典型的锁骨下动脉盗血综合征。（A）左侧椎动脉灌注血管影像，证实右椎动脉向下逆行充盈入右锁骨下动脉。（B）术中，暴露动脉粥样硬化的锁骨下动脉。（C）一段人工合成的移植体将CCA近端和锁骨下动脉吻合起来。同时，在75%的无症状颈动脉狭窄中，如图C所示，实施右侧颈动脉内膜剥脱时，可采用一个补片（箭头所示）。

◆ 颅底和头颈部肿瘤

在过去25年中，颅底外科手术领域有了巨大进展。立体定向放射外科手术的优势和效果已经很明显，使得行肿瘤血管的栓塞被积极彻底地切除的数量减少了。尽管如此，还是偶有颅底部或头颈部肿瘤的年轻患者，只能行完全切除术，并牺牲颈动脉，因为这些肿瘤对放、化疗常不敏感。在这种情况下，需考虑行血管重建术以实现最佳的肿瘤切除（图2-15）。

当有必要最大限度地全切肿瘤并牺牲颈动脉，且这种激进的手术治疗对患者是有利的，才应当考虑牺牲某些血管再重建血管。在这些病例中，一般会在术前做治疗性球囊闭塞实验，以评估患者对血管牺牲的耐受度。在切除肿瘤时，术中血液丢失是个问题，记住这一点尤为重要。因为即使患者通过了球囊闭塞实验，如果患者因出血而出现明显的术中低血压或血液稀释，那么还是有卒中的风险。

对于头颈部肿瘤包裹颈内动脉的患者，我们以前曾介绍过一种新的治疗方法，即颈动脉外膜切除术（Carotid Extarterectomy），是一种血管内治疗与开放

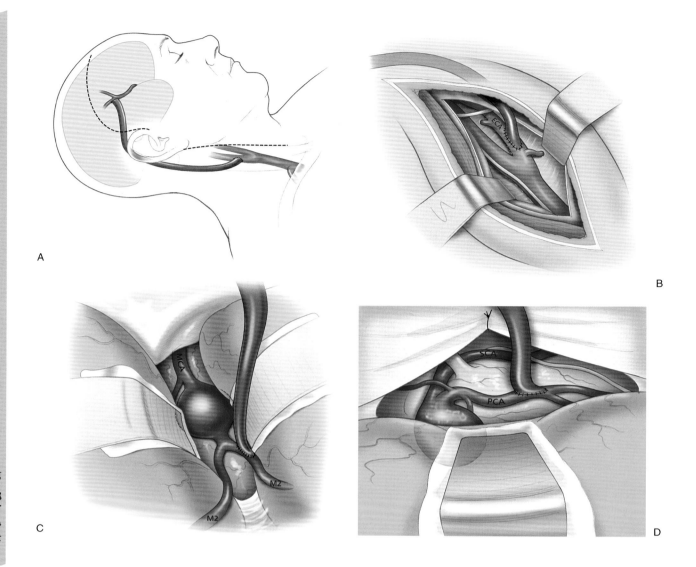

A

B

C

D

图2-8 （A）该图显示了颈外动脉（ECA）至大脑中动脉（MCA）的长大隐静脉移植体的全景图。（B）放大图显示移植血管的近端与颈部的ECA吻合和（C）移植血管的近端与MCA的M2段吻合，用于治疗M1段的巨大梭形动脉瘤。另外，可以将移植血管的远端吻合到大脑后动脉，因为大脑后动脉沿脑干走行，这种方法可以治疗基底动脉上段闭塞。（D）对于基底动脉尖段动脉瘤的患者，如果术中要牺牲大脑后动脉P1段，也可以用这种吻合方法。

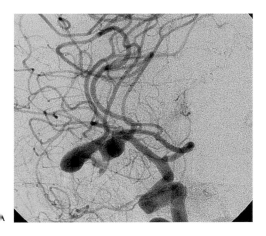

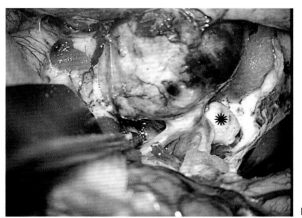

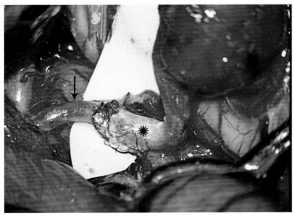

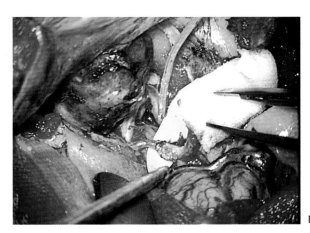

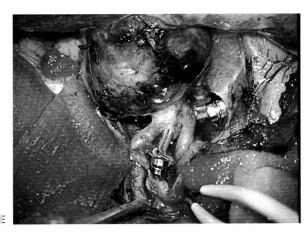

图2-9　62岁男性患者，出现半球水肿与癫痫发作。在大脑中动脉（MCA）有一个巨大型、部分血栓形成的动脉瘤。术前右侧颈动脉前后位造影（A）显示了一个巨大的动脉瘤，造影剂部分充盈。还发现临近的另一个小的动脉瘤，起源于MCA分叉部对侧。两个动脉瘤均被暴露出来（B）。STA（星状标记）与位于外侧裂的MCA较大分支（箭状标记）吻合（C,D）。M1远端牺牲，用一个分离的动脉瘤夹夹闭较小的动脉瘤。

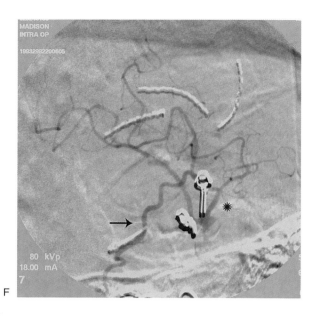

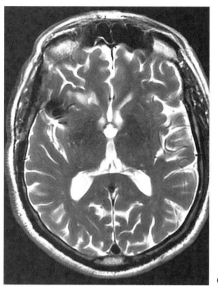

F

G

图2-9（续） （F）术中颈外动脉（ECA）血管造影显示，STA（箭头所示）使远端MCA充盈，而这个巨大动脉

瘤瘤颈（星号正下方）仅有少部分逆行血流充盈。（G）术后轴位T2加权MRI显示，术前出现的水肿已消除，且无缺血性损伤。

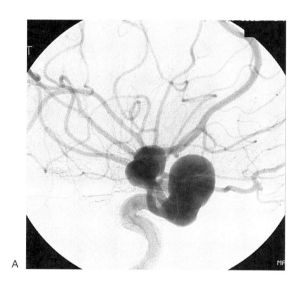

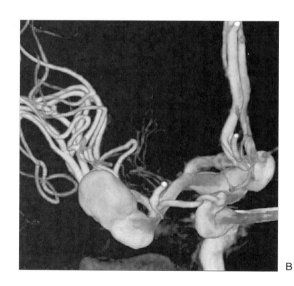

A

B

图2-10 54岁男性患者，曾行显微外科手术夹闭一个大型破裂的基底顶端动脉瘤。10年后，再次发现两个动脉瘤，

一个动脉位于颈内动脉床突上段，局部血栓形成。另一个位于MCA分叉部（A，B）。

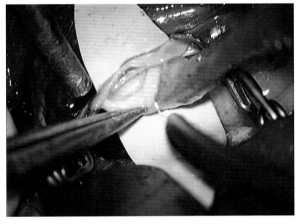

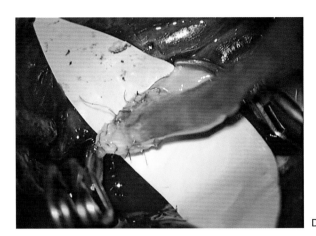

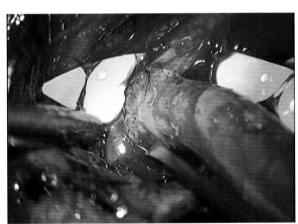

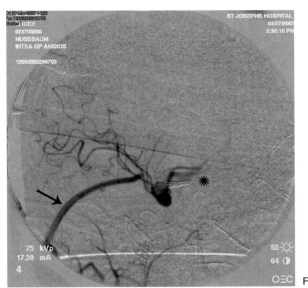

图2-10（续） 靠近颈动脉瘤近端夹闭ICA后，远端用大隐静脉移植体吻合大脑中动脉。术中显微照片证实大隐静脉远端末端被吻合至M2分支的前壁（C）、后壁（D），显示吻合完全

（E）。（F）术中血管造影证实，大隐静脉移植体（箭头所示）使MCA供血区得到灌注，逆行充盈到动脉瘤夹处，两个动脉瘤充盈立即显著降低。

手术相结合的手术方法。一般于手术前数周在颈内动脉内放置支架，待支架内皮化后，手术完整切除肿瘤，由于恶性肿瘤总是会侵犯到ICA外膜，因此将ICA外膜一并切除。内皮化后的支架能减少切除颈内动脉外膜后所造成的出血，随后将支架用人工材料或静脉移植体进行包裹、加固。这种技术就是团队协作和创新手段解决复杂问题的一个很好的例证。

◆ 术中意外事件

尽管外科医生不太喜欢讨论这类问题，但即使最优秀的神经血管外科医生偶尔也会遇到意外的情形，如果置之不理，很可能导致缺血性损伤。例如，在动脉瘤或颅底肿瘤行显微切除术时不慎造成的动脉损伤。在这种情况下，脑血管重建技术可以

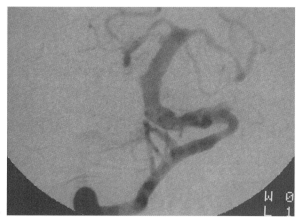
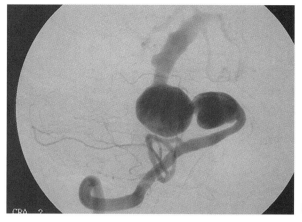

A

B

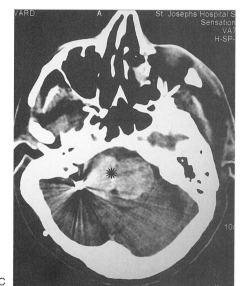

C

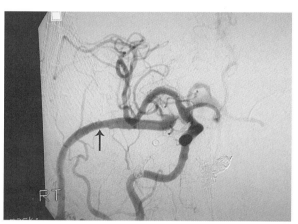

D

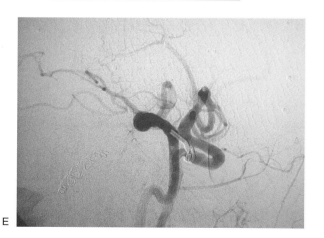

E

图2-11 68岁男性患者，开始表现为短暂的脑干缺血发作。（A）被发现患有基底动脉长节段的扩张（腊肠样—译者注）。先进行抗血小板治疗，效果良好。5年后出现进行性步态不稳和吞咽困难，以及不配合和嗜睡。（B）椎动脉前后位造影显示为基底动脉明显扩张的长节段多分叶的梭形动脉瘤（腊肠样—译者注）。（C）轴位CT显示明显压迫脑干的占位（星状标记）。（D,E）颈总动脉前后位和侧位造影显示：先以用大隐静脉（箭头）从颈段颈动脉到右侧大脑后动脉吻合后，分两次实施椎动脉闭塞（一次介入，一次外科手术）。

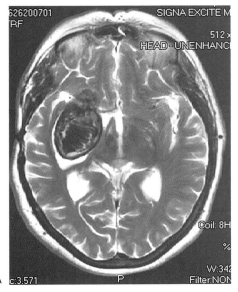

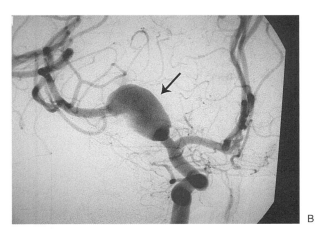

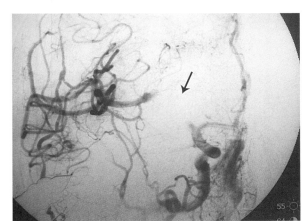

图2-12 62岁女性患者。（A）MRI常规检查发现一个巨大型MCA动脉瘤，最大直径超过6cm。令人惊奇的是，该病变并没有引起症状。（B）血管造影显示部分血栓形成，呈梭形（箭头所示）。实施了颅内-颅外搭桥，为近端M1闭塞做准备。（C）术中血管造影评估移植体通畅性，显示动脉瘤立即被闭塞，大脑中动脉M1段（箭头所示）无明显充盈。而复查的血管造影也证实了这点。在之后超过5年的随访中，该患者没有出现相关神经系统障碍。

避免由此带来的灾难，即重建远端"危险区"的血供。

我们有3例，用锐利器械进行动脉瘤瘤颈显微解剖时造成了撕裂的情况时，单独使用钳夹技术仅能通过使供血动脉严重狭窄或闭塞来阻断血流。取而代之的办法是设法暂时孤立该节段，我们有2例，并采用10-0缝线缝合。这样随后再以合适的角度夹闭动脉瘤，而不造成缺血性损伤。

我们有2例在切除肿瘤时，发生动脉意外损伤（切除听神经瘤时损伤到AICA，切除复发性大脑半球间脑膜瘤时伤及ACA的A2段）（图2-16）。为防止可能造成的缺血性损伤，可将血管的远端切断，断端暂时夹闭，并将血管以端-端的方式重新吻合。术后血管造影证实了该血管的通畅性，患者状态良好，头颅MRI显示无任何缺血性损伤。此前也报道过1例使用显微血管修复技术来切除大的非典型的矢状窦旁脑膜瘤时造成粗大的皮层引流静脉损伤[21]。尽管还不清楚侧支循环能否避免由此带来的梗死，但"不用深究"，简单的显微血管重建手术就可以解决问题。

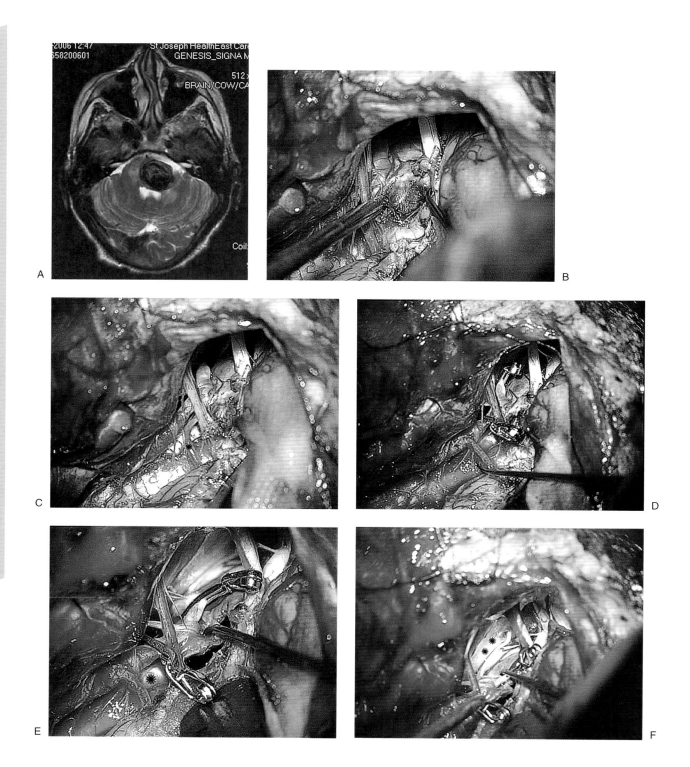

图2-13 76岁女性患者，表现为进行性步态困难和吞咽障碍。发现有一个巨大的、瘤腔内很大程度上血栓形成的PICA动脉瘤。MRI显示明显的脑干压迫（A）。远外侧枕下暴露（B），适当的分离动脉瘤。PICA被紧密地包含在瘤颈的一部分（C）。切断近端PICA，吻合到动脉瘤近端的椎动脉，显微剥离器指向的部位就是移植好的PICA（D）。见远端和近端的椎动脉与后组颅神经和7-8颅神经复合体伴行。孤立动脉瘤，切除血栓，解除脑干压迫（E），移植的PICA（星状标记）汇入近端的椎动脉。在这里，经过有限的牵拉，可以看到第六颅神经进入Dorello's 管（星状标记）（F）。

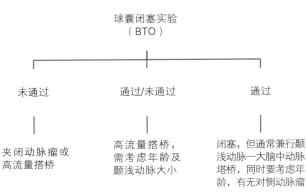

球囊闭塞实验
（BTO）

未通过　　　　通过/未通过　　　　通过

夹闭动脉瘤或
高流量搭桥

高流量搭桥，
需考虑年龄及
颞浅动脉大小

闭塞，但通常兼行颞
浅动脉—大脑中动脉
塔桥，同时要考虑年
龄，有无对侧动脉瘤

图2-14　流程图说明了对于复杂性动脉瘤牺牲颈动脉的处理原则。图中的"通过/未通过"指的是这些患者临床上通过了球囊闭塞试验(BTO),但SPECT影像显示存在轻微的异常，需要行搭桥手术，如果是年轻患者则需要高流量搭桥。如果通过BTO试验，多数行低流量搭桥，尤其是年轻的患者，或者对侧有动脉瘤的情况下。

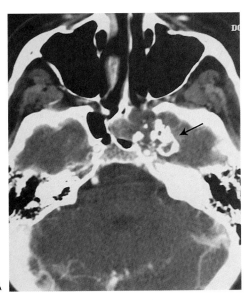

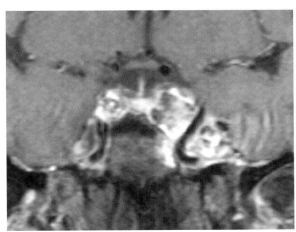

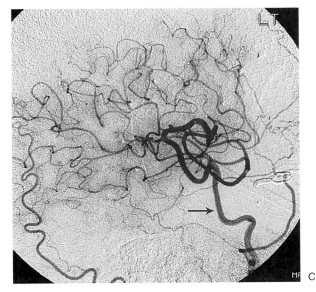

图2-15　60岁患者，表现出眼肌麻痹。发现其患有颅底软骨肉瘤（箭头所示），（B）轴位CT及冠状T1加权的增强MRI显示，肿瘤累及海绵窦并包绕颈内动脉（ICA）。患者未通过球囊闭塞实验。侧位（C）和前后。

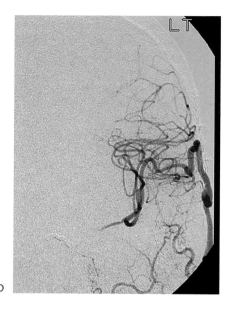

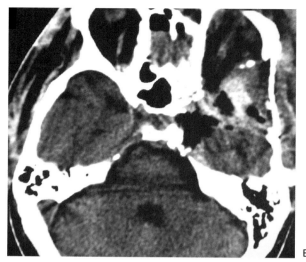

图2-15（续） 位（D）血管造影，显示患者已接受颅内–颅外搭桥治疗（箭头所示）。两天后，对该患者实施了经扩大的眶颧入路肿瘤扩大切除，其中还包括切除ICA的受累节段。（E）术后CT证实肿瘤已被扩大切除。随后5年，患者状况良好，也曾局部复发，因而需要重新手术及放射外科手术。现距其最初的手术已有8年。

◆ 结语

显微外科脑血管重建的适应证还在不断发展演化。目前，就部分难治性动脉瘤和颅底肿瘤而言，对其运用创新的各种血管重建技术治疗是最佳选择，这一点已很明确。此外，对部分闭塞性脑血管疾病患者也可行血管重建术，这一点也得到了大多数神经血管外科医生的高度认同。血管内技术在不断改进，开放性显微外科手术的作用也在改变。无论如何，在处理复杂的、充满挑战的病例时，开放性血管重建术仍占据重要的地位。

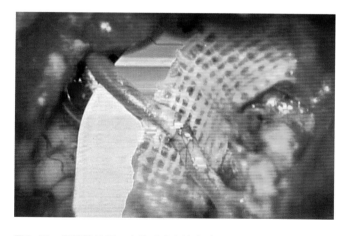

图2-16 经迷路暴露一个曾手术和放疗过的听神经肿瘤，手术时，小脑前下动脉的一大分支受到意外损伤。在迅速摘除肿瘤之后，该血管被完整地分离出来，重新端–端吻合，随后用止血纱布包裹。术后血管造影证实了该血管的通畅性，患者无后遗症。

参考文献

［1］ Ausman JI, Diaz FG. Critique of the extracranial–intracranial bypass study. Surg Neurol 1986;26(3):218–221
［2］ Chater N. Neurosurgical extracranial–intracranial bypass for stroke: with 400 cases. Neurol Res 1983;5(2):1–9

［3］ Nussbaum ES, Erickson DL. Extracranial-intracranial bypass for ischemic cerebrovascular disease refractory to maximal medical therapy. Neurosurgery 2000;46(1):37-42

［4］ The EC/IC Bypass Study Group. Failure of extracranial-intracranial arterial bypass to reduce the risk of ischemic stroke: results of an international randomized trial. N Engl J Med 1985;313(19): 1191-1200

［5］ Amin-Hanjani S, Butler WE, Ogilvy CS, Carter BS, Barker FG II. Extracranial-intracranial bypass in the treatment of occlusive cerebrovascular disease and intracranial aneurysms in the United States between 1992 and 2001: a population-based study. J Neurosurg 2005;103(5): 794-804

［6］ Grubb RL Jr, Derdeyn CP, Fritsch SM, et al. Importance of hemodynamic factors in the prognosis of symptomatic carotid occlusion. JAMA 1998;280(12):1055-1060

［7］ Schmiedek P, Gratzl O, Spetzler R, et al. Selection of patients for extra-intracranial arterial bypass surgery based on rCBF measurements. J Neurosurg 1976;44(3):303-312

［8］ Sekhar LN, Kalavakonda C. Cerebral revascularization for aneurysms and tumors. Neurosurgery 2002;50(2):321-331

［9］ Spetzler RF, Fukushima T, Martin N, Zabramski JM. Petrous carotid-to-intradural carotid saphenous vein graft for intracavernous giant aneurysm, tumor, and occlusive cerebrovascular disease. J Neurosurg 1990;73(4):496-501

［10］ Nussbaum ES, Janjua TM, Defillo A, Lowary JL, Nussbaum LA. Emergency extracranial-intracranial bypass surgery for acute ischemic stroke. J Neurosurg 2010;112(3):666-673

［11］ Matsushima T, Fujiwara S, Nagata S, et al. Surgical treatment for paediatric patients with moyamoya disease by indirect revascularization procedures (EDAS, EMS, EMAS). Acta Neurochir (Wien) 1989;98 (3-4):135-140

［12］ Matsushima Y, Aoyagi M, Suzuki R, Nariai T, Shishido T, Hirakawa K. Dual anastomosis for pediatric moya moya patients using the anterior and posterior branches of the superficial temporal artery. Childs Nerv Syst 1993;18:27-32

［13］ Spetzler RF, Roski RA, Rhodes RS, Modic MT. The "bonnet bypass": case report. J Neurosurg 1980;53(5):707-709

［14］ Ausman JI, Diaz FG, Vacca DF, Sadasivan B. Superficial temporal and occipital artery bypass pedicles to superior, anterior inferior, and posterior inferior cerebellar arteries for vertebrobasilar insufficiency. J Neurosurg 1990;72(4):554-558

［15］ Sundt TM Jr, Whisnant JP, Piepgras DG, Campbell JK, Holman CB. Intracranial bypass grafts for vertebral-basilar ischemia. Mayo Clin Proc 1978;53(1):12-18

［16］ Levy EI, Turk AS, Albuquerque FC, et al. Wingspan instent restenosis and thrombosis: incidence, clinical presentation, and management. Neurosurgery 2007;61(3):644-650

［17］ Turk AS, Levy EI, Albuquerque FC, et al. Influence of patient age and stenosis location on wingspan instent restenosis. AJNR Am J Neuroradiol 2008;29(1):23-27

［18］ Peerless SJ, Ferguson GG, Drake CG. Extracranial-intracranial (EC/IC) bypass in the treatment of giant intracranial aneurysms. Neurosurg Rev 1982;5(3):77-81

［19］ Nussbaum ES, Madison MT, Goddard JK, Lassig JP, Nussbaum LA. Peripheral intracranial aneurysms: management challenges in 60 consecutive cases. J Neurosurg 2009;110(1):7-13

［20］ Nussbaum ES, Levine SC, Hamlar D, Madison MT. Carotid stenting and "extarterectomy" in the management of head and neck cancer involving the internal carotid artery: technical case report. Neurosurgery 2000;47(4):981-984

［21］ Nussbaum ES, Defillo A, Janjua TM, Nussbaum LA. Microvascular repair of an injured cortical draining vein. Surg Neurol 2009;72(5):530-531

第3章

腔内血管重建的适应证

Michael T. Madison, James K. Goddard, Jeffrey P. Lassig, Joshua Olson, and Eric S. Nussbaum

在过去20年中，血管内血管重建术治疗缺血性脑卒中患者及处于脑卒中危险人群的治疗策略发生了根本性变化。介入技术的不断改进为介入干预提供了更多的机会，如更新的、更具灵活性的支架和远端保护装置的问世，这些革新与发明提高了手术安全性，并改善了患者的预后。我们的介入工作是以多学科的团队协作的模式进行的，包括介入神经放射学、卒中神经病学、神经血管外科及神经重症监护的专家。所有的患者均经过该团队共同评估以确定最佳治疗方案。随着时间的推移，对于治疗脑血管阻塞性疾病而言，尽管有各种技术可以选择，但最有价值的工具是周密的计划和谨慎的判断。

◆ 颈动脉和颅外段椎动脉血管成形术和支架置入术

20世纪60年代，多特（Dotter）和贾金斯（Judkins）首先报道了经皮腔内血管成形术[1]。大约20年后，最早的颈动脉和椎动脉血管成形术见诸报道[2, 3]。尽管最初认为颈动脉血管成形术和支架置入术（CAS）可能比颈动脉内膜剥脱术（CEA）会有更高的卒中发生率，然而，改进后的技术，尤其是易放置的远端保护装置大幅度降低了并发症的发病率，使其降低至5%以下。在我们的工作中，传统的动脉粥样硬化疾病如果累及了颈动脉分叉，我们一直把CEA（颈动脉剥脱术）作为治疗的"金标准"。但是我们对一些有选择的病例成功地运用了CAS（支架治疗），治疗的种类包括：CEA治疗复发、放疗导致的颈动脉疾病、高龄的患者以及有明显的相关疾病可能使CEA手术风险增加的患者。也有一些原以为适合实施CEA治疗的患者，经谨慎判断后，转而改用CAS治疗。我们治疗的患者中大多数患者表现有颈动脉的狭窄症状，而无症状的患者均加入了SAPPHIRE（对行动脉内膜剥脱术风险较高的患者进行有保护的支架置入术和血管成形术）试验接受治疗。

在我们中心，CAS治疗在神经介入室内进行，术前进行抗血小板治疗，术中患者清醒，给予必要的镇静治疗。一般先放置支架，如果在放置支架后狭窄仍大于50%，再行血管扩张。如果过于狭窄，支架无法放置，则可用球囊预扩张后将支架置入，并视情况再行血管扩张。在所有病例中均使用远端保护装置。所有患者在手术开始均安置体外起搏器，尽管心律不齐较为罕见。特别是在手术的后扩张阶段，患者易出现短暂的心动过缓和低血压现象，为防止这种情况，一般会给患者预防性使用0.2 mg格隆溴铵（Pfizer Pharmaceuticals，New York，NY），并准备好阿托品。大约20%的患者出现有限的但持续的低血压，其中部分病例可能需要1~3 d的药物治疗。术后所有患者应持续抗血小板治疗。一般来说，阿司匹林和氯吡格雷（Bristol-Myers Squibb，New York，NY）合用至少3个月。术后第一天进行动脉超声的基准检查，并将它与6个月后随访的超声结果进行比较（图3-1）。

与颈动脉相比，颅外段椎动脉尤其是在从大血管发出的起始处易形成动脉粥样硬化性狭窄。因此，大多数的颅外段椎动脉的血管内治疗。均是在椎动脉起始处行血管成形术和支架置入术。通常，大多数无症状的患者可以暂不治疗，而大多数进行治疗的患者均有一定程度的双侧椎动脉狭窄。出现如下情况可能会有症状：一侧椎动脉有动脉粥样硬化而另一条椎动脉先天性闭锁或终止于小脑后下动脉（PICA）。这些病例中，与颈动脉（狭窄性）疾病不同，椎动脉狭窄多数表现为脑血流量相关的症状，而不是栓子性卒中(图3-2)。

通常椎动脉血管成形术和支架植入术不需远端保护，我们赞成使用有涂层的冠状动脉支架以降低再狭窄率。尽管如此，根据我们的经验，与治疗相关的最大的风险是再狭窄，其在我们的病例中占到15%~20%。术后6个月，所有患者均进行磁共振血管造影或正式的血管造影，如果有明显的(或）有症状的再狭窄，根据具体情况，必要时，可行再次的血管成形术。根据我们的经验，这种再次治疗经常是有效的，并没有发生严重的缺血性并发症的风险。与接收CAS的患者一样，接受椎动脉血管成形术和支架置入术（VAS）的患者在术后，应至少进行3个月的抗血小板治疗，一般包括阿司匹林和波立维（Plavix）联合使用。

◆ 颅内血管成形术和支架置入术

粥样硬化疾病患者由于合并有多种相应疾病，治疗方法很有限，对于这类患者，颅内血管成形术和支架置入术的发展提供了新的选择。早期的颅内支架置入术需要使用冠状动脉球囊扩张式支架，而这个支架常有局部动脉损伤的风险。经过新技术改进，颅内血管成形术和支架置入术更可行、更安全。此外，早期进行颅内血管成形术是在全麻下的进行的，而现在大多数手术是在患者清醒状态下进行的[3，4]。尽管许多颅内狭窄患者可以适当地使用抗血小板药物或抗凝药物的不同组合，一些患者仍会有因供血区存在明显狭窄且无足够侧支循环而表现出真正的低灌注。当患者给予积极的药物治疗无效时，可选治疗方案包括开放手术血管重建术或血管内成形术和支架置入术。同样，由不同学科专家组成的小组将对这些病例全面分析，以评估各治疗方案的效果，包括各种方案的相对风险。

对于前循环的某些病例，颞浅动脉-大脑中动脉的搭桥可能较为适合，但同时，根据我们的经验，有一些颅内段的ICA或M1主干血管狭窄的有选择的病例，我们用血管成形和支架也取得了较好的疗效。我们没有采取血管成形技术常规治疗那些大脑前动脉（ACA）狭窄或那些MCA远端狭窄的病例。作为常规，如果可能的话，术前使用5d的阿司匹林和氯吡格雷。一般采用Wingspan支架系统（Boston Scientific，Natick，MA），预防采用Gateway球囊

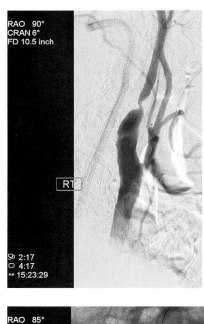

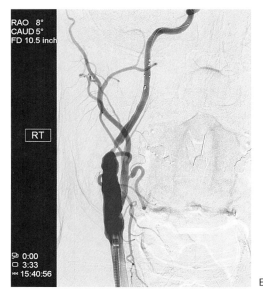

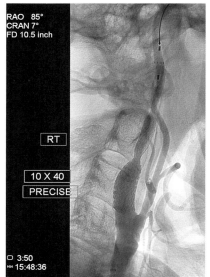

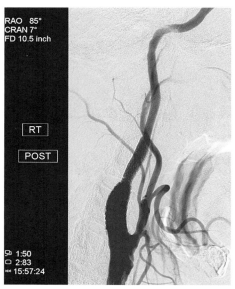

图3-1　颈动脉血管成形术和支架置入术。（A）右侧颈总动脉斜位血管造影，63岁男性患者，该患者一年前接受过右侧颈动脉血管内膜剥脱术，最近随访的动脉多普勒检查显示，收缩期流速的峰值明显增加。根据北美症状性颈动脉内膜切除术试验(NASCET)标准判断，颈动脉球远端有85%~90%的重度狭窄。（B）右颈总动脉造影，在越过狭窄之后放置一个5 mm远端保护装置和微导丝（Cordis，

Bridgewater，NJ），该狭窄通常认为是由钳夹损伤所致。（C）在狭窄处植入一个10 mm × 40 mm Precise支架（Cordis，Bridgewater，NJ）后行右侧颈动脉造影，证实残余50%的狭窄。（D）最终右侧颈总动脉造影，支架内使用一个5 mm × 20 mm冠脉球囊，对狭窄部位进行血管成形后，血管通畅性良好，无明显残余狭窄。

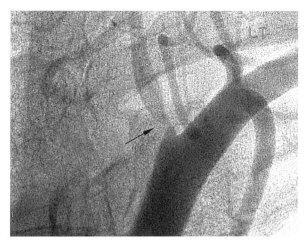

A

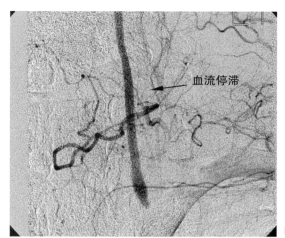

血流停滞

B

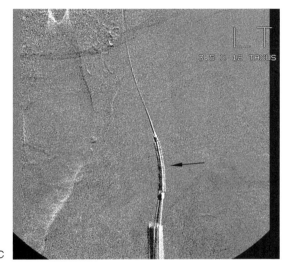

C

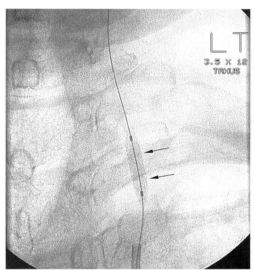

D

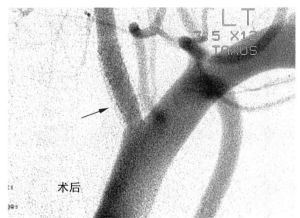

术后

E

图3-2　椎动脉造影和支架治疗。（A）60岁女性患者，间歇性头晕和头昏，最初的左侧锁骨下动脉和椎动脉起始部造影，左侧椎动脉起始部90％的高度狭窄（箭头），为继发于斑块导致的。（B）导管置于开口处造影显示：椎动脉颈部中段血液滞留。该患者右椎动脉发育不全。无法为基底动脉提供任何血供。(C,D) 局部放大的图像，显示放置了一个3.5mm×12mm紫杉醇–洗脱球扩冠脉支架(Taxus, Boston Scientific, Natick, MA)，过狭窄部位（箭头）。(E)在支架释放，并把球囊充盈到一定压力后（再抽瘪撤出—译者注），行椎动脉造影显示椎动脉开放，没有明显的残余狭窄（箭头）。

（Boston Scientific）预扩后再放置支架。偶尔在明确有新的动脉夹层的情况下，我们直接放置支架而没有行球囊预扩张。在这种情况下，我们没有实施后扩张（图3-3）。

在后循环中，由于开放手术行显微外科血管重建更加困难，因此，我们在可能的情况下，一般首先介入治疗。尽管我们没治疗过大脑后动脉（PCA）狭窄，但对颅内椎动脉或基底动脉疾病的治疗均比较成功。

总体而言，颅内血管成形术和支架置入术（IAS）的严重并发症的发生率较低，根据我们的经验，一般在6%~8%。该治疗最多的风险是再狭窄。这对于患有前循环疾病的年轻患者（小于55岁）而言尤其是一个问题。在前循环疾病中，再狭窄率在20%~25%。在这种情况下，我们对部分病例中再次进行血管成形术治疗支架内狭窄并取得成功，当然也有部分患者在再狭窄发生后选择用开放性手术进行治疗。IAS也可能有罕见但严重的并发症，其中包括局部动脉夹层，有时导致缺血损伤或出血。治疗基底动脉疾病时，我们曾经罕见地碰到一例患者因球囊扩张导致斑块覆盖了穿支血管的起始部或因支架间隙堵塞穿支血管起始部而引起的新发的、小的脑干缺血损害。此外，血管成形时发生的栓子事件或急性支架内血栓也可能会发生（图3-4）。

在我们的实践中，我们通常让患者在术后至少持续6个月服用阿司匹林和氯吡格雷。年轻的患者通常接受更长的疗程，通常超过一年。在第一次手术6个月后，所有患者均复查血管造影复查以评估是否有支架内狭窄。

◆ **急性缺血性卒中的血管重建策略**

最早报道使用纤溶剂和溶栓剂治疗急性脑卒中的病例是在20世纪50年代末和60年代初[5、6]。自那以后，尤其在最近十年中，不断进步的血管内技术极大地改变了急性缺血性卒中的治疗方法。一般情

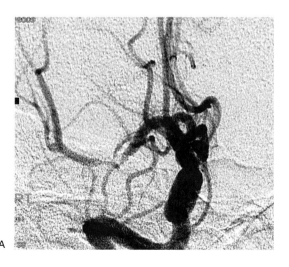

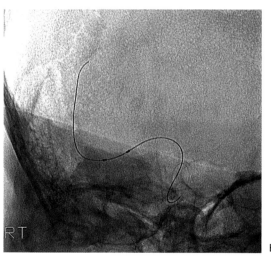

图3- 3 大脑中动脉M1段血管成形术。29岁男性患者，右利手，有右侧大脑半球分水岭性梗死病史，包括在抗血小板治疗（阿司匹林和氯吡格雷合用）时发生的第二次缺血发作。（A）右侧颈内动脉前后位血管造影，显示右侧大脑中动脉M1段中部有一个局灶性的斑块，6~7mm，引起严重的、明显影响血液动力学的狭窄。（B）局部放大的图像显示一个300 cm的Transcend- Floppy tip的微导丝和一个未充盈的2mm×9mm Gateway 颅内血管成形的球囊(Boston Scientific, Natick, MA) 穿过狭窄。

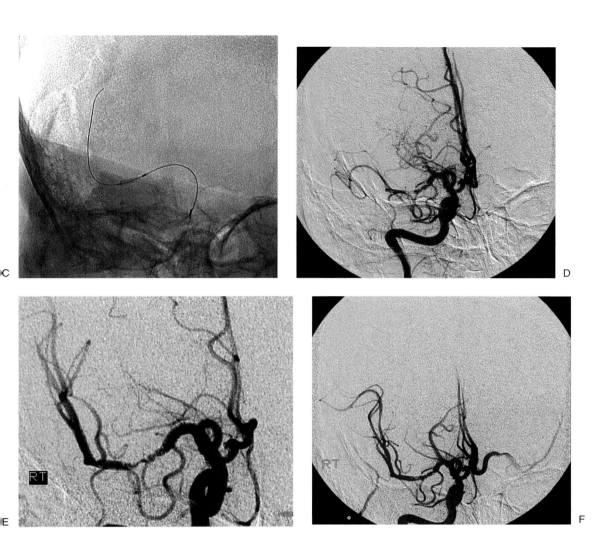

图3-3（续） （C）局部放大的图像显示球囊扩张的规定的压力（5个大气压）。（D）将3mm×15mm Wingspan支架(Boston Scientific) 穿过狭窄几分钟后，右侧颈内动脉前后位造影，显示支架中部较多的血小板聚集，远端分支充盈差。（E）根据体重计算给予一个剂量的Integrilin(eptifibatide;

Schering-Plough Corp., Memphis, TN)，再经静脉给予追加的肝素，7 min后，显示血小板聚集和血栓的部分但不是完全的溶解。（F）再次经动脉的8 mg eptifibatide，再行血管造影显示几乎完全的血小板聚集的溶解，大脑中动脉M1段广泛的开放，分支的远端的充盈明显改善。

况，卒中患者由专门接受过训练的多学科治疗小组来评估急性神经系统状况。治疗方法包括静脉溶栓，动脉内给药或机械溶栓，或少数情况下进行外科手术干预。对于接受血管内治疗的患者，治疗目标是尽可能又快又安全地重建大血管的血供。现今

的微导管技术使介入医生不仅能解决颈部ICA的急性阻塞，也能处理ICA颅内段、MCA及其分支以及椎-基底动脉系统的闭塞。根据我们的经验，患者中有70%存在M1闭塞，20%患者有ICA远端闭塞，0~10%有椎动脉和（或）基底动脉闭塞。

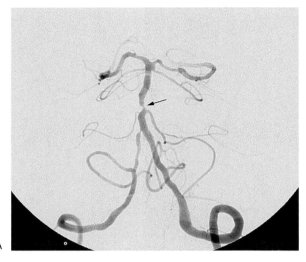

A

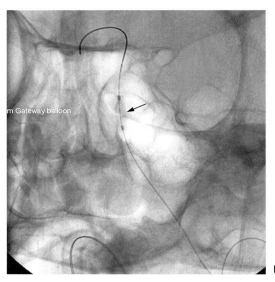

B

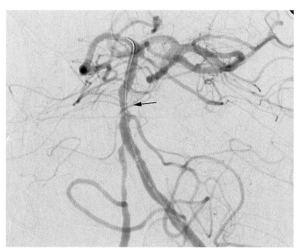

C

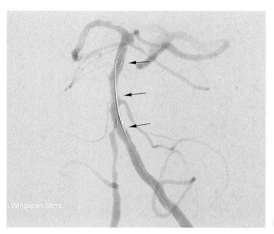

D

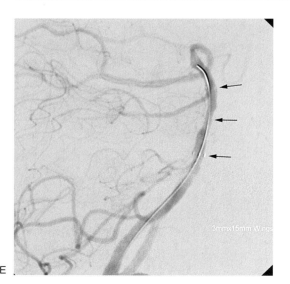

E

图3-4 基底动脉血管成形术和支架置入术。72岁女性患者，表现出反复的基底动脉供血不足症状，在抗血小板治疗的同时，出现阵发性的眩晕、复视和构音困难。（A）首次左椎动脉前后位血管造影。请注意基底动脉中段有局灶性的重度狭窄（80%~85%）（箭头所示），应该被认为是动脉粥样硬化。在右侧椎基底动脉交汇处也有一个重度狭窄。（B）局部放大的图像图示：穿过狭窄（箭头所示）放置了一个效果2.5mm×15mm颅内血管成形Gateway球囊（Boston Scientific, Natick, MA）。（C）血管成形术后血管造影，扩张效果良好，剩余狭窄较小（箭头所示）。（D、E）前后和侧面左椎动脉血管造影，穿过狭窄后放置一个3 mm×15mm Wingspan自扩张支架（Boston Scientific, Natick, MA）。

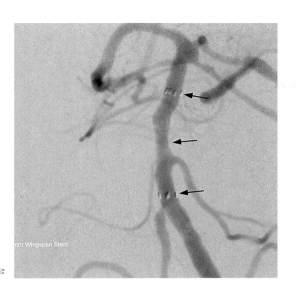

mm Wingspan Stent

图3-4（续） （F）最终左椎动脉前后位血管造影，血管通畅性好且无可见的剩余狭窄。箭头指示是近端及远端支架的尖端的标记和治疗之前发现的狭窄部位。

进行适当的横断面成像后，患者立即转入神经介入室。诊断性血管造影可在数分钟内完成，可以确定是否存在与患者症状相关的血管闭塞。我们通常先在动脉内注射15~25mg的组织纤维蛋白溶酶原激活剂（tPA）和根据体重计算用量的2B3A抑制剂，如

Integrilin（Schering–Plough Corp., Memphis, TN），将药物送入血凝块的远端、近端及血块内，通过这种方式给药，一些血栓可被立即溶解而无须进一步治疗，尽管这种情况不是很常见。如血块在这个部位持续存在，通常立刻使用机械取栓装置。我们发现Penumbra吸引导管系统（Penumbra, Inc., San Leandro, CA）较Merci系统（Concentric Medical, Mountain View, CA）更有效。

在我们使用了这一治疗方案的177例患者中，超过75%的患者达到"心肌梗死溶栓治疗分级"（TIMI）2级或3级的血流量，他们当中60%的患者在24~48 h后神经功能显著改善，术前NIHSS评分(NIH Stroke Scale Score)的平均值从14分降到48h后的5分。

◆ 脑血管痉挛的治疗策略

将血管内介入治疗用于治疗脑血管痉挛，使得这一临床难题有了更多的选择。祖布科夫(Zubkov)于1984年最早报道了用球囊扩张治疗由痉挛所致的血

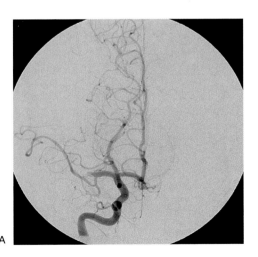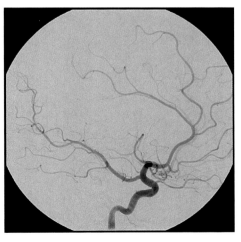

A   B

图3-5 急性脑卒中。61岁男性卡车司机，有房颤病史，驾驶半拖式卡车冲入沟里。在急诊室体查发现，患者有严重的左侧上肢和下肢无力、言语不清及左侧面瘫。随后被送到我们中心，进一步诊治。（A，B）最初的前后位和侧位右颈内动脉血管造影，显示右侧大脑中动脉前颞支通畅，但M1段远端的顺行血流完全被阻塞，可能由血栓栓塞所致。

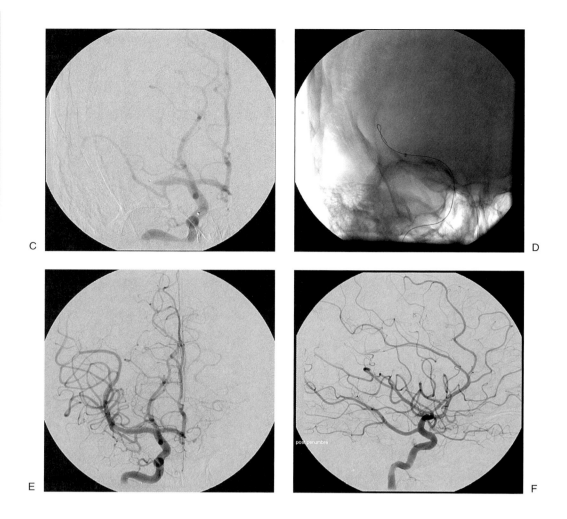

C

D

E

F

图3-5（续） （C）ICA右斜位血管影像，动脉内灌注20mg组织型纤维蛋白溶酶原激活剂（TPA）和8mg Intergrilin Ceptifibatide后，右侧大脑中动脉M1段远端未开放。（D）局部放大图像图示：在微导丝引导下，Penumbra 0.041吸引微导管（Penumbra Inc., San Leandro, CA）的头端置于剩余血栓的近端。

（E，F）最终前后位和侧位血管影像，用Penumbra系统吸引4 min后，右侧大脑中动脉已接近完全再通。大脑中动脉M1和M2段以及远端的前、后部分的分支均出现TIMI(thrombolysis in myocardial infarction)血流分级3级（正常）的水平，但在M3前部分支仍见有一个小的残余栓子。

管狭窄[7]。发生蛛网膜下出血（SAH）后，有很大比例的患者会有一定程度的血管痉挛，高达40%的严重SAH患者出现有症状的血管痉挛。传统的"3H"（高血压，高血容量，血液稀释）治疗仍然是发生SAH之后预防和治疗脑血管痉挛的"黄金标准"。尽管如此，我们倾向于更积极地使用血管内技术治疗脑血管痉挛，对严重且（或）持续存在狭窄的患者

更是如此。

总之，该情形下我们将动脉内药物治疗作为一线选择。目前，我们优先的选择是动脉内注射维拉帕米。可通过微导管或诊断用导管在颈内动脉或椎动脉内给药，根据需要，每根血管注射10~20 mg。该治疗通常能改善痉挛，但可能需要每日重复注射，疗程取决于血管狭窄的程度，通常为5~7d。部

分难治性患者对药物灌注无效，这些患者即使接受最大剂量的药物治疗，缺血区域仍继续增加，此时球囊血管成形术应被作为备选的治疗方案。在我们的实践中，对于较大的受累血管，一般会在血管成形术中使用HyperGlide球囊（EV₃, Endovascular, Inc., Plymouth, MN），这种治疗常能持久地改善血管痉挛。在大约5%的患者中，血管成形术可能会导致严重的损伤，诸如血管破裂等，致使这项技术的应用仍略存有争议。一些医疗中心使用血管成形术作为早期的治疗方案，但我们是在传统的治疗方案无效时才使用血管成形术。

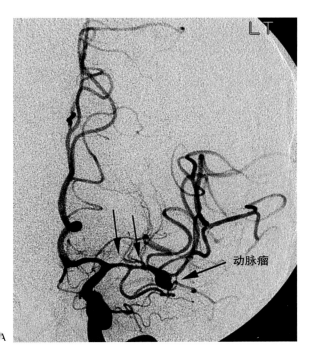

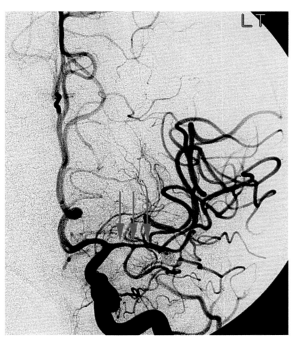

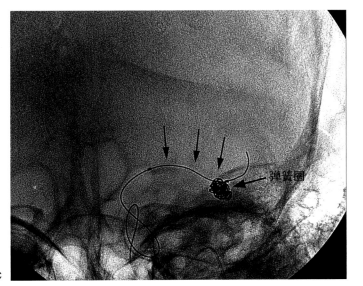

图3-6 血管痉挛的治疗。39岁女性患者，有抽烟和高血压病史，其表现为持续8 d的严重头痛。头部CT提示蛛网膜下出血。（A）最初的左颈内动脉前后位血管造影，可见严重的左侧大脑中动脉M1段血管痉挛（箭头所示）和左侧大脑中动脉（MCA）分叉处有一个6 mm大小的动脉瘤。（B）动脉瘤进行弹簧圈栓塞后，复查血管造影，在动脉内灌注20mg维拉帕米治疗血管痉挛。（C）局部放大图像图示：用4 mm×20 mm HyperGlide球囊（EV₃, Plymouth, MN）扩张治疗剩余的MCA血管痉挛。

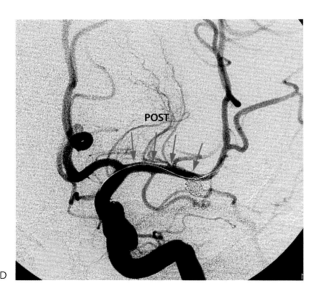
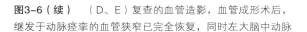
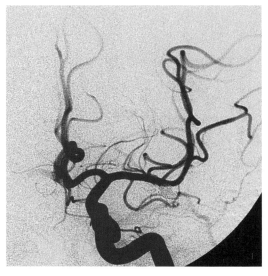

图3-6（续）　（D、E）复查的血管造影，血管成形术后，继发于动脉痉挛的血管狭窄已完全恢复，同时左大脑中动脉（箭头所示）分支的充盈已大幅改善。

◆ 结语

　　总之，在短短几十年间，血管控内技术已经使急性缺血性卒中和闭塞性脑血管疾病的治疗确实发生了的革命性变化。血管内治疗曾被认为风险高、疗效有限，而目前很多情况下它已成为一线的治疗方案。随着技术持续改进，可以预期的是血管内治疗的指征将不断扩展，将有大量的患者会从这一重要技术中受益。

参考文献

［1］ Dotter CT, Judkins MP. Transluminal treatment of arteriosclerotic obstruction: description of a new technical and a preliminary report of its application. Circulation 1964;30:654–670

［2］ Higashida RT, Hieshima GB, Tsai FY, Bentson JR, Halbach VV. Percutaneous transluminal angioplasty of the subclavian and vertebral arteries. Acta Radiol Suppl 1986;369:124–126

［3］ Kerber CW, Cromwell LD, Loehden OL. Catheter dilatation of proximal carotid stenosis during distal bifurcation endarterectomy. AJNR Am J Neuroradiol 1980;1(4):348–349

［4］ Sundt TM Jr, Smith HC, Campbell JK, Vlietstra RE, Cucchiara RF, Stanson AW. Transluminal angioplasty for basilar artery stenosis. Mayo Clin Proc 1980;55(11):673–680

［5］ Meyer JS, Gilroy J, Barnhart MI, Johnson JF. Thereutic thrombolysis in cerebral thromboembolism. Neurology 1963;13:927–937

［6］ Sussman BJ, Fitch TS. Thrombolysis with fibrinolysin in cerebral arterial occlusion. J Am Med Assoc 1958;167(14):1705–1709

［7］ Zubkov YN, Nikiforov BM, Shustin VA. Balloon catheter technique for dilatation of constricted cerebral arteries after aneurysmal SAH. Acta Neurochir (Wien) 1984;70(1–2):65–79

第Ⅰ部分　背景

第II部分

脑血管显微外科重建技术

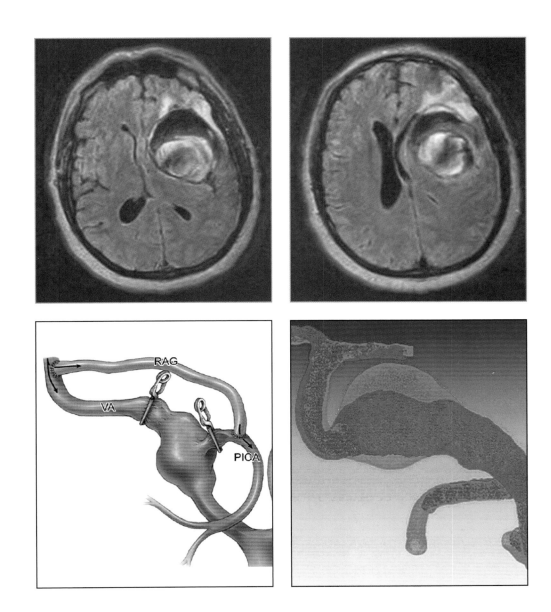

第4章

颈动脉内膜切除术和颅外段颈动脉重建

Fredrick B. Meyer

　　神经外科医生最常遇见的颈段颈动脉病变类型包括颈动脉狭窄、颈动脉体瘤和有迟发性假性动脉瘤的动脉夹层。每个病变都有各自不同的自然病程，因此也有各自的外科手术或血管内重建的适应证。就颈动脉狭窄而言，大量的数据显示，对有症状的、有明显血流动力学障碍的患者，颈动脉切除术是治疗的金标准[1]。也有证据表明，对无症状但有明显血流动力学障碍的颈动脉狭窄患者，根据患者的年龄和其他身体并发症，相对于该病的自然病程，和患者的自然病程相比，颈动脉切除术也是可选择的治疗方法[2]。虽然有研究建议，高风险的患者应该首先考虑选择颈动脉成形术，但是"高风险"往往只是一个主观的判断。我认为目前血管成形术唯一适用的适应证是复发的症状性颈动脉狭窄[3]。那些被确定为"高风险"的患者，比如辐射诱发的动脉粥样硬化、颈动脉高分叉、对侧颈动脉闭塞或者年龄过大，其实都可以选择外科手术治疗[4-7]。

　　罕见的颈动脉体瘤和颈动脉动脉瘤通常会因颈部形成一个不断增大的肿块而实施手术救治[8, 9]。

随着肿块逐渐增大，患者会出现吞咽困难，这是因为病变刺激或损害了迷走神经的分支，特别是喉上神经，或者是压迫了气管[10-12]。这些指征均需要外科探查和切除。现在，联合抗凝和抗血小板治疗是颈动脉夹层最好的治疗方法，少数情况下需要联合支架治疗，都取得总体不错的疗效[13, 14]。颈动脉夹层很少需要血管移植治疗。

◆ 技术

　　颈动脉外科手术中应该重视的一些基本原则如下：

　　第一，外科医生必须时刻注意同侧大脑半球侧支循环的情况，特别是在行颈动脉内膜切除术和对颈动脉瘤行血管重建时都需要在一段有限的时间内阻断颈动脉。因此，必须保证有充足的血流供应。在巨大颈动脉体瘤的病例中，颈外动脉（ECA）常常会被肿瘤部分包裹，分离颈外动脉时通常需要暂时阻断颈总动脉（CCA）。在椎动脉血管重建过程中，吻合血管时需要临时阻断患侧的颈总动脉。尽管在常规的颈动脉内膜切除术中，术中监测非常有帮助，但一些医生报道过不用分流，或总是用分流，或者做这个手术时手术很快地完成，均可以得到很好的效果。常规放置分流管可能会有一些问题，包括斑块从CCA经过分流管形成的血栓事件的危险，以及由于分流管的插入导致远端内膜瓣的分离。如果颈动脉分叉过高会增加分流管置入的难度。此外，在颈动脉瘤血管重建时，使用分流管而不是分流器会增加手术的难度，应尽可能避免。若想在这种情况下提高侧支循环的血供，可以在阻断颈总动脉之前，增加平均动脉压至150~170mmHg。根据我的经验，通过诱发高血压同时监测脑电图可以将分流管的使用率从30%降到5%。

在进行颈动脉手术时，有许多方法监测脑侧支循环的血流和脑活动。经得起时间考验的包括：术中脑电图（EEG）、体感诱发电位（SSEP）和经颅多普勒超声。另外，文献中提到不是很多的有：颈内动脉的残余压（stump pressure, SP）测定和清醒手术。每一项监测技术都有的它优点与不足。脑电图监测非常有效，但是需要一位训练有素的技术员，并且会增加手术的费用。体感诱发电位虽然是一个客观的检查，但通过广泛地测定皮层的活动以测定侧支循环供应皮层的血流不是必需的。残余压的测定与术中脑电图监测的相关性较差，应该避免使用。相对于评估侧支循环的可靠性来讲，多普勒对评估"栓子性事件"更好。清醒手术只适用于快速的颈动脉内膜切除术，而不适用于复杂的颈动脉重建。重要的是，外科医生必须有可靠的方法来监测术中脑侧支循环的血供。

颈动脉外科手术的第二个原则是显露（图4-1）。能够暴露到颈动脉远端，一直到颅底，有时被证实是有必要的。例如颈动脉分叉过高、斑块一直延伸到ICA远端、术前预测侧支循环很差而需要放置分流管、颈动脉体瘤和（或）颈动脉动脉瘤等均需要

考虑和计划行高位颈部分离。如果将病变远端颈内动脉充分显露，无疑可以降低缺血并发症的发生。

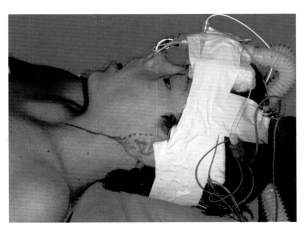

图4-1　对于颈动脉分差过高、动脉瘤、副神经节瘤等患者，需要高分离。图中是一些有帮助的技术，包括鼻腔插管、延长的颈部切口，此切口可以在耳前，也可以在耳后，这取决于医生希望暴露的位置。高位暴露，对面神经的分支、副神经脊支和迷走神经，还有舌下神经是有危险的。

有许多方法可以帮助显露颈动脉远端，首先都是要做一个长的、线形的切口，并向上延长至下颌角下方的区域。这种延长的切口可以向后延长到乳突，或向前到达耳前。耳前切口有利于暴露位于腮腺内的面神经的下干分支。高位暴露的时候，一定要记住将要暴露的层面。最安全的做法是：先辨认颈总动脉，然后向头端分离，保持在颈内动脉的上方，这对防止副神经脊支和迷走神经的意外暴露有帮助。这样多度的向侧面暴露是危险的。经典的做法是游离并切断舌下神经的降支，以此来向上移动舌下神经。这里通常会有一两根来自枕动脉的分支越过舌下神经的上方，可将其结扎。如果需要结扎颈外动脉的分支，必须使用缝线结扎，而不能用双极电灼。在分离或切断了舌下神经降支，或者将可能阻碍的ECA分支结扎，舌下神经就能上牵至下颌角下方，以摆脱危险。在颅底会有小静脉和面静脉的分支，可电凝后切断。而面静脉的主干则需要用丝线结扎，因为双极电灼术很难控制其出血。用丝线结扎颈部的大静脉有助于防止术后颈部出血形成血肿。"鱼钩"拉钩非常实用。可以

将它们放在颈动脉鞘筋膜的内侧和外侧，然后可将颈动脉向上牵，暴露于术野中。在颈外动脉上放置一个血管吊带，可以向胸部方向牵拉，有助于牵拉近端颈动脉分叉部。对于颈动脉内膜切开术而言，最好不要解剖颈动脉分叉的深面，原因有两个。第一，可能会损伤喉上神经，导致吞咽困难；第二，可能会增加栓子脱落的风险。分离颈动脉高位时，在解剖游离远端颈内动脉后，如果确实有必要，应最后再游离分叉的底部。为了得到更广阔的术野，就算是对年轻的患者而言，运用鼻腔插管，比口腔插管能够得到更好的术野。通常需要在下颌处放置牵开器，最好放在二腹肌的下方。下颌骨下方过度的牵拉会导致面神经下颌支的麻痹，通常术后不能恢复。

第三个需要注意的问题是抗血小板或抗凝治疗。有证据证明，患者在颈动脉内膜切除术前进行抗血小板治疗（81mg阿司匹林），可以有效减少栓子和心脏并发症的发生。患者联合应用阿司匹林和氯吡格雷（bristol-myers squibb, new york, NY）血小板功能异常可能导致伤口边缘和深部过多的渗血很难控制。这种情况下，医生可能要考虑保持气管插管到过夜，这有助于防止进展性血肿导致的气道受压。即使采取了预防性的留置气管插管过夜，患者仍可次日出院。标准操作是在夹闭血管前运用肝素3000~5000 U，不用（鱼精蛋白）中和。过去的研究建议使用5000 U的肝素有助于防止血栓栓塞的并发症。但是根据最新的几千例颈动脉内膜切除术报道，肝素的用量降到了3000 U，但没有带来栓塞性并发症的升高，而且术后的出血明显减少了。这对考虑能否在手术次日出院是特别重要的。

◆ 颈动脉内膜切除术

患者头部处于轻度过伸位并旋向术者的对侧。

在颈部切开一个近似S形切口，注意，要切开颈阔肌以便确认胸锁乳突肌的前缘，在切口的下方，我们会遇到肩胛舌骨肌。肩胛舌骨肌和胸锁乳突肌成"V"字形，在其交叉点，可以找到颈总动脉。在颈部近端暴露CCA有利于防止在软组织内"徘徊"并损伤神经血管。一旦确认颈总动脉，就能顺着解剖至分叉处，并轻轻地分开颈动脉鞘。这个层面几乎没有血管，只有一些小的血管分支，包括一根供应胸锁乳突肌的血管，穿行于切口的下方，可以将之电凝切断。可以见到甲状腺上动脉向内侧走行，可用止血夹将其夹闭。仔细解剖颈动脉分叉，确认颈内外动脉。

术者可以通过轻轻触诊颈总动脉和颈内动脉估计粥样斑块远端的范围。这将有助于确定游离的长度。游离一般要超过粥样斑块远端至少1.5cm。因为斑块一般会在内皮下延伸，并且这也有助于放置分流管。所以，远端的暴露是有好处的。如前所述，尽量避免在颈动脉分叉深面分离，以减少损伤喉上神经的风险和减少易碎的、活动的斑块脱落的风险（图4-2）。

一旦确认颈动脉，在颈外动脉和颈总动脉分别放置血管吊带。一些外科医生喜欢在颈内动脉远端也放置一个血管环。当血管环放置后，外科医生应该和麻醉医生一起检查血压是否升到预定值。给予肝素3000~5000 U后，将颈总动脉用（两个）头端柔软的Fogarty钳夹闭。运用这种钳夹闭颈总动脉，只要上一个齿即可。术者必须记住，粥样斑块和增厚的内膜经常会向下延伸到主动脉弓，如果压力过高会导致内膜断裂或破碎，导致颈总动脉狭窄或闭塞。通过收紧吊带阻断ECA或用临时血管阻断夹，同样的，远端ICA的阻断，也可以用临时血管阻断夹。用11号刀片划开动脉，并用Potts剪延长切口。这时候助手要用肝素盐水冲洗，吸引管帮助显露远端的斑块。最好先分离远端颈内动脉的斑块。这样可以确保斑块分离充分而不会产生远端的内膜瓣。如果先分离颈总动脉和颈外动脉的斑块，会导致"尾大不掉"现象，在颈内动脉远端会残留着很难清除的内膜瓣（图4-3）。

清除ICA斑块时，可以用一个小的剥离器实际上是将ICA从斑块上推开。助手固定斑块，并向尾端（近端）用力。将动脉推离斑块，通常斑块会逐渐破碎并形成"逐渐变薄"的形状，不应该有内膜瓣。因此，利用这种技术，可以不需要（斑块远端的）"固定"（tacking）缝合。固定缝合会导致动脉的狭窄。继续向CCA方向进行分离，以potts剪将斑块从CCA的残壁上锐性劈剪下来。然后继续向ECA分离，一般用外翻的方法切除ECA开口处的斑块。

斑块切除后，必须仔细检查有无容易产生栓子的内膜瓣。用肝素冲洗切口，并用Jeweler镊子清除残留的内膜。特别要检查一下颈内动脉远端内膜是否和血管贴敷良好，不能残留内膜瓣。还要特别检查颈内动脉和内膜切除的过渡区是否平滑，内膜瓣无残留。在ECA开口处遗留粗糙的边缘或有内膜瓣并不少见。在此处，用Jeweler镊来处理残留斑块和附着在内膜上的斑块都是非常有效的。分离时务必

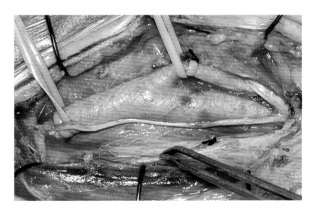

图4-2 这是一个标准的右颈动脉内膜切除术的解剖暴露图示。在（颈动脉）远端分离过程中，可以顺着舌下神经降支远端向上，找到并保护舌下神经。无创血管钳指向的位置是颈动脉与颈静脉之间的迷走神经。将血管吊带置于颈总动脉和颈外动脉。

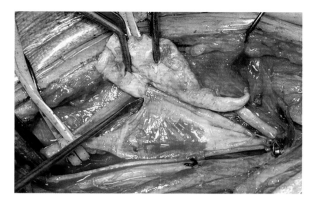

图4-3 首先将斑块小心地在颈内动脉中剥离。它就像羽毛一样附在颈内动脉上，任何小的内膜片都可以用显微精细镊（jeweler's forceps）拨下或拉下。取下颈外动脉的粥样斑块时一般采用的是外翻式切除。取下粥样斑块后，用肝素盐水冲洗术后的内膜，必须把任何的碎片和小斑块都要清理干净。

注意，斑块不能残留，也不能过度分离，因为有可能会在颈动脉分叉的背部造成穿孔，并穿透外膜。

斑块切除后，先松开颈内动脉远端的血管夹使血液反流，将残留的斑块冲洗出来。这时要观察从颈内动脉反流的血流量是否充足。如果反流量不足，即使监测仪显示侧支循环正常，也应该考虑放置分流器。最简单的方法是首先将分流管插入颈总动脉，并绕两个血管吊带。将Fogarty夹松开，将分流器中的空气排出，置入前用肝素盐水反复冲洗分流器。轻柔地将分流器置于颈内动脉内，避免内膜夹层。除去颈内动脉远端的血管夹，并将分流器进一步置入颈内动脉，并用血管夹固定。最后，松开Fogarty夹（图4-4）。恢复血供后，最重要的是利用监测仪器确认侧支循环血供是否改善。如果没有改善，术者要考虑是否在术中发生了栓塞。这时可通过分流器进行血管造影检查。如果颈内动脉过细，在完全闭塞之前采取动脉扩张有时是有帮助的（图4-5）。

颈动脉内膜切除后，可有两个方法来修复动脉。传统的方法是用5.0~6.0Prolene线连续缝合。另一个方法则是利用补片进行修补。过去，补片的

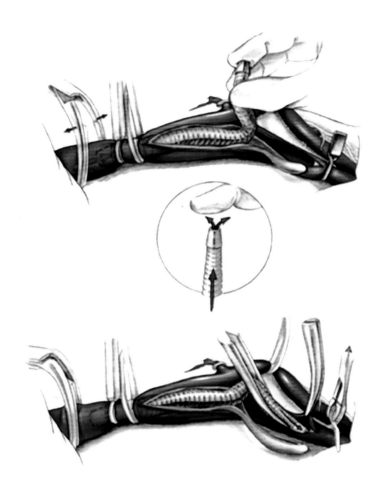

图4-4　先将分流管一端插入颈动脉的近心端，用血管吊带固定。松开Fogarty钳排出分流器中的空气和碎斑块。再次夹闭颈总动脉后。将分流器另一端插入颈内动脉并固定。最后，松开Fogatry钳恢复血供。（摘自Meyer FB, ed. Atals of Neurousurgery; Basic Approaches to Cranial and Vascular Procedures, Edinburgh: Churchill Livingstine; 199. 经许可后转载）

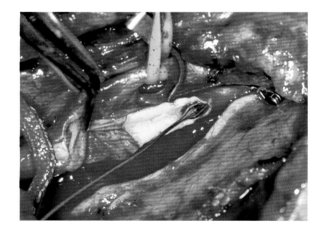

图4-5　有时术者可能会遇到颈动脉管径很小的情况。除了用补片修补血管外，Garrett扩张器也有助于扩张远端的颈内动脉。扩张器逐次通过颈内动脉进入颅底。Garrett扩张器比Fogarty球囊更有效。Fogarty球囊过度充盈容易导致颈动脉海绵窦瘘和远端颈内动脉夹层。

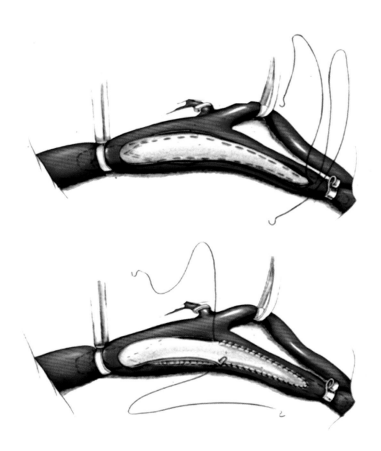

图4-6 斑块切除以后，修复动脉主要用5.0线连续缝合或者人工合成的补片材料。如图所示（摘自Meyer FB, ed. Atlas of Neurosurgery: Basic Approaches to Cranial and Vascular Procedures. Edinburgh: Churchill Livingstone; 1999. 经许可后转载）

材料多为大隐静脉，可是由于存在引起假性动脉瘤和破裂的风险，外科医生更倾向于使用人工合成材料。目前，首选的补片材料是人工合成的胶原蛋白浸渍的聚酯纤维（Dacron）。有相关报道指出，这种材料有效减少了颈动脉狭窄的复发风险[15]。但是，补片修复仍不是一种常用的方法（图4-6）。

血流复通的技术非常重要，在关闭动脉之前，颈内动脉先短暂松开，保证有血液反流，然后再次夹闭。接着轻轻松开Fogarty夹，把残留的斑块冲洗出来，然后再次夹闭。在修复动脉切口后，术者应该和麻醉师一起监测患者的血压是否正常，以防伤口过度出血和高灌注综合征。此后，先松开Fogarty夹，然后再松开颈外动脉的血管吊带或血管夹。此

时颈内动脉仍然是保持夹闭的。这样任何残留的斑块碎片只会向上流入颈外动脉，而不是到脑内。需要强调的是，在这一系列操作过程中，任何时候绝不能让颈外动脉的血再反流回来。在恢复血供后，可通过触诊颞浅动脉观察血供情况。如果术后患者出现神经功能障碍，最需要鉴别的是栓子脱落还是内膜剥脱处血栓形成。如果颞浅动脉搏动情况良好，那就预示着血供恢复良好，不太可能是颈总动脉闭塞，此时最好考虑进行血管造影检查，有条件的对颅内栓子进行血管内治疗。如果颞浅动脉搏动消失，很有可能是颈总动脉形成血栓，应该尽快重新切开颈动脉，复通血流。如果术中发现颈总动脉是通畅的，最好是在术中进行血管造影判断远端是

否残留栓子。幸运的是，上述情况非常罕见。

术后，应该监测患者的血压，并确保血压保持在150mmHg以下。这将有助于防止出血和癫痫发作等高灌注损伤综合征。通常，患者术后应该每天服用阿司匹林，在术后第二天即可出院。推荐患者采用颈动脉超声进行长期随访。

◆ 颈段的颈动脉动脉瘤

对于颈段颈动脉动脉瘤患者（图4-7，图4-8），应该在术前进行球囊闭塞试验来评估侧支循环情况，因为手术中阻断动脉的时间明显长于颈动脉内膜切除术所用时间。这将有助于指导术者决定是否放置分流器。对于颈动脉的动脉瘤以及颈动脉体瘤的患者，高位的暴露总是需要的。如上所述，可以参照颈动脉内膜切除术的S形切口，但是，一般要将切口延伸到耳后乳突再弯向耳前，以便于游离腮腺。辨认腮腺非常重要，若想游离，应该往前上方牵拉以防止损伤面神经分支。

在手术中，非常有必要细致地解剖游离二腹肌。不得不切除茎突这种情况是不常见的，但是茎突下颌韧带和二腹肌可能不得不切断来达到颈动脉远端的暴露一直到颅底。为了游离舌下神经，往往需要切断它的降支。同样的，任何妨碍暴露的来自颈外动脉的枕动脉分支都要进行结扎并切断。

对于颈动脉的动脉瘤，阻断血管的位置是根据颈动脉瘤的位置来确定的。如果动脉瘤在颈动脉分叉上方，用一个侧弯的血管钳（side-biting）和一个Fogarty钳相对应地、刚好在分叉部的上方的ICA阻断。使得有持续的血流从颈总动脉流向颈外动脉，防止颈总动脉血栓形成。远端颈内动脉一般用至少一个或者两个暂时性的动脉瘤夹进行封闭。

对于大多数的颈内动脉夹层动脉瘤，一般要切除病变节段的血管（图4-9）。这就需要特别注

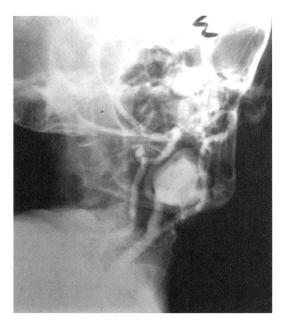

图4-7 颈内动脉远端的动脉瘤。手术方案为切除动脉瘤，并将颈内动脉远端与近端进行直接吻合。

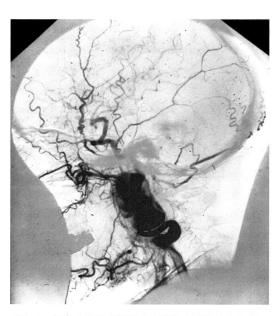

图4-8 复杂的延伸至颅底的大型颈内动脉的动脉瘤。需要向颈部很远端的暴露。切除动脉瘤，利用Gore-Tex补片（W.L. Gore & Associates, Inc., Elkton, MD）做颈总动脉和远端颈内动脉之间的吻合，重建血管。

意沿颈内动脉深面走行的迷走神经分支。如果病变段的血管与迷走神经粘连，可以移植物修补血管，这样可以避免分离血管与迷走神经分支之间

的粘连。

有两种类型的材料可以考虑作为移植血管，一个是取自大腿近端的大隐静脉，另一个是标准的人工血管。两者的效果都很好。移植血管的远端的管径最好与远端的颈内动脉相匹配，因为这种吻合很困难，移植物的近端与颈动脉分叉部缝合有多种不同方法（图4-1），以使其能很好地过渡到CCA。如果用移植物，从远端颈内动脉跳到颈总动脉吻合（而不是分叉部），则需要把颈外动脉结扎。

远端血管的吻合需要借助显微镜达到良好的视野。目前有三种经典的吻合方法可供参考（图4-10）。最经典的是成角缝合法，效果最佳。这需要两根5.0缝线作定点缝合，在吻合口两侧成180°，再分别完成两点间的缝合。通常，先完成血管后壁的缝合。成角吻合法可以有效防止远端吻合口的狭窄。

当使用移植物材料时，最重要的是牵拉移植物，确保它不会在与颈总动脉吻合前蜷缩。吻合时要注意所选的移植物近端会比颈总动脉的口径小（图4-11）。近端吻合使用的也是5.0 Prolene线。首先外翻血管，缝合血管后壁，然后再用另一块补片或者静脉完成血管前臂的缝合，使颈总动脉平滑地过渡到远端颈内动脉。在最后打结前，使颈内动脉和颈总动脉回流，排出管内空气和碎片。在放置血管钳前，给予肝素，不必中和。

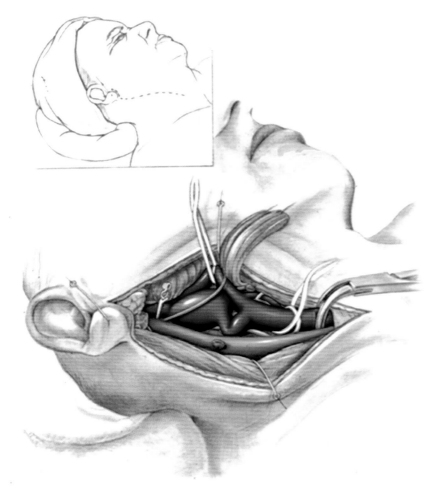

A

图4-9 （A）：示意图显示颈内动脉远端的动脉瘤。

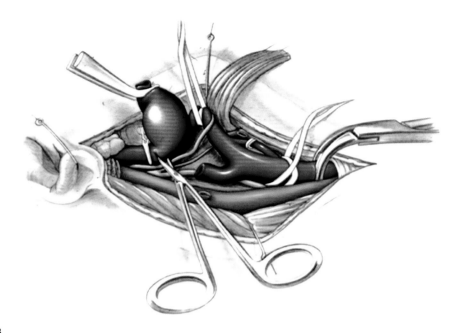

B

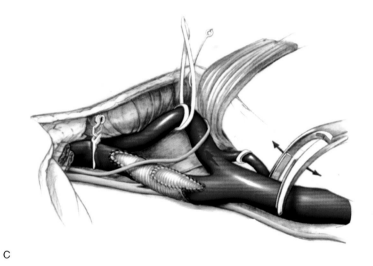

C

第Ⅱ部分 脑血管显微外科重建技术

图4-9（续） （B）此为远端颈内动脉暴露后，切除动脉瘤。（C）由Gore-Tex人造血管(W.L. Gore & Associates, Inc., Elkton, MD)作为中间移植物重建颈内动脉。远端用的是锥形的成角吻合。近端用的是铲形补片吻合法，使得从移植血管到较大的近端动脉的过渡良好。（摘自Meyer FB, ed. Atlas of Neurosurgery: Basic Approaches to Cranial and Vascular Procedures. Edinburgh: Churchill Livingstone; 1999. 经许可后转载）

◆ 颈动脉体瘤

颈动脉体瘤是起源于颈动脉体的良性肿瘤，位于颈动脉分叉中间的后壁上。手术的风险在于出血和损伤颈动脉分叉，这些可以通过显微技术进行精细解剖来避免。一般情况下，没有必要进行术前栓塞。动脉体瘤供血动脉来自颈外动脉，早期可通过解剖将其分离（图4-12）。一些生长于后壁的巨型

动脉体瘤，它们可有来自椎动脉的分支，栓塞这些分支将有助于手术。如前所述，试探性球囊封闭可有助于判断颈总动脉封闭的风险。

解剖分离方法与处理颈动脉瘤相似，需要高位暴露来显示肿瘤的顶端。舌下神经常被包裹在肿瘤的薄膜里，需要锐性分离游离，对于分叉深部的迷走神经也要采用同样的方法处理。

在暴露颈总动脉后，在颈外动脉与颈内动脉之

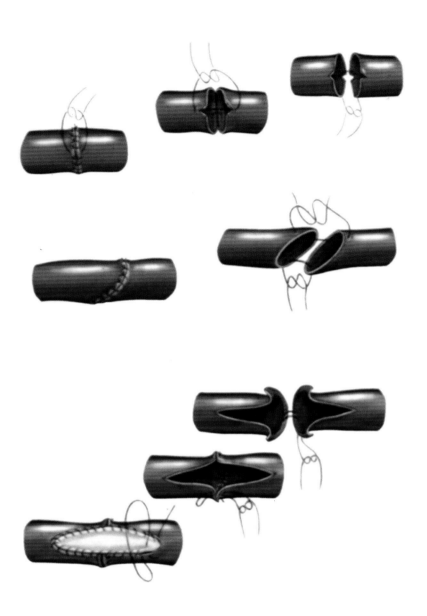

图4-10　三种基本的血管吻合方法（A）第一个是外翻式直接的端端吻合，用连续或间断的缝合；（B）第二个是成角缝合，两个固定针在两个定点（成180°的位置上）固定缝合，然后环形缝合；（C）这种复杂的缝合对一个小血管补片与近端的较大的血管吻合是有帮助的，因为它能提供一个过渡。(From Meyer FB, ed. Atlas of Neurosurgery: Basic Approaches to Cranial and Vascular Procedures. Edinburgh: Churchill Livingstone; 1999. Reprinted with permission.)

间进行解剖分离（图4-13）。颈外动脉的大分支可电凝或结扎处理。一般情况下，此处血管的潜在风险位于颈动脉分叉后壁颈动脉体瘤起始部。颈动脉体和颈内动脉底部的粘连可轻松解剖分离。暂时性阻断颈总动脉可有助于操作。后壁平面可参考远端颈外动脉和远端颈内动脉的平面确定，它们向后共同指向颈动脉分叉。

虽然以往报道颈动脉体瘤手术有较高的出血和卒中的风险，但根据当前经验，唯一的风险是损伤迷走神经或者舌下神经，而不会出现出血或者局部缺血的情况。

◆ 并发症

47

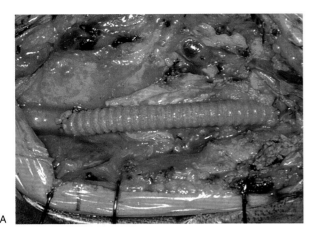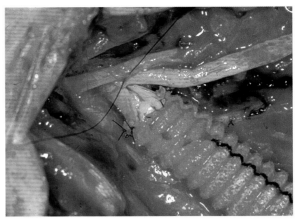

图4-11 （A）图为切除颈动脉瘤后使用聚四氟乙烯人工血管（W.L. Gore & Associates, Inc., Elkton, MD)对血管进行重建。移植物已置于动脉瘤的血管床上。不切除未受损的动脉瘤后壁可降低损伤迷走神经分支的风险。图中显示的是聚四氟乙烯移植物(W.L. Gore & Associates, Inc., Elkton, MD)近端与颈总动脉的嫁接吻合，使用的是成角吻合法。（B）图为聚四氟乙烯人工血管远端与颈内动脉远端的吻合。吻合口外翻，后壁由6.0的聚丙烯缝线行间断缝合。在踝关节处取隐静脉作为吻合口的补片，为管径较大的移植物远端与管径较小的颈内动脉提供良好的过渡。注意，在吻合口上方有舌下神经。

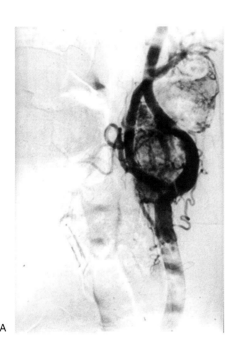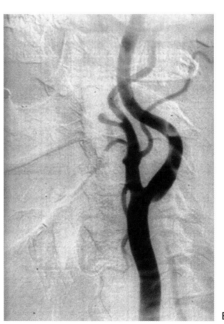

图4-12 图为典型的颈动脉体瘤术前（A）与术后（B）影像学显示。典型地表现为颈动脉体瘤会使颈动脉分叉增宽，周围有大量发自颈外动脉的供血。

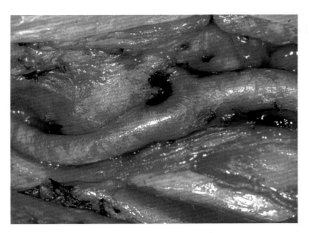

图4-13 此为术中颈动脉体瘤包绕颈外动脉。

　　颈动脉内膜切除术通常风险很低。根据统计数据（1995年-2008年）显示，总例数大于1500例，平均年龄70岁。60%的患者是有症状的，术前影像学显示他们在血流动力学上狭窄程度均≥70%。在这组患者中，有两例患者死亡（0.13%），两例在围术期出现短暂脑缺血发作（0.13%），1例因过度灌注出现脑出血，1例轻微卒中在两周后完全恢复，5例术后出现暂时性的吞咽困难（0.4%），4例卒中（0.2%）。因此主要的并发症发病率与病死率只占0.4%。经过7年随访的1000例患者，复发颈动脉狭窄的概率低于0.1%[16]。

　　Sundt分类系统将患者手术风险分为四级。1级：没有显著风险；2级：有解剖学风险，如对侧颈动脉狭窄；3级：有严重心脏并发症；4级：神经系统功能不稳定。在前述的这类患者中，主要并发症和死亡出现在3级和4级患者中[16]。

　　对于颈动脉瘤和颈动脉体瘤，发生脑卒中的风险已被证实很低。根据病变大小和切除范围，主要的风险仍然是术后并发吞咽困难，占5%~7%。

参考文献

［1］ Brott TG, Brown RD Jr, Meyer FB, et al. Carotid revascularization for prevention of stroke: carotid endarterectomy and carotid artery stenting. Mayo Clin Proc 2004;79(9):1197–1208

［2］ Dodick DW, Meissner I, Meyer FB, et al. Evaluation and management of asymptomatic carotid artery stenosis. Mayo Clin Proc 2004;79(7):937–944

［3］ Meyer FB, Piepgras DG, Fode NC. Surgical treatment of recurrent carotid artery stenosis. J Neurosurg 1994;80(5):781–787

［4］ Kashyap VS, Moore WS, Quinones–Baldrich WJ. Carotid artery repair for radiation–associated atherosclerosis is a safe and durable procedure. J Vasc Surg 1999;29(1):90–96, discussion 97–99

［5］ Meyer FB, Fode NC, Marsh WR, et al. Carotid endarterectomy in patients with contralateral carotid occlusion. Mayo Clin Proc 1993;68(4):337–342

［6］ Meyer FB, Meissner I, Fode NC, et al. Carotid endarterectomy in elderly patients. Mayo Clin Proc 1991;66(5):464–469

［7］ Yadav JS, Wholey MH, Kuntz RE, et al, for the Stenting and Angioplasty with Protection in Patients at High Risk for Endarterectomy Investigators. Protected carotid–artery stenting versus endarterectomy in high–risk patients. N Engl J Med 2004;351(15):1493–1501

［8］ Maher CO, Meyer FB. Surgical treatment of nonatherosclerotic lesions of the extracranial carotid artery. Neurosurg Clin N Am 2000;11(2): 309–322

［9］ Shamblin WR, ReMine WH, Sheps SG, et al. Carotid body tumor (chemodectoma): clinicopathologic analysis of ninety cases. Am J Surg 1971;122(6):732–739

［10］ McCaffrey TV, Meyer FB, Michels VV, et al. Familial paragangliomas of the head and neck. Arch Otolaryngol Head Neck Surg 1994;120(11):1211–1216

［11］ Meyer FB, Sundt TM Jr, Pearson BW. Carotid body tumors: a subject review and suggested surgical approach. J Neurosurg 1986;64(3):377–385

［12］ Mokri B, Piepgras DG, Sundt TM Jr, et al. Extracranial internal carotid artery aneurysms. Mayo Clin Proc 1982;57(5):310–321

［13］ Meissner I, Mokri B. Vascular diseases of the cervical carotid artery. Cardiovasc Clin 1992;22(3):161–188

［14］ Mokri B, Sundt TM Jr, Houser OW, et al. Spontaneous dissection of the cervical internal carotid artery. Ann Neurol 1986;19(2):126–138

［15］ Ecker RD, Pichelmann MA, Meissner I, Meyer FB. Durability of carotid endarterectomy. Stroke 2003;34(12):2941–2944

［16］ Sundt TM Jr, Sandok BA, Whisnant JP. Carotid endarterectomy: complications and preoperative assessment of risk. Mayo Clin Proc 1975;50(6):301–306

第5章

颅外–颅内血管搭桥手术：颞浅动脉–大脑中动脉吻合术

Eric S. Nussbaum

◆ 背景

颞浅动脉–大脑中动脉（STA-MCA）搭桥术是当今最精细的显微外科手术之一。20世纪60年代末，亚萨吉尔（Yasargil）和多纳吉（Donaghy）首先介绍了此项技术，此后该项技术渐为神经外科医生所熟悉，一些研究者报道了很多低并发症的成功病例[1-4]。遗憾的是，1985年*the New England Journal of Medicine*上发表的一篇"多中心研究"报告对该吻合术能否降低闭塞性脑血管病患者中风风险提出质疑[5, 6]。虽然此报告中的技术设计和实施都存在不少瑕疵，但在研究结果发表以后，很多神经外科中心几乎都放弃了此项技术[7-10]。

在2000年美国神经外科医生年会脑血管病分会场上，统计了与会者实施颅外–颅内动脉搭桥手术的例数。在所有与会者中，只有1人表示在过去的一年里进行了超过5例搭桥手术，有1人表示进行了2例手术，还有少数人表示在过去一年内只进行了1例手术。

10年后，又出现了对搭桥手术新的兴趣。目前，该操作项目不仅成为一些重要的年会的一部分，而且已经成为一个独立的临床教学项目给神经外科医生展示各种不同的技术。文献中也出现了关于搭桥手术新的研究。住院医生也又开始接触这个手术了。

STA-MCA吻合技术是颅内外搭桥术的基石。它可以作为进行更复杂的搭桥手术的一个训练。可以提高独特的显微外科技巧，有助于训练精细的组织操作，这些对学习脑血管重建这门专业艺术都是有必不可少的。该手术要求的基本的显微血管外科技术应该是必须首先在有适合设备的实验室内进行实践训练以达到精通的程度后，才能进入手术室。一旦做到了这一步，手术才可以用可靠的、可重复的技术迅速的完成。一个有经验的神经外科医生可以在3 h内完成该手术。而且，手术在脑表面实施，以减少对一个已经可能有损害的脑组织的创伤。

◆ 外科技术

患者体位

STA-MCA吻合术既可以在头圈上进行，也可以在头架上进行。我们喜欢使用固定头架，因为它可以根据需要对头部重新调整。患者仰卧位，头偏向对侧60°，对于特殊患者，使其头旋转90°，将这有利于手术的暴露和进行吻合操作。选用X线可以穿透的头架，并常规暴露腹股沟，为术中进行血管造影做好准备。

多普勒定位颞浅动脉

常用便携式多普勒超声探头来确定颞浅动脉的走行，常规地把额支和顶支都标记出来。如果准备利用顶支（也是最常用的），我们就沿着这个血管

把头发剔除一窄条。切口超过颞上线，以保证足够STA能被暴露。如果准备选择额支，则需做一个弯曲的切口，在耳的上方垂直向上达到颞上线后弯曲向前到达发际，位于瞳孔中线与正中线之间。重要的是区分颞浅静脉与颞浅动脉的超声信号。

分离颞浅动脉

切口一般从颧弓水平开始，向上数厘米（图5-1）。我们不在切口处注射利多卡因，以防损伤皮下的血管或造成其痉挛。如果患者头皮较厚，则需做一个深的切口；如果头皮较薄，则用小刀做一个较浅的切口，以防止意外损伤血管。尤其是老年女性。我们常利用显微镜来分离颞浅动脉。这项技术的优势在于：它以最小的损伤暴露和游离血管。此外，外科医生在手术开始时即用高倍镜进行手术，

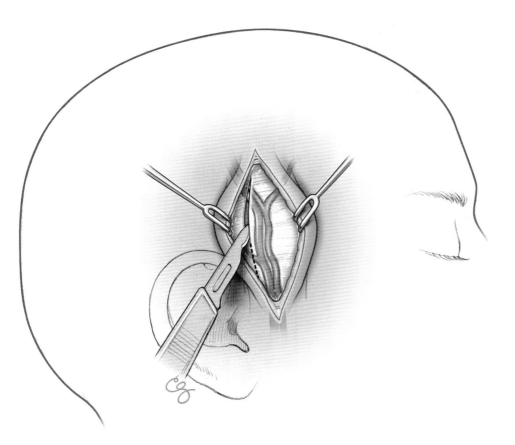

图5-1　最初的切口，分离STA

可为稍后血管吻合做好准备。

此时必须辨认颞浅动脉的起始部。可用精细剪刀（如tenotomy 剪刀或iris 剪刀），或用细尖的单极电刀进行分离。在任何情况下，都必须仔细地保护血管。颞浅静脉经常就在动脉上方或和动脉伴行（方向相反），有时，需要简单地停止分离的操作，寻找STA的搏动，可以有助于确认其位置。如果这个方法不行，可以用多普勒来帮助确认分离的位置和方向。

确认动脉后，向上分离。在动脉层面进行锐性分离可以节省时间和精力。将动脉的细小分支电凝，便可得到一段较长的颞浅动脉。必须避免意外损伤额支，因为它有可能作为手术的后备动脉。常出现的意外是，游离分支时出现活动性出血，从而干扰显微手术术野。与其盲目地电凝止血，不如马上通过冲洗、吸引和压塞，找到出血点后，再进行准确电凝。如果在分离过程中，STA被损伤，则会前功尽弃。过度的电凝可以进一步导致血管的损伤，使其无法成为供体血管。可暂时性地夹闭血管损伤处的近端和远端，并用10-0缝线进行修复，或者切除损伤段血管，再进行端-端血管吻合。若遇到这些情况，则可在修复血管后进行血管造影，以保证颞浅动脉的通畅。

如果选用额支，切口也是起始于颧弓，辨认颞浅动脉根部后，锐性显微分离至额支起始部。然后向上延长切口，并弯向前到发际线。向前翻开头皮，即可见动脉在颞肌筋膜浅层。动脉表面通常会有一层脂肪，分支血管必须仔细辨认并切断。沿着动脉分离很重要。因为动脉有可能会突然转向浅层，在头皮内变得很表浅。这个区域血管非常容易受损，很可能被损伤或离断。此处可能会遇见面神经的额支，向远端分离动脉时要尽可能保护它。

不论何时，我们都喜欢在这个位置上保留STA通畅，而不在远端切断。虽然也有一些报道作大型的

环形切口，将STA远端切断，从头皮在表面把其游离出来。但是我们不这样做。我们的经验是在这种方式下，血管更难暴露。血管保持原位和正常血供更有利于分离。若血管分离时受损伤，将会使其闭合时更加难以辨认。当闭合时间过长时，容易形成血栓。当然，这可作为备选方法，一些外科医生也已成功地实施了此种方法。

此时，动脉从颞肌筋膜分离出来，这里可能会遇到一些小血管分支需要电凝切断。一旦游离出来，切开肌肉后，动脉可以随意移动。一般用鱼钩拉钩固定肌肉，使颞浅动脉停在骨面上。

开颅

开颅时，一般会钻1~2个孔，再用高速钻打开颅骨。当然，切开颅骨时必须保护颞浅动脉。开颅切口可大可小，但一般是以颞鳞缝为中心做一个直径为2.5 cm的近似圆形的骨窗。最理想的情况是，切口能够暴露从外侧裂出来的大脑中动脉的皮质支。

可以放射状打开硬脑膜以最大程度暴露皮质。打开蛛网膜，流出脑脊液后会使脑组织张力下降，使隐藏在切口边缘的受体血管也能显露出来。如果手术野没有合适的受体血管，则应扩大骨窗。我们通常先向远端的角回探查，如果没有，再向侧裂近端探查。如果还是没有合适的血管，则沿着外侧裂的表面打开外侧裂，从而暴露表层下的大脑中动脉分支。必须注意避免损伤静脉并保护皮质血管，这对之前已经有损害的血流动力学是重要的。

有时会遇到以前缺血导致的苍白扁平的动脉。应尽量避免选择这些作为受体血管。

受体血管的分离

在高倍显微镜下，剥离覆盖在大脑中动脉分支（受体血管）上的蛛网膜，经常用精细镊（jeweler's forceps）和精细微型剪刀（jeweler's micro-scissors）。一些分支电凝并离断，大的分支可暂时结扎，或用低张力夹夹闭。在血管下放置一小片背景垫片，可有利于血管吻合，因为这样可使开放的、薄壁的血管在没有血液的情况下，变成半透明的样子。电凝时应尽量用低功率，以防电流影响到主干血管。此外，局部多用一些罂粟碱可缓解由于医源性血管痉挛造成的血管收缩。

颞浅动脉最后的处理

此时的关注点转向颞浅动脉。清除动脉远端一小段附着在上面的筋膜。必须要确保颞浅动脉有足够的长度进行无张力的血管吻合，若不能确定，则经常使用缝线或直尺进行检测。颞浅动脉的远端夹闭或结扎，近端以临时夹夹闭（图5-2）。斜行切开动脉，并制作成鱼嘴状。精细的、长的、平坦的吻合口最

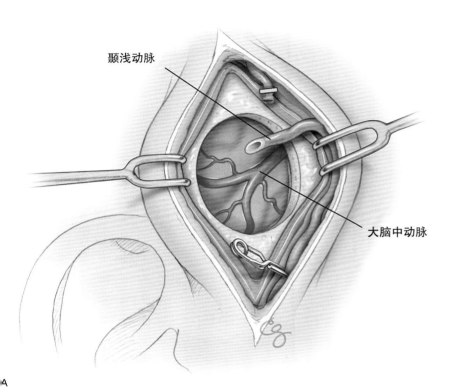

颞浅动脉

大脑中动脉

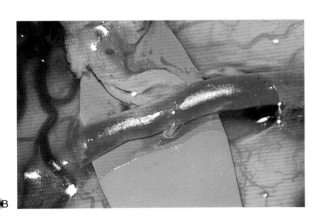

图5-2 （A）一旦STA游离后，进行开颅操作，选择合适的大脑中动脉（MCA）分支，准备好供体颞浅动脉进行血管吻合（示意图）。（B）相应的术中显微照片显示为吻合准备的远端开放的STA已经与MCA皮层分支的临近。

佳，可最大限度地减少吻合口出现湍流的可能性。打开近端血管夹可检测血管内血流状况，并用肝素盐溶液进行冲洗。将颞浅动脉移至颅骨切口内再次检测长度，并确定颞浅动脉可以很轻松的到达受体血管的方式。避免供体STA发生扭曲或者扭结。如果STA的长度不合适，可能给很吻合带来巨大困难，并降低吻合口通畅的可能性。如果切断STA后发现长度不够，则只能处理STA的根部。在显微镜下，分离根部的筋膜和软组织束带。此外，进一步分离颞肌筋膜和肌肉可以增加血管的可用长度。通过采取这些手法，我们经常会很高兴地感觉到STA有足够的长度移动。此时要决定一下STA血管切口的长度。在大脑中动脉（受体）不同的两个分支之间的距离中，选择一个距离最大的、可行的两个分支，以此作为吻合口长度的依据。一般来说，长距离的吻合比较有利。

大脑中动脉的最后的准备

在静脉注射神经保护类药物，如巴比妥或依托咪酯后，所选大脑中动脉皮质分支两端用低压力的动脉瘤夹夹闭。动脉夹的放置的方式应该很小心，这样才能使其对搭桥的影响至最小。用弯形的或枪式的动脉离夹有利于工作视野清楚。大脑中动脉分支的切开可使用任意形状锋利的显微外科剪。眼科刀片（Beaver blades）或者钻石刀是很好的选择。然后切口可用刀或显微剪以线形或弯形方式扩大。再用肝素冲洗切口。切口的长度应该与颞浅动脉开口的长度相匹配（图5-3）。如果有小的分支被忽略，将会造成动脉出血，此时可以电凝止血。有时会有少量血从血管夹处漏出。遇到这种情况，应该在这个血管夹的远处再放一个血管夹，然后移除已无用的血管夹。在高倍显微镜下，如果单纯移除血管夹，你会发现术野迅速充满血液，这会给更换动脉瘤夹带来困难。另外，将一个微型的吸引装置放在硬膜下方，可以清除术野脑脊液，将有利于手术进行。

血管吻合术

有很多种手术方式可以完成血管的吻合。我们一般使用10-0缝线，先用间断缝合固定吻合口两端。然后可用该缝线连续缝合或者间断缝合完成

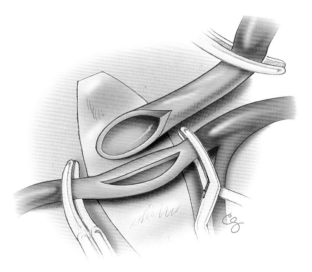
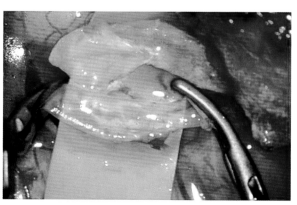

图5-3 （A）示意图：皮层的MCA分支血管先孤立，再切开血管壁，切开的长度与STA匹配。（B）相应的显微镜下的照片，显示切开的STA和MCA分支。注意壁非常薄的MCA的半透明的情况。

血管吻合。当血管较细或由于某种原因暴露不理想时，我们采用间断缝合。这不仅可以更精确地缝合，还可消除缝到血管后壁的危险。在缝合最后几针的时候，可能看不清，我们把最后2或3针缝合好后一起打结，这样可以使得在角落里缝合更理想（图5-4）。如果使用连续缝合，几乎不可能保证缝线的张力。此时，一般先不管缝线张力，而运用Spetzler所描述的方法，在最后打结之前再拉紧缝线

（图5-5）。在前壁缝合完成以后，翻开颞浅动脉吻合口检查，确保前壁的缝线没有缝合后壁（图5-6）。

移除血管夹

完成并检查吻合口后，可移除血管夹，顺序为先移除大脑中动脉皮质分支上血管夹，再移除供体颞浅动脉上血管夹（图5-7）。一般来说，在移除大脑中

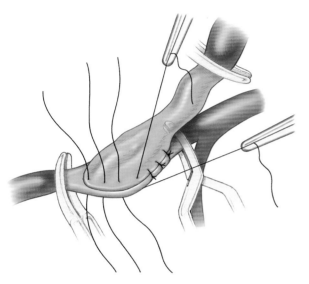
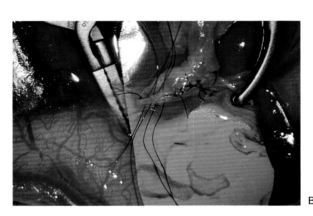

图5-4 前壁使用10-0缝线间断缝合。（A）示意图：先缝合，最后分别各自打结，适用于细小血管或者可视程度不高时。（B）术中相对应的显微镜下的照片：最后几针间断缝合，打结前的情况，可使吻合口更加完美。为使缝合线分布均匀，最后几针一起打结。

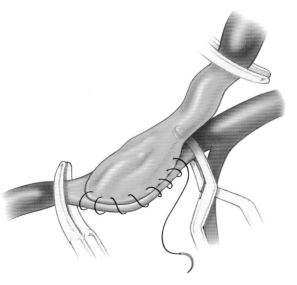
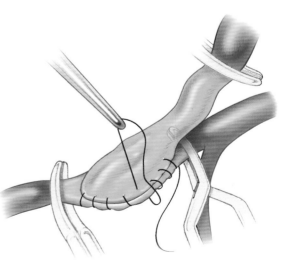

图5-5 示意图：连续缝合作为另外可选的方法，示意图 vs 术中照片。（A）开始不拉紧（缝线处于松弛）；（B）最后一起拉紧

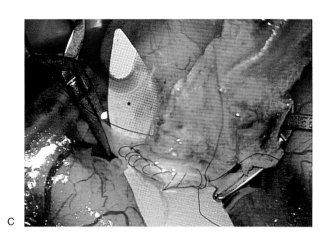

C

图5-5（续）（C）术中显微镜下图：照片显示吻合的前壁，吻合开始缝线未拉紧，准备最后拉紧打结

动脉分支的血管夹后，移除颞浅动脉血管夹前，应可见血流反流到供体血管并恢复搏动。若出现出血点，此时可检查出血点并通过压迫止血，有些在血压正常后，经常自己停止出血。若出现持续性的出血，需用10-0缝线进行缝扎止血。这时须避免夹闭血管和由此诱发的血栓形成，用吸引管与局部压迫保持术野清晰。如果对吻合口仍有所顾虑，可通过多普勒超声对供血血管远端血流情况进行检查，确保血流正常。也可选择进行行术中血管造影，确保供体血管通畅。而仅仅通过触诊供体血管是否有搏动不能保证架桥血管血流状况（图5-8）。

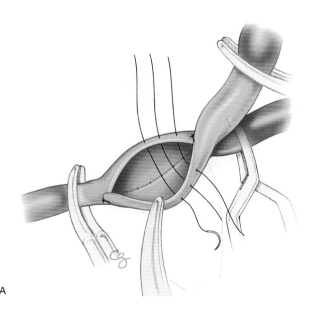

A

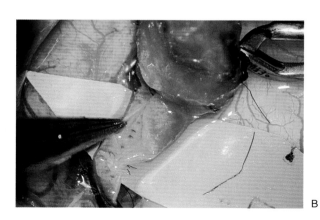

B

图5-6　（A）示意图：前壁缝合完成时，翻开颞浅动脉检查吻合口，检查管腔，并在后壁缝合。（B）术中显微镜下图：完成前壁缝合后检查管腔情况。

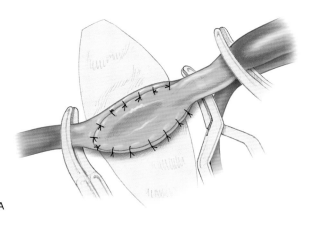
A

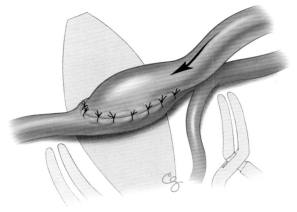
B

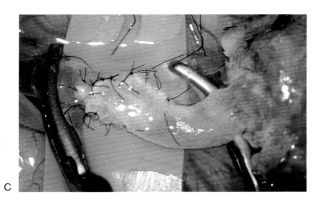
C

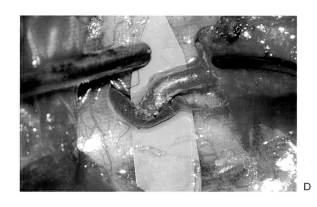
D

图5-7　完成后壁缝合。（A）完成后壁缝合未移除血管夹。和移除动脉夹后（D）。

（B）移除动脉夹显示完成的吻合，相应的照片显示完成吻合前（C）

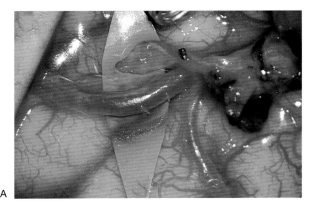
A

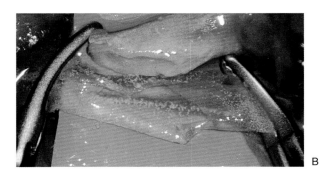
B

图5-8　术中显微镜下图：间断缝合吻合颞浅动脉-大脑中动脉（STA-MCA）旁路搭桥术病例。（A）受体大脑中动脉皮质分支已从蛛网膜下腔中游离，两侧小的分支已电凝分离处理。在动

脉底部放置了一片蓝的背景垫片，颞浅动脉远端已经游离，开口成斜面，并用肝素盐水冲洗。（B）大脑中动脉皮质分支两端放置低压力动脉瘤夹，切开与STA的开口大致相当的开口，注意非常细的MCA血管壁和稍厚一点的STA血管壁。

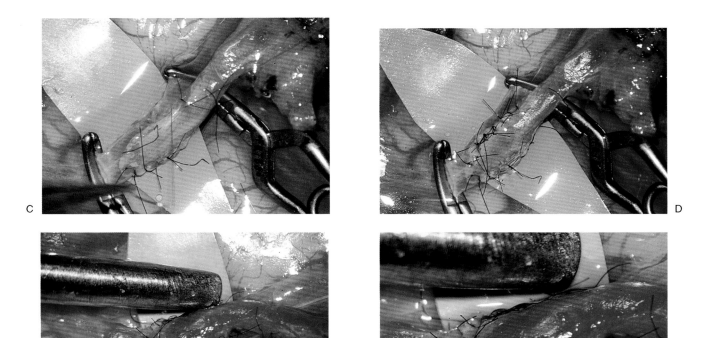

图5-8（续） （C）间断缝合吻合血管前壁。（D）完成后壁缝合。（E）移除血管夹，一个精致的、长的、平坦的吻合完成了。（F）高倍显微镜下图。

STA-MCA吻合的"珍珠和陷阱"

避免

◇ 吻合口的张力

◇ 不必要的大骨瓣开颅

◇ 过度的电凝止血

◇ 开颅术时过度牵拉颞浅动脉

◇ 选用苍白、扁平的受体血管

◇ 在"湿的"或"有血的"视野里工作

◇ 关闭伤口时，使STA扭结或损伤

一定要做的

◇ 在实验室练习显微血管技术

◇ 选用（最）高倍显微镜

◇ 轻柔处理颞浅动脉和大脑中动脉分支

◇ 颞浅动脉分离暴露足够的长度

◇ 实施加长的、平坦的吻合

◇ 很小血管选用间断缝合

◇ 一旦吻合完成，立即使STA保持顺畅、自然（图5-9）

第Ⅱ部分 脑血管显微外科重建技术

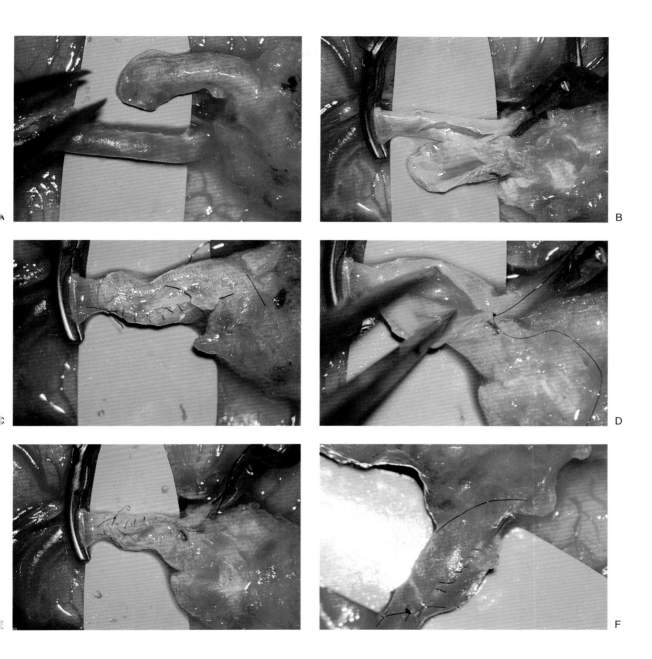

图5-9 用连续法缝合技术实施颞浅动脉和大脑中动脉（STA–MCA）的吻合。（A）游离大脑中动脉皮质分支，底部放置背景材料，在术野顶部的是颞浅动脉。（B）切开大脑中动脉分支的血管壁，STA位置对好，准备缝合。（C）连续缝合吻合前壁。（D）翻开颞浅动脉后可见后壁，检查大脑中动脉管腔确保后壁没有前壁缝线穿过。（E）完成后壁吻合。（F）吻合完成后，移除血管夹。

关颅

关闭硬脑膜、骨瓣、肌肉和筋膜时，要预留足够的空间，以便让供体血管处于不受影响的状态。若为烟雾病患者，有时可移除骨瓣，用钛网代替，这样可使后期部分颞肌血管进入颅内。否则可使用钛片和螺丝钉固定骨瓣。关闭头皮时，要注意防止损伤底面的供体血管。此外在缝合头皮时，不要为了避免损伤颞浅动脉而进针过浅。这样会增加伤口裂开和浅表皮肤损害的风险，最终导致感染。

◆ 经验总结

通常将STA-MCA搭桥术应用于闭塞性脑血管疾病和处理复杂颅内动脉瘤和颅底肿瘤。虽然通过这种旁路所供给的血流量要少于通过桡动脉或隐静脉移植物供给的量，但良好的STA-MCA搭桥术可以为大多数颈动脉闭塞患者提供足够的血流量，能防止局部缺血，特别是在有来自前交通动脉的侧支或来自后循环的后交通动脉的侧支代偿的时候。而且当供血量不足时，双旁路可以提供额外供血保护。

我们实施的200多例患有局部缺血患者进行STA-MCA搭桥术后的经验总结已见诸报道[11]。手术适应证包括颈动脉闭塞（颈段或颅内）、颈动脉狭窄不适合进行动脉内膜切除术（通常为颅内病变）、大脑中动脉狭窄或闭塞、烟雾病和颅内外颈动脉夹层。我们采用这种方式已经治愈了超过50例颅内动脉瘤患者和10例颅底肿瘤患者。虽然我们以前经常喜欢用桡动脉或者隐静脉作为移植物处理动脉瘤和颅底肿瘤，但没有用这种高流量搭桥的方式处理闭塞性血管疾病（图5-10）。

◆ 并发症

STA-MCA的并发症并不多。我们急诊手术处理了15例急性进展性脑卒中患者，最近，已经将结果作了详细报道[12]。除这些高危的病例外，在200例患有闭塞性脑血管病的病例中，有3名患者出现术后早期TIA，5例在术后超过3个月后出现TIA，4名患者磁共振弥散加权成像显示脑缺血。再发脑缺血事件者，大多为烟雾病患者，并且责任血管多在对侧未经处理的血管或者后循环系统中。几例出现迟发性TIA的患者，症状都是在医生提高了抗高血压药量后出现的。降低药量后，这些患者的症状均消失。

有一位患者术后出现了有趣的现象，本来术后情况良好，并在术后3 d出院。但在回家1周后，出现剧烈头痛，检查发现在吻合处下方出现一个巨大的血肿。经脑血管造影证实为一个假性动脉瘤。立即进行手术探查，发现假性动脉瘤位于术中大脑中动脉远端曾被血管夹夹闭的地方。处理血肿的方法是将损伤血管切除并进行端-端吻合重建，患者情况良好。

伤口裂开也偶有发生，患者多患有糖尿病或伴有严重的动脉粥样硬化。12例接受了伤口修复，其中8例去除了骨瓣。没有出现伤口长期不愈合的并发症。在所有患者中只有5例在旁路附近并发局部缺血。5例当中，其中3例为伴有进行性烟雾病的年轻女性，缺血部位呈多血管分布，而不是局限于颅外-颅内搭桥术附近。

◆ 备选方案与特殊情况

在少数病例中，颞浅动脉不适合进行搭桥手术。如：可能由于有先天性的问题、有动脉粥样硬化性疾病或是以前做过手术等。针对这些患者，有以下几种备选方案。枕动脉可作为供体动脉，但是，相对来说，将枕动脉从周围软组织中游离出来比游离颞浅动脉要困难得多。如果颞浅动脉近端仍然能用，可以选择一小段静脉移植物吻合，或对侧的STA。在手术开始的时候，就把移植物取好。有一

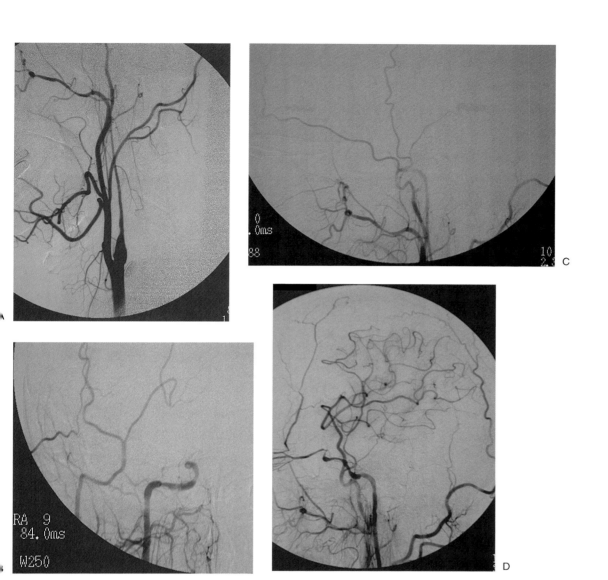

图5-10 患者为年轻女性，反复发作性短暂性脑部缺血性事件。颈段颈动脉造影显示一个平滑的、逐渐变细的颈内动脉（A），颅内颈内动脉的供血很差，只到眼动脉水平（B，C）。吻合后，大脑中动脉供血区充盈良好。

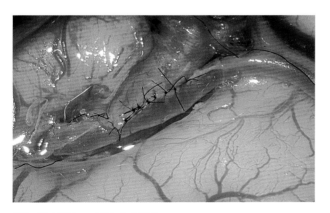

图5-10（续） （E）术中照片。

个病例值得关注，患者经脑血管造影发现颞浅动脉逆行性充盈，颈总动脉闭塞。用正常的方式游离颞浅动脉，将颞浅动脉近端与大脑中动脉进行吻合，允许血流逆流至颞浅动脉到达吻合口。在这些罕见的案例中，术中进行了血管造影，确认吻合是否通畅。曾遇到过更罕见的案例，患者颞浅动脉或大脑中动脉伴大量钙化或动脉粥样硬化，需要进行动脉内膜切除术后再进行搭桥术（图5-11）。

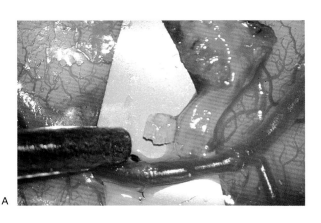 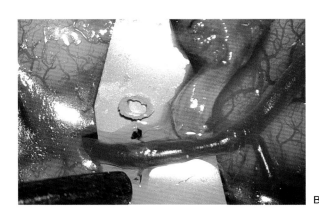

图5-11 （A） 一个少见的病例，颞浅动脉(STA)有明显钙化，不得不行远端STA的内膜切除手术，以完成血管的吻合。（B） 在蓝色背景材料（皮片）上，钙化环从STA远端被取出。

◆ 术后管理

术后处理类似于其他开颅术，根据基础疾病状况对术后血压限制相对宽松。对于成年患者，手术当天阿司匹林的首剂量为325mg/d，持续量根据个人情况而定。如果患者不能耐受这个剂量，则换成81mg/d。一般不给患者使用氯吡格雷（波立维，百时美施贵宝公司）或肝素，除非出现非用不可的情况，例如心瓣膜病或者心房颤动。患者晚上将会在神经外科重症监护病房内观察，第二天即可转回普通病房。术后10~14 d进行伤口拆线。

◆ 结语

STA-MCA搭桥术是EC-IC搭桥中最常实施的手术。进入手术室前，基本的显微外科技术需要在实验室进行训练。因为吻合的血管非常细小，需要不断地练习，提高或保持手术技巧。特别是手术步骤应该规范化，从而提高手术旁路的成功率，减少并发症的发生率。微血管外科医生需要掌握系统的、可重复的外科技术，使更多的患者受益。

参考文献

［1］ Yasargil MG, Yonekawa Y. Results of microsurgical extra-intracranial arterial bypass in the treatment of cerebral ischemia. Neurosurgery 1977;1(1):22–24

［2］ Sundt TM Jr, Whisnant JP, Fode NC, et al. Results, complications, and follow-up of 415 bypass operations for occlusive disease of the carotid system. Mayo Clin Proc 1985;60(4):230–240

［3］ Gratzl O, Schmiedek P, Spetzler R, et al. Clinical experience with extra-intracranial arterial anastomosis in 65 cases. J Neurosurg 1976;44(3):313–324

［4］ Chater N. Neurosurgical extracranial-intracranial bypass for stroke: with 400 cases. Neurol Res 1983;5(2):1–9

［5］ The EC/IC Bypass Study Group. Failure of extracranial-intracranial arterial bypass to reduce the risk of ischemic stroke: results of an international randomized trial. N Engl J Med 1985;313(19):1191–1200

［6］ EC/IC Bypass Study Group. The International Cooperative Study of Extracranial/Intracranial Arterial Anastomosis (EC/IC Bypass Study): methodology and entry characteristics. Stroke 1985;16(3):397-406

［7］ Ausman JI, Diaz FG. Critique of the extracranial-intracranial bypass study. Surg Neurol 1986;26(3):218-221

［8］ Awad IA, Spetzler RF. Extracranial-intracranial bypass surgery: a critical analysis in light of the International Cooperative Study. Neurosurgery 1986;19(4):655-664

［9］ Day AL, Rhoton AL Jr, Little JR. The extracranial-intracranial bypass study. Surg Neurol 1986;26(3):222-226

［10］ Amin-Hanjani S, Butler WE, Ogilvy CS, et al. Extracranial-intracranial bypass in the treatment of occlusive cerebrovascular disease and intracranial aneurysms in the United States between 1992 and 2001: a population-based study. J Neurosurg 2005;103(5):794-804

［11］ Nussbaum ES, Erickson DL. Extracranial-intracranial bypass for ischemic cerebrovascular disease refractory to maximal medical therapy. Neurosurgery 2000;46(1):37-42

［12］ Nussbaum ES, Janjua TM, Defillo A, et al. Emergency extracranial-intracranial bypass surgery for acute ischemic stroke. J Neurosurg 2010;112(3):666-673

第6章

桡动脉和隐静脉移植的高流量脑血管重建术

Christopher S. Eddleman, Gregory A. Dumanian, Bernard R. Bendok, H. Hunt Batjer

脑血管重建，在治疗复杂性颅内血管疾病的过程中，利用其他部位供血，通过原位吻合或移植物吻合的方法，达到补充脑血流、维持适当的脑灌注的目的[1-3]。另外，一些具有挑战的血管疾病需要长时间阻断供血动脉或牺牲主干血管，这都需要预防性增加侧支循环的血流量。脑血管重建有很多可选的方法，具体包括原位血管吻合和利用血管移植物吻合。常见的血管移植物包括：颞浅动脉（STA）、枕动脉、桡动脉、隐静脉等[1]。仔细的患者选择被证实是成功的血管重建策略的最重要的预测。脑血管的标准包括：哪些患者需要增加血流、血流增加需要的量（高流量和低流量）以及具体的部位。低流量的血管重建最常见，典型的利用STA或枕动脉。但是如果一些手术需要牺牲大的主干血管（如颈内动脉或椎动脉），可能需要适当的血管重建以提供更多的脑血流量，尤其是在主干血管闭塞后通过球囊闭塞试验（BTO）证实有很少的侧枝血管储备的患者[4]。对于这些患者，就典型的需要高流量的血管重建，桡动脉或者隐静脉可以是合适的选择来提供足够脑灌注，用插入移植或不用插入移植。

◆ 高流量血管搭桥术的适应证

随着介入技术治疗血管病变的广泛应用，需要手术治疗的血管病类型也日趋复杂。尽管多数的血管病变在治疗时不需要牺牲主干血管，但是许多病变在通过夹闭的方法重塑时，需要延长临时阻断时间。如在大脑中动脉（MCA）二分叉或三分叉部位的大型或巨大型的动脉瘤，可能有分支起源于基底或终止于瘤颈。另外对于以血管内治疗失败的复杂性血管病变，当需要再次治疗的时候，也可能需要更复杂的血管重建和(或)栓塞材料的取出，这也可能需要更长的阻断时间和可能的脑血管重建。

对于复杂血管病变的患者，最初需要由神经外科医生和神经放射医生组成的多学科小组共同评估。如果确定需要延长血管暂时阻断时间或者闭塞主干血管，则需要进行球囊闭塞试验（BTO）（表

表6-1 由球囊闭塞试验结果决定的搭桥手术指征

搭桥指征	BTO和SPECT结果*
牺牲主干血管，不搭桥	球囊闭塞后没有临床症状缺失，SPECT结果无异常
低流量搭桥	球囊闭塞试验并行低血压激发试验后，患者不能耐受，有或无脑电图的变化，SPECT无异常
高流量搭桥	对所有试验均不耐受，SPECT异常

*注释：BTO：球囊闭塞试验；SPECT：单光子发射计算机断层扫描

6-1）。先进行诊断性血管造影，将球囊放置在损伤部位的近端（在颅外或颅内）暂时阻断，根据造影中软膜血管和Willis环的代偿能力以及静脉充盈情况评估血管储备能力。尽管血管造影对病变的侧支循环的评估很有用，但它也不能作为患者脑血流需要量的临床评价标准。如果要确定关于血流量储备需求的临床上的显著变化，在行BTO试验并取出球囊后，可以做的检查项目包括临床检查、脑电图、低血压激发试验后以SPECT影像等。临床检查在球囊开始充盈时进行，每5 min重复一次，如果患者耐受所有的检测，医生就没有必要对其进行搭桥术，手术闭塞主干血管的风险很小。如果患者可以耐受球囊闭塞试验的临床检查，但对低血压激发试验不能耐受，或者SPECT显示两侧脑血流的不对称，则我们认为患者可以从低流量的血管重建手术获益。然而，如果球囊闭塞试验期间，患者血压正常时（收缩压120~140mmHg）球囊闭塞试验出现神经功能缺损，需要行桡动脉或者隐静脉移植的高流量搭桥术[4]。

◆ 围术期需要考虑的问题

接受血管重建的患者经常要在术前或者术后立即服用阿司匹林。在高胆固醇血症患者在术前、术后可同时服用他汀类药物，以提高移植血管的长期通畅率[1, 3, 5]。所有患者在术前1 h服用抗生素。神经手术麻醉团队对手术的各个阶段都会起到重要作用。术中在保持充足脑血液灌流量的同时应保持脑组织的适度自然松弛以尽量减少术中过度牵拉脑组织。术后，控制患者从麻醉状态恢复时间，确保能够完成一个完整的神经病学测试，以评估移植血管的通畅程度。术中还需进行包括脑电图（EEG）和躯体感觉诱发电位（SSEPS）等各种神经生理监测，其他神经检测如脑干诱发电位或颅神经监测则需要根据手术部位颅神经操作情况确定是否进行。此外，术中移植血管通畅情况可用荧光血管造影或多普勒超声以及术中血管造影等手段进行监测。

根据病灶部位及搭桥部位来确定患者体位，对于脑前循环患者，取仰卧位，头偏向病灶对侧，移植血管常从对侧获取；对于脑后循环患者，取侧卧位，选择侧卧受压臂的桡动脉为移植血管。吻合部位的选择取决于病灶部位。预期重建血流的范围，供体和受体血管的状态。M1和P1段穿血管较多，耐受性较差，如果病灶发生在这些部位，则需要进行预防性搭桥。

◆ 搭桥移植血管的选择

对于高流量搭桥手术，选择的移植血管可以是桡动脉和隐静脉，两者在多数患者中都是可以很容易获得的。每个类型的移植物都有不同的优缺点和不同生物学特性。不仅在选择时，而且考虑其长期通畅性方面，都必须都要考虑到（各自不同的优缺点和生物学特性）。以下对各种移植血管进行讨论。

桡动脉血流速度范围是40~150ml/min，管径范围是2.5~3.5mm[1, 3]。其优点是管腔生理结构适于动脉血流，且内径均匀，无瓣膜和曲张，血液的流动为平稳的层流，它被认为可以降低在临时阻断或低血流状态下发生的血栓的发生率。除此之外，与静脉移植物相比，桡动脉管径与大脑中动脉M2段、大脑后

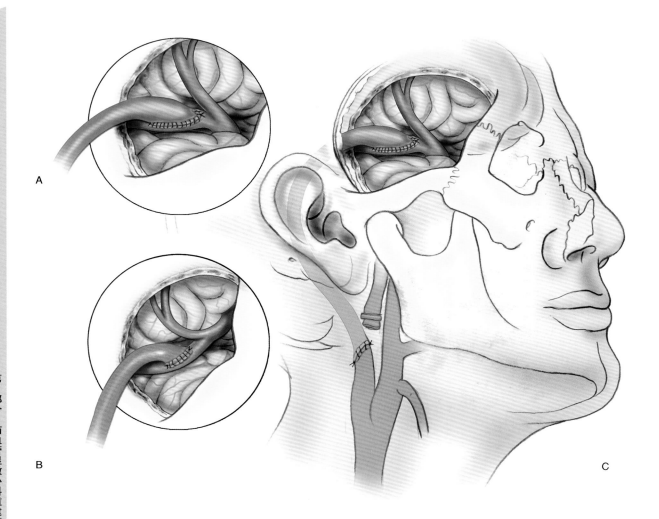

图6-1 远端吻合（A.隐静脉，B.桡动脉）和近端吻合（C）示意图

动脉P2段更为接近。不管是开放手术还是血管内介入技术，桡动脉走行较为固定，容易直接获取。桡动脉的主要缺点是在摘除后容易发生血管痉挛，但可以采取一定措施减轻痉挛，如植入前扩张血管或保存在钙离子通道阻断剂溶液中。有报道称，桡动脉在切除时会丧失血管滋养管的滋养作用，进而影响自身的长期通畅率，但在获取桡动脉时，如果保留周围的静脉丛也有一些技术上的不利因素，如对迂曲和扭结的抵抗等。但可以进行伴行静脉与颈静脉吻合术，使桡动脉周围组织血管重建，在桡动脉及其周围组织外形成一个微小游离瓣[6]。这项技术可以有效减少术后血管痉挛的发生并提高它的活力。

隐静脉血流速度70~220ml/min，平均管径不超过5mm[1, 5]。优点包括容易获取、可获取长度较长、无动脉粥样硬化改变、管径较大；缺点是：管径不匹配，容易导致腔内的涡流，并容易导致血栓；静脉瓣；由于周围组织和血管壁较厚，在受体血管处可能会出现扭结；使血流方向与大隐静脉引流方向一致是保障和维持大隐静脉功能和持久性的关键。

上述两类血管均需要不同的吻合术（图6-1），获取过程中需要不同的切口，这就增加了并发症发生的可能性。桡动脉和隐静脉的长期通畅率没有直接比较，但有报道显示，术后5年通畅率桡动脉是90%，隐静脉是80%。冠状动脉搭桥的报道普遍认为桡动脉比隐静脉有更高的远期通畅率[1, 5, 7]。

◆ 桡动脉移植

获取桡动脉前，必须通过体检确定患者手部有充足血供。首先进行Allen试验，压住腕部桡动脉，必须观察到手部血液逆向充盈；其次，压住尺动脉，保证桡动脉通畅，掌部血管床充盈。这样做的目的是确定先前桡动脉穿刺并未对其造成损伤。如果还不确定，需在无创血管实验室测定两根血管的血流。必须牢记，桡动脉是维持手部血供的主导血管，而且随年龄增加，桡动脉的主导地位也会增强[8]。

如果双臂物理检查结果相近，显示双侧桡动脉都可以采用，一般会选择患者非优势手臂获取桡动脉。须由神经外科医生明确需行搭桥移植术后，方可分离获取桡动脉。获取桡动脉手术切口位于肱桡肌和桡侧腕屈肌之间，使用止血带可以有利于保留横越的皮下小静脉，但会增加脑血管重建之后侧支出血的可能性。获取桡动脉时容易损伤走行腕部附近的前臂外侧皮神经[9]。桡动脉及伴行静脉、周围脂肪组织作为一个整体获取（图6-2）。从组织发出的侧支血管夹住、结扎、剪断，使用金属血管夹辅助结扎，可以确保止血彻底。分离过程自远端的掌皮夹，至在肘部附近近端的桡返支。手术过程尽量保证可看到尺动脉和骨间前动脉的起始部位，这样能在取得桡动脉后，对确定前臂和手的供血正常有帮助。

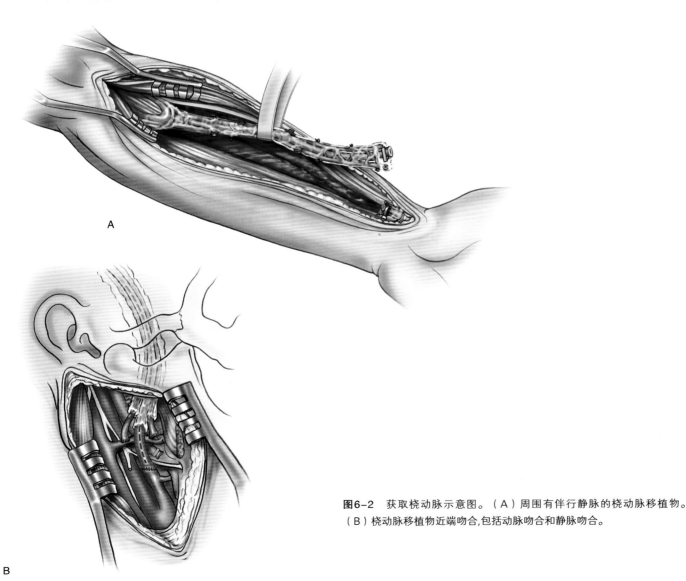

图6-2　获取桡动脉示意图。（A）周围有伴行静脉的桡动脉移植物。（B）桡动脉移植物近端吻合,包括动脉吻合和静脉吻合。

整个桡动脉/伴行静脉系统被游离切下后，从腕部将动静脉切断，用小动脉夹小心夹闭动脉末端。对末端封闭的血管进行灌注有助于解除分离过程中的血管痉挛。局部罂粟碱处理也可解除痉挛。当观察到血管扩张后，在近端动脉瘤夹和结扎线间切断动静脉。桡动脉用肝素生理盐水（100U/ml）冲洗并放置在肝素化海绵上[10]。用小号钝性注射器针头抽取肝素化生理盐水冲洗血管腔，然后闭塞血管一端，缓慢注入肝素化生理盐水使血管膨胀，检查血管分支是否闭塞。通常用蓝墨水标记血管全长，以防血管在皮下隧道内发生扭转。全层缝合切口，留置引流，使用绷带后，必须评估受部毛细血管再充盈，以确认从尺动脉来的足够的灌注。镜下血管两端各除去10mm血管外膜，如果管径小于3.5~4mm，则血管头端切成斜面，并做成鱼口状。然后将血管保存在含钙离子通道阻断剂和肝素的溶液里[10]。

颅内和颈部的分离都同时进行，以使搭桥手术高效的进行，避免手术延迟时间和阻断时间的不必要的延长。然后，我们更喜欢做移植物的隧道。如果是前循环的吻合，用大的Betcher钳（细长的止血钳，头端窄而圆）分离隧道，隧道一直通到颧弓上方，至颅内切口内。如果是后循环的吻合，通道常朝向外侧切口的方向分离。通道的孔径必须合适，不能压迫移植物，也不能在移植物植入时产生阻力。为确保管径足够大，可以用双手小指分别从通道两端插入，如果能够相碰，则认为孔径大小足够。然后将一个引流管放入通道内以备后用。

我们习惯于先进行硬膜下的血管吻合，先在受体血管的血管壁上，做至少3~4mm的切口，以便能与桡动脉匹配。先在吻合口的两个边缘端行锚式缝合（定点缝合)(图6-3A)。我们常用10-0缝线，对受体血管比较理想。先缝合吻合口的对侧壁(图6-3B)。连续和间断缝合都可以。缝合完对侧壁（后壁）后，检查是否误缝另外一侧的动脉壁边缘(图6-3C)，

然后缝外侧壁（另外一侧，即同侧)(图6-3D)。在最后几针缝合前，用肝素盐水冲洗移植物，使其再膨胀。冲洗吻合口时，将动脉夹夹住桡动脉移植物，以防止渗漏物质和血液成分被冲入血管移植物里(图6-3E)。然后取下临时夹。再次冲洗移植物，使其充盈，充满肝素盐水。再将一个临时夹，在离近端的头端10mm处夹闭。

患者全身使用抗凝以防止在近端吻合时发生移植物内的血栓和凝血。而后将桡动脉小心穿过皮下通道，放置在进行近端吻合的部位。用蓝色墨水标记可判断血管在隧道内是否发生扭转。在我们中心近端吻合最多的有颈内动脉、颈外动脉、颈总动脉或者椎动脉作为近端吻合血管，近端血管上做6~8mm切口。如果选择颈动脉系统，通常将吻合点设在甲状腺上动脉远端的颈外动脉（图6-3F）。通常将颈外动脉切成斜面，与吻合血管做"端端"连接，缝线选择6-0缝线。在处理后循环时，通常进行"端侧"缝合，选用10-0缝线，吻合点位于椎动脉上小脑后下动脉起点远端。

有些情况下，由于远端吻合口位置较深，移植物的长度可能不够，在这些病例中，我们倾向于插入一段移植物解决这个问题。插入的移植物可以是前面讨论的任意一种血管，颞浅动脉较为常见。获取颞浅动脉并用10-0缝线将其与桡动脉移植物进行"端端"吻合，用肝素化生理盐水冲洗并充盈移植物，取血管夹在近端10mm处夹闭血管，然后行正常吻合术处理移植物近端。

搭桥移植物远端血管夹取下之前，需进一步对血管伴行静脉及周围脂肪组织、筋膜进行处理（图6-2A）。静脉吻合可以选择任意邻近的颈部静脉血管（图6-2B），常用10-0缝线对静脉做"端侧"吻合，也可以采用吻合器。静脉吻合完成之后，取下近端动脉夹，血液进入移植血管内，同时排出移植血管中的空气。仔细检查移植物包括对缝合处的评估是否发生扭转和缝合完全，松开远端血管夹，用

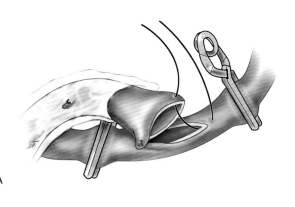

A

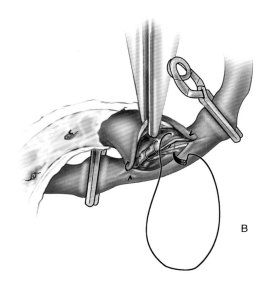

B

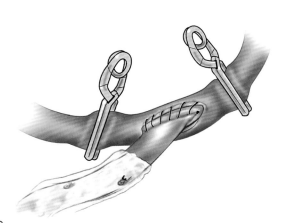

C

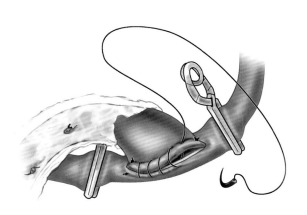

D

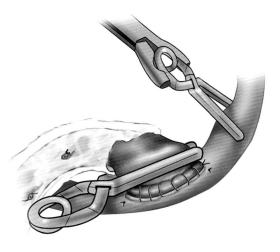

E

图6-3　在硬膜下的远端和近端的吻合的基本原则。（A） 先在每个边缘行锚式缝合（定点缝合）；（B）先缝合对侧壁，因能更容易直接显示供体和受体血管。(C) 在缝合对侧壁后，翻转移植物，确保缝合线是否有缝隙，或是否卷入不必要的组织。（D） 然后缝合同侧的血管壁。（E）在完成缝合后，在吻合口处放置一个动脉夹，保证在去除（受体血管上的）临时夹后血液不流进供体移植物。

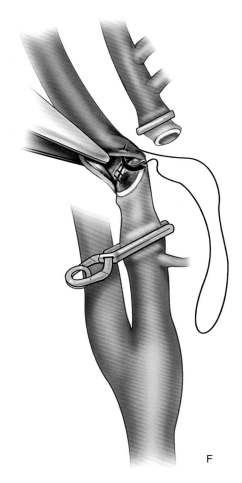

图6-3（续） （F）颈外动脉吻合位点示意图，可见其位于甲状腺上动脉起点远端。

多普勒技术检测血管的搏动功能和远端血流情况。

桡动脉旁路移植术实例

54岁，男性，右利手，主诉左侧渐进性头痛伴间歇性失语。头部CT血管成像（CTA）显示有一个部分被造影剂填充的巨大占位性病变。磁共振成像（MRI）和脑血管造影显示左侧大脑中动脉动脉瘤，已有部分血栓形成（图6-4）。进行球囊闭塞试验显示患者侧支循环血流量不足，SPECT扫描不对称。诊断后决定对其进行桡动脉搭桥。经改良翼点入路手术，桡动脉吻合至大脑中动脉M2段远端，静脉吻合至面静脉对移植动脉进行滋养（图6-5）。

隐静脉移植

和桡动脉一样，成年人腿部隐静脉可以用超声定位，通常从需要血管重建手术部位的对侧获取。隐静脉正常情况下，于脚踝处，在前内侧向胫骨走行，上行后，逐渐向后方走行，到膝关节处，最后继续向后走行到达股部，向后到达内收肌结节。近端沿股动脉的外侧表面走行。隐静脉在小腿上部、大腿下部管径形状大体一致。通常从靠近踝部的远端容易辨认，常在此开始游离。隐静脉切下后，分支结扎并切断。因为大腿的血液回流主要依赖股静脉，所以分离隐静脉不要超过内收肌结节。隐静脉有静脉瓣，一般在移植物远端用缝线标记方向。将取下的隐静脉置于肝素化生理盐水中。去除血管外膜时由于此组织很厚，去除工作比较繁杂，但一定要仔细去除，鉴于缝线会被包埋在周围的组织中，所以去除外膜很重要。通过经移植物内冲洗盐水，来确认静脉的方向，并评估它流动的通畅性。根据用蓝墨水画线确认在将移植物穿过皮下隧道时是否发生迂曲。将隐静脉移植物放在盐水里备用。

开颅和颈部分离血管同时进行，以便缩短不必要的血管阻断时间，使吻合搭桥术更加高效。我们倾向于为移植物做皮下隧道。前循环吻合，通常用一个大号Betcher钳沿颧弓浅层分离出通往颅内切口的通道；后循环吻合，分离通道常朝向外侧切口的方向。通道的孔径必须合适，不能压迫移植物，也不能在移植物植入时产生阻力。为确保隧道管径足够大，可以用双手小指分别从通道两端插入，如果能够相碰，则认为孔径大小足够。然后将一个引流管放入通道内以备后用。

受区血管切口要比桡动脉移植时略大，至少为4~5mm（图6-3），以方便与隐静脉移植物吻合，最开始在吻合口处做锚式缝合（定点缝合）(图6-3A)。我们喜欢用连续的10-0 Prolene线缝合，因为移植物

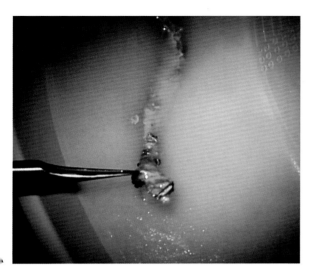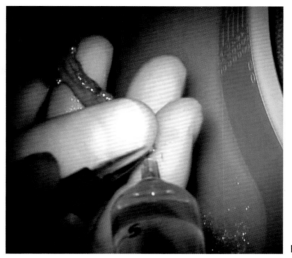

图6-4　桡动脉旁路移植。（A）桡动脉移植物，小的动脉夹夹闭其侧支，注意动脉周围的软组织和并行的静脉。（B）在移植前肝素化生理盐水扩张移植物。

的外膜较厚，而且如果用其他缝线容易把周围组织带进缝合区。Proline线穿过组织容易，在针线穿过血管时损伤小，而且对血管移植物损伤最小。首先缝合吻合口对侧（图6-3B）。隐静脉移植时，移植物血管周围组织比受区血管周围组织多，因此移植物缝线间的距离比受区血管缝线间距离大，导致了在移植物的一边形成了"波形"吻合口。这样可以保证吻合尺寸的匹配。缝合如果出现缺口，将导致吻合的漏洞。内侧壁缝合完成后检查确定没有将对侧误缝(图 6-3C)。鉴于隐静脉体积较大，因此可以把隐静脉左右移动，这样可以看清楚吻合口的两个边缘。然后缝合同侧(图 6-3D)，在完成最后的缝合前，用生理盐水再次冲洗移植物，使其膨胀。动脉夹夹在隐静脉移植物上，冲洗吻合口，防止泄漏物和血液物质被冲进移植物(图6-3E)。取走临时夹，再次冲洗移植物，膨胀，以肝素盐水充盈，临时夹在距离近端头端的10mm处。

隐静脉移植时，在进行近端血管吻合过程中，需要对患者做全身抗凝处理，以防止移植血管内血栓形成和凝血。然后将移植物顺行放置在吻合位置旁边，给轻度的张力，因为当血流恢复后，移植物

的血管会扩张，有时会很明显，可以防止远端发生扭转。在我们中心用得最多的是颈内动脉、颈外动脉、颈总动脉或者椎动脉作为近端吻合血管，动脉血管上做6~8mm切口。与桡动脉移植类似。如果选择颈动脉系统，吻合点通常位于甲状腺上动脉远端的颈外动脉（图6-3F）。通常将颈外动脉切成斜面缝合，选择6-0 Prolene连续缝合。与吻合血管做"端端"连接。在处理后循环时，选用10-0缝线，与受体血管通常进行"端侧"缝合，吻合点位于椎动脉上小脑后下动脉起点远端。

有些情况下，由于远端吻合口位置较深，移植物的长度可能不够，通常用插入移植物解决这个问题，插入的移植物可以是前面讨论的任意一种血管，常用颞浅动脉。获取颞浅动脉并用10-0缝线连续缝合，将其与隐静脉移植物进行"端端"吻合，再次用肝素化生理盐水冲洗并充盈移植物，血管夹在近端10mm处夹闭血管，然后用与前相似的方法行吻合术处理移近端吻合口。

在释放近端血管夹之前必须用注射器注水仔细排除移植物内空气，然后仔细检查移植物是否发生扭转，缝合是否完全。释放血管夹前可以用多普勒

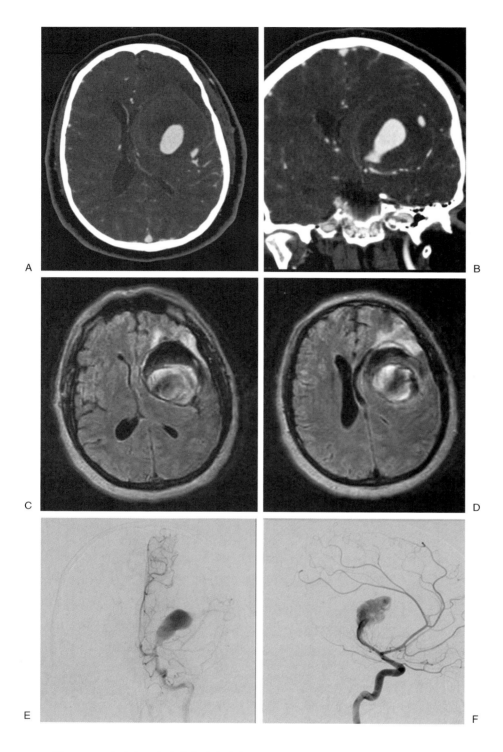

图6-5　54岁患者，左大脑中动脉动脉瘤，术前CT血管成像。轴位（A）和冠状面（B）显示不完全血栓化的大脑中动脉动脉瘤，伴有中线移位。磁共振成像水平面flair序列（C、D）显示动脉瘤血栓及周围脑组织水肿。数字减影血管造影正位（E）和侧位（F）显示动脉瘤充盈状况。

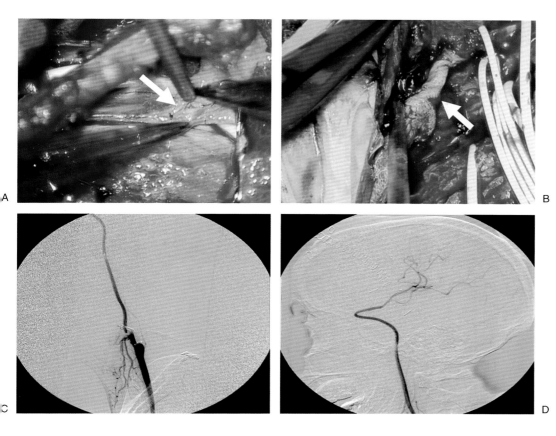

图6-6 桡动脉搭桥术中术后图像。（A）左侧大脑中动脉血管切口（箭头所指）及定点缝合固定好的桡动脉移植物。（B）桡动脉移植物及伴行静脉（箭头所指）和周围结缔组织。（C）术后数字减影血管造影正位和（D）侧位图显示桡动脉通畅，动脉瘤中无血液充盈。

技术检测血管的搏动功能和远端血流情况。

◆ 隐静脉旁路移植术实例

　　35岁男性，右利手，患有严重血管疾病，包括颈部动脉瘤和已经手术夹闭的右侧眼动脉瘤。现主诉右眼渐进性失明，脑血管造影显示眼动脉瘤复发（图6-6）。患者不耐受球囊闭塞试验，需要进行高流量搭桥手术。患者系统性疾病决定对其行隐静脉旁路移植术。术后动脉瘤得以孤立（图6-7、图6-8）。

◆ 术中搭桥通畅性评估

　　术中移植血管通畅性和功能评估能够防止由于血管狭窄或闭塞导致的并发症。虽然术中血管造影是进行评估的金标准，但对患者来说存在一定危险性，而且手术费用较高。在我们中心，我们通常可选择对患者无害的ICG造影对移植物的通畅性及其他多项指标进行快速评估，也能够明确血流方向。形成狭窄或闭塞最多的部位是移植血管的远端，原因是由于近端吻合时临时闭塞血管的时间较长。此时，需重新打开吻合口用肝素化生理盐水冲洗，扩张移植物，如果成功，可夹闭移植血管，使之充满生理盐水，再继续进行吻合；如果血栓或狭窄仍然存在，取Fogarty气囊插入移植物中后充气，小心拖出气囊，将残余血凝块除清。吻合术完成后，再次检查移植物是否有狭窄或堵塞。还有很多方法可以评

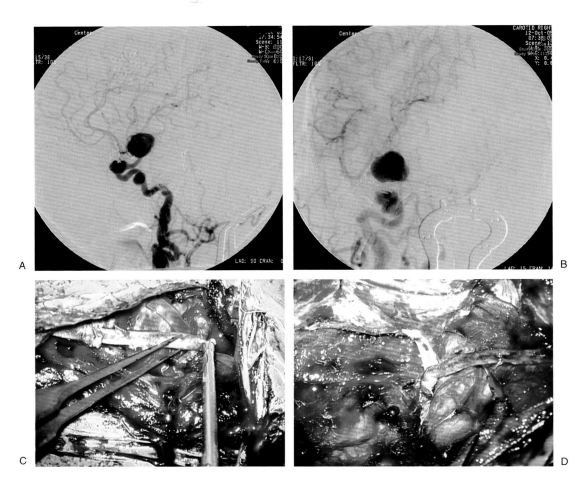

图6-7 35岁男性，右侧眼动脉动脉瘤复发术前图像。（A）术前数字减影血管造影侧位和（B）正位显示复发的眼动脉瘤。（C）术中照片显示：隐静脉移植血管附属有厚的组织，和受体血管大小匹配，移植的血管被轻度拉紧，因为静脉在建立血流后可以扩张，并容易导致扭结。（D）隐静脉移植物的最终位置。

估移植物的通畅性，但术中ICG造影简单有效。

◆ 并发症

　　相对低流量来说，高流量脑血管搭桥更容易出现并发症。桡动脉移植物可能在移植后发生血管痉挛或者内膜增生，最终导致血管堵塞，隐静脉移植物同样也可以发生动脉粥样硬化改变，导致血管闭塞。因为血管阻断导致的颅内血流动力学改变，血栓是搭桥术后最常见并发症。术前抗血小板药物及术中抗凝可有效控制血栓的发生。缺乏代偿的情况下，长时间阻断血流会导致术中检测无法发现的血管供血区域脑梗死。因此对于这些患者减少闭塞时间或在一开始就行血流重建对防止这种情况尤其重要。如果组织长时间缺血，血管重建后会发生再灌注性出血，尽管发生可能性很小，而且可以在激发的成像研究中预测到，一些梗死的组织在再灌注后，对出血很敏感。其他并发症主要发生在血管获取部位，如感染、手部缺血、血肿，发生率都很低，但常常因只关注血管重建过程中的脑部表现而被忽视。

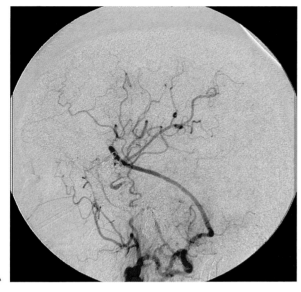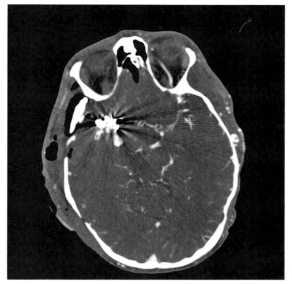

图6-8 （A）DSA侧位片证实：隐静脉通畅，眼动脉瘤中无充盈。（B）CT血管造影（轴位片）证实：颅骨切开处：隐静脉移植血管充盈。

◆ 术后注意事项

患者需根据情况服用阿司匹林，术后24~48h进行预防量肝素治疗。术后患者留重症监护室观察至少48h，严格监控患者血压，（收缩压控制在120~140mmHg）术后前24h内每小时用床旁多普勒超声监测移植物通畅性，24h后每天监测两次。48h内CT血管造影评估血管通畅性。术后任何时间认为移植物通畅性存在问题，立即行血管造影。术后3、6、12个月进行随访造影。

◆ 其他搭桥方法

也有其他高流量搭桥方法。如果受区血管位置较深，搭桥血管长度往往不够，就需要插入桡动脉或隐静脉与颞浅动脉相结合的移植物辅助完成深部搭桥术。此外，有些患者不能耐受任何时长的暂时闭合（即使是为重建血运性能的过程），可对其进行准分子激光非闭合吻合术（ELANA）[11]，这个方法实现了使用隐静脉进行高流量搭桥而不需要暂时闭塞，此法应用越来越广泛，但还需要大量专门技术。

◆ 结语

对于需要术中长时间临时阻断血管、缺乏侧支代偿或需要牺牲供血动脉的复杂脑血管疾病的治疗，脑血管重建是非常必要的手段。高流量脑血管重建可以选择桡动脉或隐静脉进行移植。手术的成功取决于细心的外科技术、周密的计划、围术期的监护、在脑血管重建操作过程中潜在危险及并发症所必须掌握的知识等。

参考文献

[1] Surdell DL, Hage ZA, Eddleman CS, et al. Revascularization for complex intracranial aneurysms. Neurosurg Focus 2008;24(2):E21

[2] Patel HC, Kirkpatrick PJ. High flow extracranial to intracranial vascular bypass procedure for giant aneurysms:

indications, surgical technique, complications and outcome. Adv Tech Stand Neurosurg 2009;34:61–83

[3] Kocaeli H, Andaluz N, Choutka O, et al. Use of radial artery grafts in extracranial–intracranial revascularization procedures. Neurosurg Focus 2008;24(2):E5

[4] Parkinson RJ, Bendok BR, O'Shaughnessy BA, et al. Temporary and permanent occlusion of cervical and cerebral arteries. Neurosurg Clin North Am 2005;16(2)249–256

[5] Bisson EF, Visioni AJ, Tranmer B, et al. External carotid artery to middle cerebral artery bypass with the saphenous vein graft. Neurosurgery 2008;62 (3. Suppl 1)134–138

[6] Sukkar SM, Daw JA, Chandler J, et al. Gracilis muscle free flap transfers using a radial artery/vennae comitantes composite vascular pedicle. Plast Reconstr Surg 2001;108(1);156–161

[7] Jafar JJ, Russell SM, Woo HH. Treatment of giant intracranial aneurysms with saphenous vein extracranial–to–intracranial bypass grafting: Indications, operative technique, and results in 29 patients. Neurosurgery 2002;51:138–144

[8] Dumanian GA, Segalman K, Buehner JW, et al. Analysis of digital pulse–volume recordings with radial and ulnar artery compression. Plast Reconstr Surg 1998;102(6): 1993–1998

[9] Dumanian GA, Segalman K, Mispireta LA, et al. Radial artery use in bypass grafting does not change digital blood flow hand function. Ann Thorac Surg 1998;65(5):1284–1287

[10] He GW, Yang CQ. Use of verapamil and nitroglycerin solution in preparation of radial artery for coronary grafting. Ann Thorac Surg 1996;61(2):610–614

[11] Streefkerk HJ, Bremmer JP. Tulleken CA. The ELANA technique: high flow revascularization of the brain. Acta Neurochir Suppl (Wien) 2005;94:143–148

第7章

后循环颅外段脑血管重建技术

Maria M. Toledo and Robert F. Spetzler

颅外段椎动脉闭塞性疾病的手术治疗方法复杂、掌握椎动脉的解剖细节是安全手术的基础。随着血管内治疗技术的发展，许多椎动脉颅外病变也可通过该方法治疗。但是该疗法的长期疗效和安全性还有待考察。直接的外科手术治疗既复杂，手术也不是没有风险的。因此，对此类患者须进行术前彻底的评估，并在术前进行抗凝和抗血小板最大化的治疗。

◆ 锁骨下动脉近端及椎动脉起始处狭窄

锁骨下动脉盗血综合征的原因是锁骨下动脉近端狭窄或者闭塞，以及患侧椎动脉血流状态的改变。临床症状表现为椎基底动脉供血不足，极少数表现为上肢缺血。该综合征是导致短暂性缺血发作和急性发作性眩晕的重要原因。多数有血流动力学改变的锁骨下动脉盗血的患者很少或并无症状且可以行保守治疗。近期文献报道也表明锁骨下动脉盗血综合征常无症状，但是它常和椎基底动脉、颈动脉以及上肢缺血等症状有关，其临床表现取决于其他动脉的侧支代偿情况。

椎动脉起始部动脉粥样硬化很常见，但一般不出现症状，除非对侧椎动脉发育不全、闭塞、终止于小脑后下动脉或者后交通动脉缺如等。因为有对侧椎动脉代偿，且颈外动脉、甲状颈干、肋颈干与椎动脉有广泛的侧支吻合，因此椎动脉近端闭塞不太可能导致缺血。许多内科医生认为抗血小板治疗效果好，且风险小。但是当药物治疗无效且症状严重影响生活质量时，必须考虑采取介入治疗或手术治疗。当药物治疗椎基底动脉供不足无效时，球囊血管成形术、颅外椎基底动脉支架，尤其是药物洗脱支架都是有效的可选疗法。然而，早期的经验表明，血管内治疗后，仍有影像学及临床症状复发的顾虑。这还需要长期的随机性研究以判断血管内疗法能否预防卒中和锁骨下动脉和椎动脉起始部支架再狭窄。

锁骨下动脉盗血的手术适应证包括药物治疗过

程中发生的脑或上肢动脉栓塞、静止时上肢缺血和反复发作椎基底动脉供血不足。手术原则是恢复脑循环前向血流。结扎或者血管内夹闭椎动脉起始段是阻止椎动脉血液逆流入锁骨下动脉相对简单的方法。但这些方法都没有达到保留椎动脉中顺行血流的最终手术目的。椎动脉近端夹闭仅适用于手术风险较大的患者。

处理锁骨下动脉盗血有多种手术方法，但常用且有效的两种方法是颈动脉-锁骨下动脉搭桥和椎动脉-颈总动脉移位。颈动脉-锁骨下动脉搭桥技术可行，手术并发症和病死率都相对较低，且症状明显缓解。针对锁骨下动脉盗血和椎动脉起始段狭窄，我们通常会把"端侧"椎动脉-颈总动脉吻合术（椎动脉移位）作为手术首选（下面会对这种方法进行详细介绍）。通过椎动脉内膜切除术除去椎动脉起

始段的斑块，由于手术区域狭小，暴露范围有限，该手术很难操作[1]。

紧贴锁骨上缘内侧1/3段做平行于锁骨的横向切口（图7-1），切口起始于胸锁关节，向外延伸6cm，切开颈阔肌，显露胸锁乳突肌前侧头，在两个缝合结扎线之间切断，这样利于止血和闭合切口时，肌肉断端的闭合（图7-2）。在分离肌肉过程中，尽量避免烧烙止血，因为单极电流会引起肌肉收缩，使缝线滑脱。手术分离向深部、内侧气管方向进行，显露颈根部的颈总动脉和迷走神经（图7-3），进入颈动脉鞘，可见颈内静脉在外侧，颈总动脉在内测（图7-4）。如果进行左侧手术，必须注意识别胸导管[2]。胸导管有许多分支，需用缝线结扎后切断，以避免造成淋巴管囊肿、皮肤瘘、乳糜胸等术后并发症。

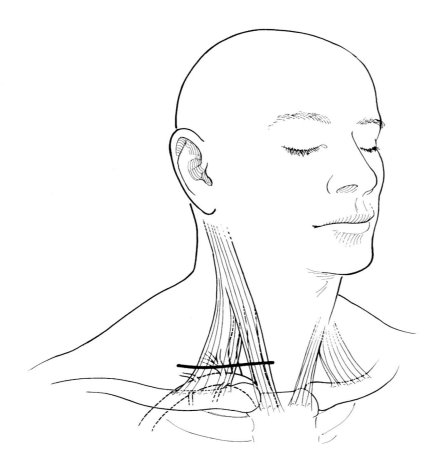

图7-1 锁骨中1/3段上缘1cm处横切口示意图。始于胸锁关节，向外延伸6~8cm（图片源自Spetzler RF, Koos WT. eds. Color Atlas of Microneurosurgery. Vol3. Intra- and Extracranial Revascularization and Intraspinal Pathology. 2nd ed. New York: Thieme; 2000:153. Case 3-12. 经授权后转载）。

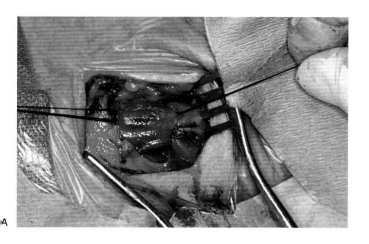

图7-2 术中照片（A）和示意图（B）：在缝线之间暴露结扎并切断胸锁乳突肌前头（图片源自Spetzler RF, Koos WT. eds. Color Atlas of Microneurosurgery. Vol 3. Intra- and Extracranial Revascularization and Intraspinal Pathology. 2nd ed. New York: Thieme; 2000:153. Case 3-12b. 经授权后转载）。

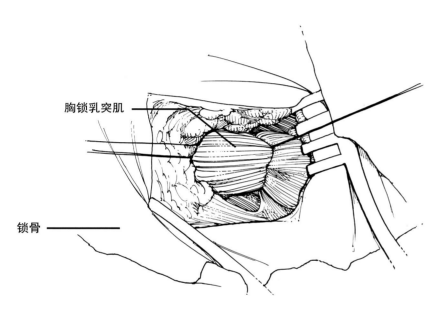

胸锁乳突肌

锁骨

触摸颈动脉结节找到第六颈椎的横突，分别找到前斜角肌和颈长肌在颈动脉结节上的附着点，分离两者之间间隙[1]，两者形成的倒"V"字是椎动脉进入横突孔的标志点。如果暴露了前斜角肌和膈神经，则表明入路太靠外侧[2]。

椎动脉表面常有一条大静脉，小心拨开此静脉则可暴露椎动脉，向近端游离椎动脉至它在锁骨下动脉的起始点。也可以从外侧暴露锁骨下动脉，沿血管游离显露分支（图7-5），椎动脉是锁骨下动脉最近端的分支，从锁骨下动脉后上方分出。手术暴露过程中注意保护喉返神经、颈交感干和臂丛的下束。

颈总动脉和椎动脉暴露之后，给予患者5000U肝素，并逐步滴加巴比妥盐溶液以期达到脑电波爆发抑制。在临时阻断血管期间，使平均动脉压维持在高于正常水平的25%以上。在椎动脉进入横突孔处用临时动脉瘤夹夹闭血管，再在尽可能靠近锁骨下动脉处用两个Weck夹双重夹闭椎动脉，然后在Weck夹上方切断椎动脉，用去肝素化生理盐水冲洗，找到导致血管狭窄的斑块，用外翻法仔细分离并除去斑块[1]。

椎动脉分离完成后，牵拉椎动脉靠近颈总动脉确定长度是否足够进行端侧吻合（图7-6）。如果

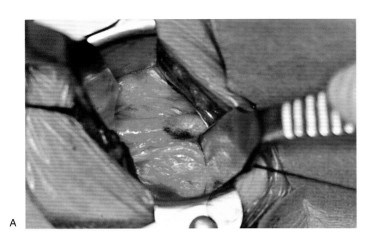

图7-3 术中照片（A）和示意图（B）提示向气管深部和内侧分离显露颈根部的颈总动脉和迷走神经（图片源自Spetzler RF, Koos WT. eds. Color Atlas of Microneurosurgery. Vol3. Intra- and Extracranial Revascularization and Intraspinal Pathology. 2nd ed. New York: Thieme; 2000:154. Case 3-12d. 经授权后转载）。

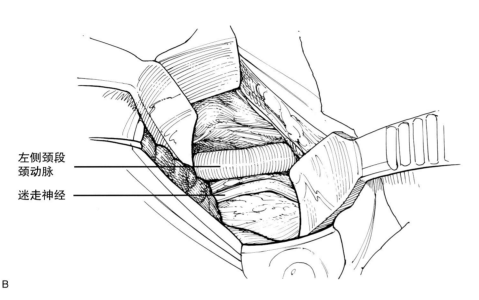

左侧颈段
颈动脉

迷走神经

长度不够，需打开横突孔，使椎动脉有更好的活动性。在椎动脉进入横突孔之前，周围包绕一束静脉，必须小心烧灼并分离静脉至椎动脉可以完全移动。在临时动脉瘤夹间分出一段颈总动脉，向内侧旋转暴露血管的后外侧壁，用主动脉打孔器（4mm或5mm，根据椎动脉的尺寸决定；增量单位为1mm以更好地和移植物尺寸匹配）进行环形血管切开。在行血管吻合术中需将迷走神经小心移至颈总动脉的内侧和上侧。

椎动脉末端做成斜形鱼口样，将椎动脉移入CCA侧壁，用7-0单纤维丝的缝线分别在吻合口的上下缘做缝合。先对吻合处的后壁进行从颈总动脉到椎动脉的缝合。这期间必须时刻观察血管腔内。后壁缝合完成之后，缝线和（位于头端的）锚定的线打结。再对前壁进行从椎动脉至颈总动脉的缝合。这期间注意观察血管外壁。完成缝合之前用肝素盐水冲洗管腔，并使其有回血，顺序如下：首先先放开CCA，再放开椎动脉。观察吻合口的出血情况（图7-7）。吻合的通畅性可以通过吲哚青绿造影（ICG）证实。在颈总动脉可以旋转会原来的正常的位置，移植物发自其后外侧壁（图7-8）。这个位置可使作用在移植物上的张力和角度最小。胸锁乳突

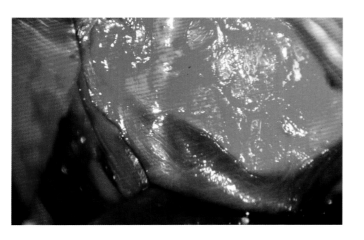

图7-4 术中照片（A）和示意图（B）提示将颈内静脉牵向外侧暴露胸导管的一个分支,暴露左侧颈动脉和锁骨下动脉手术时，必须确认胸导管.胸导管分支必须结扎后切断,以避免术后并发症（淋巴囊肿皮肤瘘或乳糜胸）（图片源自Spetzler RF, Koos WT. eds. Color Atlas of Microneurosurgery. Vol3. Intra– and Extracranial Revascularization and Intraspinal Pathology. 2nd ed. New York: Thieme; 2000:154. Case 3–12e. 经授权后转载）。

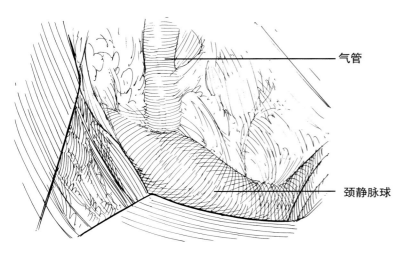

气管

颈静脉球

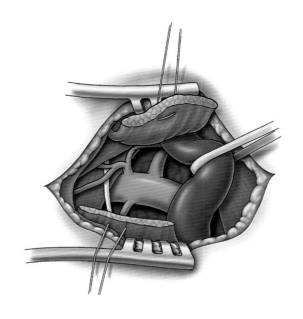

图7-5 显露椎动脉方法之一是暴露锁骨下动脉，沿血管向外侧暴露，其最近端第1个分支，由锁骨下动脉后上方发出，即为椎动脉，更远端上方为甲状颈干及肋颈干，下方为内乳动脉。

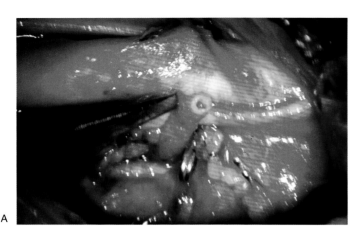

A

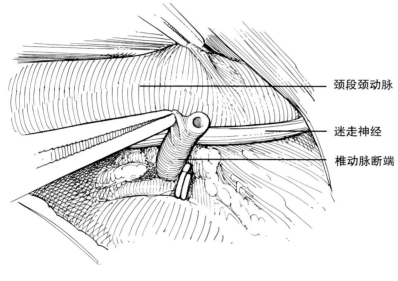

B

图7-6 术中照片（A）和示意图（B）显示椎动脉从需锁骨下动脉发出处切断，移到颈总动脉，评估是否有足够的长度以行端侧吻合，一个临时动脉瘤夹在进C6横图孔处阻断了椎动脉（图片源自Spe ptzler RF, Koos WT. eds. Color Atlas of Microneurosurgery. Vol 3. Intra- and Extracranial Revascularization and Intraspinal Pathology. 2nd ed. New York: Thieme; 2000:155. Case 3-12g. 经授权后转载）。

颈段颈动脉

迷走神经

椎动脉断端

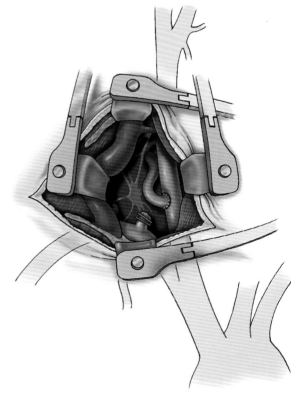

图7-7 显示了椎动脉与颈总动脉行端侧吻合后最后的外观（图片源自Spetzler RF, Hadley MN, Martin NA, et al. Vertebrobasilar insufficiency. Part 1: Microsurgical treatment of extracranial vertebrobasilar disease. J Neurosurg 1987;66:648-661 经授权后转载）。

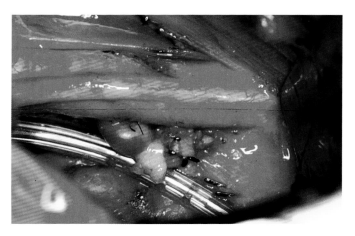

图7-8 术中照片（A）和相应的示意图（B）显示了关闭切口前的手术部位的最后外观。在颈动脉向后旋转到它的正常位置后，移植血管的吻合点在它的后外侧，这个位置可以使张力和角度最小。CCA: 颈总动脉；CNX: 第10颅神经；VA: 椎动脉（图片源自Spetzler RF, Koos WT. eds. Color Atlas of Microneurosurgery. Vol3. Intra- and Extracranial Revascularization and Intraspinal Pathology. 2nd ed. New York: Thieme; 2000:156. Case 3-12k. 经授权后转载）。

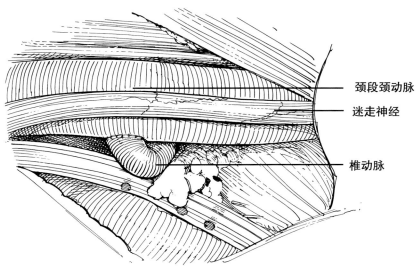

颈段颈动脉

迷走神经

椎动脉

肌锁骨头重新对合在其起源处后闭合切口。

◆ 颈部椎动脉狭窄

椎动脉是锁骨下动脉的第一支也是最大的分支，可以分成四段。第一段从椎动脉起始位置至进入第六颈椎横凸孔的入口，第二段从第六颈椎至第一颈椎的孔内部分，血管经过第一颈椎后弓上表面后在关节突后方成第三段，进入寰枕筋膜后成第四段。第一段可能会被纤维束[2]或者前斜角肌压迫，这些紧绷的纤维束通常是颈长肌的韧带，治疗方法是把椎动脉第一段暴露，小心松解纤维束。可以用术中血管造影或ICG血管造影评估椎动脉血流的恢复情况。

除非两条血管都被压迫，颅外段椎动脉疾病很少引起后循环缺血，强调了血流受限与症状的关系的重要性。因此，在实施任何形式的治疗前，必须确定异常血管造影与临床症状的因果关系。如果症状与动脉粥样斑块引起的栓塞或动脉夹层有关，首选抗凝或抗血小板治疗。椎基底动脉狭窄，供血不足，且侧支循环较差，有临床症状，对药物治疗不佳的高危患者，可考虑置入球囊血管成形支架。但是报道的临床资料仍不足以证明支架血管成形术是颅外椎动脉狭窄或夹层A瘤的首选方法。如果症状是由于椎动脉第一段和第二段内在原发性狭窄导致的低灌流引起，可以采用从颈外动脉至椎动脉远端搭桥方法为远端椎动脉提供血供（枕动脉"端侧"吻合至椎动脉第三段）（图7-9）。

椎基底动脉供血不足有众多原因，椎动脉外部受压相对少见。外部受压造成血流动力学损害通常发生在椎动脉的第二段，被称为位置性椎基底动脉缺血。引起该病的原因可以是横突孔形成骨赘（图7-10）、椎关节钩突肥大、椎间盘疝出、椎间关节半脱位、横突的高度旋转等。治疗方法需根据准确定位和实际病情确定，动态性血管造影对于诊断和手术解压有重要作用。诊断时需要仔细，以免误诊血管阻塞位点或者遗漏其他阻塞位点[3]。对椎基底动脉供血不足的诊断必须排除心源性或者其他也能导致类似症状的疾病。因对侧椎动脉和脑前侧循环可以代偿，单侧间歇性椎动脉闭塞几乎不会造成缺血症状。因此，只有侧支代偿不足时才会发生血流动力性缺血。

一般说来弓箭手综合征是指头部旋转时，造成椎动脉在C1-C2部位的机械性的闭塞或狭窄，而导致的椎基底动脉血液动力学性供血不足。保守治疗方

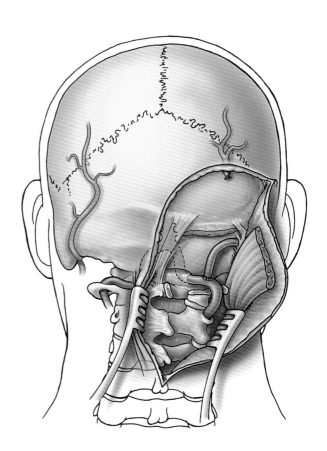

图7-9 枕动脉-椎动脉（第三段）"端侧"吻合示意图（图片源自Spetzler RF, Hadley MN, Martin NA, et al. Vertebrobasilar insufficiency. Part 1: Microsurgical treatment of extracranial vertebrobasilar disease. J Neurosurg 1987;66:648-661 经授权后转载）。

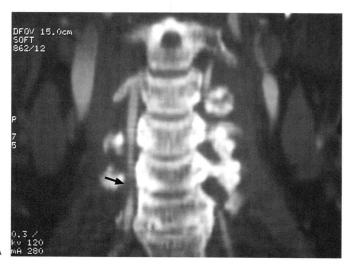

图7-10 （A）磁共振血管成像显示左侧椎动脉完全缺失，右侧椎动脉在第五、第六颈椎处狭窄（箭头处）。

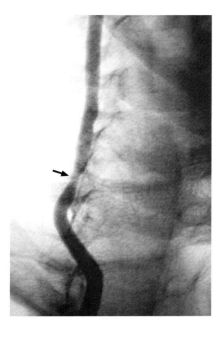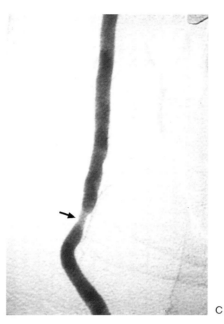

图7-10（续） 未减影（B）和减影（C）的右侧椎动脉血管造影：椎动脉在进入骨性管处狭窄（箭头处）（图片源自Spetzler RF, Koos WT. eds. Color Atlas of Microneurosurgery.

Vol3. Intra- and Extracranial Revascularization and Intraspinal Pathology. 2nd ed. New York: Thieme; 2000:220. Case 4-13 a-c. 经授权后转载）。

法是口头提醒或使用颈托限制头部和颈部的运动，第一颈椎和第二颈椎后融合可以限制寰枕关节的旋转运动。融合术可以有效缓解症状，但也大大限制了头部活动的范围[4]。寰枢椎区受压椎动脉减压术也常被采用，因为术后不限制颈部活动。

寰枢区椎动脉减压有三种途径：寰椎横突孔前方解压，枢椎前方解压，寰椎横突孔后方解压。福克斯（Fox）等[5]介绍了一种前外侧入路的减压方法，使椎动脉在第一颈椎横突孔内游离出来，症状得以缓解，但并发副神经脊髓支麻痹。后侧解压通常是去除寰椎后弓和寰椎横突孔去顶减压，以游离该段椎动脉。这种方法减轻症状而未降低头部的活动性，但是，该术式重新狭窄率达33%，因此在防止缺血性方面并不如第一颈椎和第二颈椎后方融合有效[4]。

治疗关节强硬性疾病造成的椎动脉压迫通常直接除去椎体钩突上的骨刺（图7-11）。患者成仰卧

位，头位于中线，类似于颈前路减压的体位。X线透视可以帮助判断病变的节段。在受压区域，沿胸锁乳突肌前侧缘切开皮肤在椎动脉狭窄平面（1~2节病变做横向切开，多节段病变做纵向切开）（图7-12）。经过在颈部带状肌甲状腺、气管、食管外侧，颈动脉鞘内侧显露脊椎。从病变节段椎体横突前外侧面仔细分离同侧颈长肌，注意保留颈长肌外侧的交感干，当在横突前结节的外侧分离这个肌肉时必须小心，因为颈神经就紧贴其侧方和后方。

在高倍手术显微镜下打开狭窄位置以上下节段椎体横突孔，同时电凝清理包埋椎动脉的静脉丛和纤维索带。即使进行充分的骨性减压，如果纤维索带未完全除去，狭窄仍然可以存在。向外侧移动椎动脉以暴露钩椎关节的骨赘，用高速磨钻和刮匙除去后侧骨赘。除了骨赘，横突之间或横突内的纤维粘连也可以压迫椎动脉。椎间孔去顶、骨赘切除及软组织减压后，椎动脉会恢复原来的管径（图

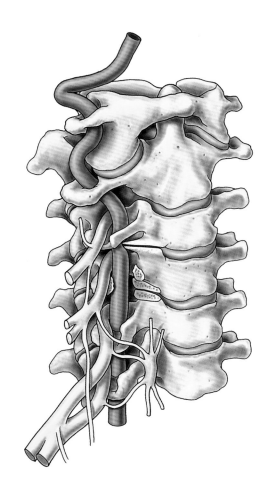

图7-11　椎动脉前路减压示意图，去除横突孔腹侧骨表面，使得椎动脉可牵向外侧。高速磨钻磨除压迫椎动脉的钩突的增生骨赘（图片源自Spetzler RF, Hadley MN, Martin NA, Hopkins LN, Carter LP, Budny J. Vertebrobasilar insufficiency. Part 1: Microsurgical treatment of extracranial vertebrobasilar disease. J Neurosurg 1987;66(5):648-661 经授权后转载）。

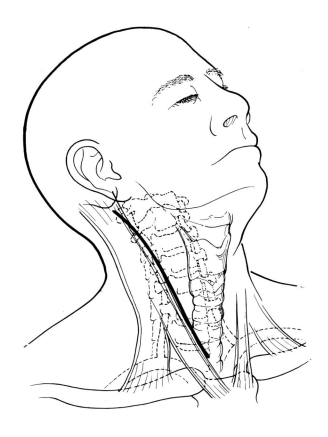

图7-12　胸锁乳突肌前缘切口示意图，长度为椎动脉受压部位上下各一个节段（图片源自Spetzler RF, Koos WT. eds. Color Atlas of Microneurosurgery. Vol3. Intra- and Extracranial Revascularization and Intraspinal Pathology. 2nd ed. New York: Thieme; 2000:220. Case 4-13. 经授权后转载）。

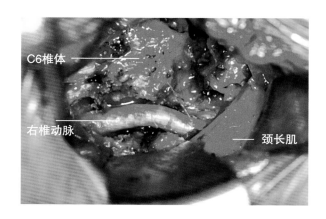

图7-13　完成椎动脉减压后，血管扩张至正常管径（图片源自Spetzler RF, Koos WT. eds. Color Atlas of Microneurosurgery. Vol3. Intra- and Extracranial Revascularization and Intraspinal Pathology. 2nd ed. New York: Thieme; 2000:220. Case 4-13i. 经授权后转载）。

7-13）。用术中ICG血管造影或DSA血管造影分别在头部中线和旋转两种情况下评估减压情况。

　　如果关节面骨赘压迫椎动脉，则采用后侧入路。患者取俯卧位，做后侧中线切口，单侧骨膜下分离，暴露病变关节面，与颈椎椎板切除术相比，该暴露更偏于外侧因为其暴露了整个结构复杂的关节面。手术显微镜下用高速磨钻除去关节面，暴露出椎动脉。关节面移除后，椎动脉仍被包裹在纤维鞘及血管周围静脉丛中，所以要打开包绕椎动脉的纤维鞘和血管周围静脉丛，确保椎动脉被充分解压。术中血管造影或ICG血管造影来证实充分解压。去除一个关节面通常不会造成不稳定，很少需要行椎体融合。

川口（Kawaguchi）等[6]发现横突孔的过度旋转和椎间关节半脱位是同侧椎动脉第二段旋转性闭塞的机制。他们认为椎间融合可以防止过度旋转和半脱位的发生。内梅切克（Nemececk）等[7]报道1例椎间盘疝出导致短暂的椎动脉压迫的患者，当去除前结节后，可见小块椎间盘突入横突孔内，清除突出椎间盘以及残余椎间盘切除后，患者不再发病。阿卡（Akar）等[8]报道了1例寰枕膜以上椎动脉第四段受压迫，最终导致椎动脉旋转性压迫的病例。

参考文献

［1］ Diaz FC, Ausman J, de los Reyes RA, et al. Surgical reconstruction of the proximal vertebral artery. J Neurosurg 1984;61(5):874–881

［2］ Spetzler RF, Hadley MN, Martin NA, et al. Vertebrobasilar insufficiency. Part 1: Microsurgical treatment of extracranial vertebrobasilar disease. J Neurosurg 1987;66(5):648–661

［3］ Kuether TA, Nesbit GM, Clark WM, et al. Rotational vertebral artery occlusion: a mechanism of vertebrabasilar insufficiency. Neurosurgery 1997;41(2):427–432

［4］ Matsuyama T, Morimoto T, Sakaki T. Comparison of C1–2 posterior fusion and decompression of the vertebral artery in the treatment of bow hunter's stroke. J Neurosurg 1997;85(4):519–523

［5］ Fox MW, Piepgras DG, Bartleson JD. Anterolateral decompression of the atlantoaxial vertebral artery for symptomatic positional occlusion of the vertebral artery. Case report. J Neurosurg 1995;83(4):737–740

［6］ Kawaguchi T, Fujita S, Hosoda K, et al. Rotational occlusion of the vertebral artery caused by transverse process hyperrotation and unilateral apophyseal joint subluxation: case report. J Neurosurg 1997;86(6):1031–1035

［7］ Nemecek AN, Newell DW, Goodkin R. Transient rotational compression of the vertebral artery caused by herniated cervical dise: case report. J Neurosurg 2003;98(1,Suppl)80–83

［8］ Akar Z, Kafadar AM, Tanriover N, et al. Rotational compression of the vertebral artery at the point of dural penetration: case report. J Neurosurg 2000;93(2,Suppl)300–303

第8章

颅内后循环血管重建技术

Maria M. Toledo and Robert F. Spetzler

尽管在"颈外-颈内动脉吻合的联合研究"中，对脑血管重建治疗前循环颅内动脉粥样硬化疾病的有效性提出了质疑，但研究者没有涉及脑血管重建对颅内后循环的动脉粥样硬化疾病的作用，因此没有前瞻性随机试验来评价脑血管重建治疗后循环血管狭窄闭塞的效果。所以说，脑血管重建治疗后循环颅内动脉硬化的有效性尚没有得到证实。

药物治疗有症状的颅内动脉狭窄的卒中复发率较高，但是由于支架内狭窄闭塞的发生率较高，把自膨胀镍钛合金Wingspan支架（Boston Scientific, Natick, MA）广泛用于脑血管疾病的治疗仍存争议[2]。目前研究人员正在进行随机临床试验，试图评价单一血管成形术或血管成形术联合支架植入治疗颅内血管闭塞性疾病和预防卒中的有效性。

然而，显微外科血管重建是治疗与后循环主要血管相关的复杂颅底肿瘤和巨大复杂动脉瘤的一项重要基本技术。当动脉瘤不能直接夹闭时，可能需要阻断和夹闭载瘤血管，以孤立动脉瘤。如果患者

的侧支循环不足以供应血管远端的区域，则必须考虑脑血管重建以改善血流[3]。目前，伴有或不伴有搭桥手术的血管内技术为后循环巨大动脉瘤患者提供了新的治疗选择[4]。尽管如此，血管内治疗仍有禁忌证与局限性，包括动脉瘤部分血栓形成、宽颈动脉瘤、夹层动脉瘤或因占位效应引起的症状性动脉瘤。

搭桥手术的选择需要考虑多种因素，包括手术的目标、供体和受体血管的可用性及易获取性，以及患者特殊的病理和解剖结构。颅内外架桥手术主要涉及颈外动脉（ECA）分支的吻合，通常是把颞浅动脉（STA）或枕动脉（OA）直接与颅内血管吻合，但有时也使用大隐静脉、桡动脉、枕动脉、颞浅动脉血管移植，连接到供体动脉的近端[5]。

大脑后动脉（PCA）和小脑上动脉（SCA）血管重建最常用的供体动脉是颞浅动脉。颞浅动脉也可用于小脑前下动脉（AICA）和小脑后下动脉（PICA）搭桥。枕动脉也常用作小脑前下动脉或小脑后下动脉分布区域血管重建的供体血管。吲哚

菁绿可视血管造影能在术中快速、可靠地评估搭桥血管是否通畅，血供是否充足[6]。手术中，要全程监测躯体感觉诱发电位和脑电图。在动脉临时阻断和实施血管吻合期间，需要滴注巴比妥维持脑电暴发抑制以保护大脑。在临时血管阻断期间，应用升压药把平均动脉压升高到基础血压的125%以上。

◆ 供体血管

颞浅动脉是颈外动脉两支终末血管中较细的一根，从方向上看是颈外动脉的延续[4]。它从腮腺实质中起始，行于下颌弓颈后方，与面神经的颞支和颧支交叉。它从颧弓的后根越过，分成前后两支，在颞肌筋膜表面与颞浅静脉和耳颞神经伴行[7]。颞浅动脉分为额支和顶支两条主要分支。顶支最常用作供体动脉。用于评价初级终末血管的血管造影应包括选择性颈外动脉造影，评价颞浅动脉分支在受影响侧的管径和走向。如果仍然存在对颞浅动脉适用性的疑虑，可以尝试其他一些方法，例如插入移植血管或原位搭桥，这些方法应能适合。

颞浅动脉主干可以在颞区耳屏的表面能触摸到，多普勒超声检查用于颞浅动脉主干到其前后分支的定位。在标记处尽可能少地剃发，在显微镜下进行分离。在靠近主干远端的浅表皮肤处做切口，穿过表皮和真皮，要十分小心，不可切断或损伤血管。到达皮下组织后，用小弯剪向深部暴露颞浅动脉。看到动脉时，就在这个平面向远端分离，近端是动脉主干。所有皮肤血管出血都使用双极镊电凝。主要目标是得到一段足够长的血管，使其不用任何牵拉就能轻松地移动到将要进行吻合的位点。当血管被分离好后，它周围的组织要用电烧灼器来游离和分开，切下的颞浅动脉和周围的组织要用湿的Telfa（一种不粘的垫片，译者注）包裹。

枕动脉自颈外动脉的后壁发出，通常在面动脉远端发出。自发出后，枕动脉沿二腹肌后腹内面朝后上方走行，于茎突后几毫米，乳突内侧枕动脉沟处到达颅底[8]。枕动脉被胸锁乳突肌、头夹肌、头最长肌和二腹肌覆盖，内靠头外侧直肌、上斜肌、头半棘肌，水平向后行于枕动脉沟[4]。枕动脉出枕动脉沟后，转向内侧稍向上，先经过上斜肌后侧，之后到头半棘肌。当枕动脉到达上项线时，穿过头夹肌[8]。用于评价初级终末血管的血管造影应包括选择性颈外动脉造影，可评价受影响侧枕动脉分支的直径和走行。如果仍对枕动脉的有效性存在疑虑，可选择其他一些方法，例如插入移植血管或原位搭桥。

为达到搭桥手术目的，动脉通常用手触摸和多普勒超声定位，从乳突沟后部穿出，朝向乳突内侧走行。用多普勒超声检查定位，并在皮下组织和肌肉中用弯剪分离。游离枕动脉的远端比分离颞浅动脉更困难，主要由于与颞浅动脉相比；枕动脉走行在肌肉筋膜中或者在其深部[8]。尽可能向内、向上分离和追踪血管很重要，从而获得一段能充分移动的供体血管[8]。主要目标是获得不用任何牵拉即可自由移动到吻合位点的血管。当血管远端被切断时，它周围的组织要用电烧灼器来游离和分开，切下的枕动脉和周围的组织要用湿的Telfa包裹。

◆ 大脑后动脉和小脑上动脉的血管重建

颞浅动脉-小脑上动脉吻合术最常用于治疗脑干头端缺血[9]。颞浅动脉-大脑后动脉吻合用于治疗典型的大脑后动脉狭窄或梭状和夹层动脉瘤，以及一些罕见的病例须阻断或切除大脑后动脉。在这两种吻合术中，受体血管通过颞下入路暴露。颅中窝通过颞下入路开颅暴露（图8-1）。要保证水平地在颞窝和颧骨根部用磨钻磨平（图8-2）。水平入路在

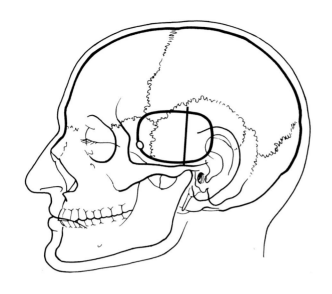

图8-1 将患者的头转向对侧使同侧颧弓处于水平位置，并在同侧肩下垫枕，利用重力作用自然牵开颞叶。皮肤切口与颧弓垂直，在外耳道前不到1cm。（图片源自Spetzler RF, Koos WT, eds. Color Atlas of Microneurosurgery. Vol 3. Intra- and Extracranial Revascularization and Intraspinal Pathology. 2nd ed. New York: Thieme, 2000:164, Case 3-14. 经授权后转载）。

暴露基底池时可以使颞叶牵拉最小。注意，不要损伤汇入横窦的拉贝静脉或大脑后静脉。如果必要的话，可以通过眶颧入路扩大暴露。

然后打开硬脑膜（图8-3）。暴露颞叶，轻轻地抬起颞叶直到显露小脑幕的边缘（图8-4）。锐性打开基底池。可以切开小脑幕，暴露小脑上动脉和滑车神经。对于涉及大脑后动脉或小脑上动脉远端（环池或四叠体池）的病变，可以通过侧方幕下小脑上入路实施动脉瘤孤立、切除，近端病变血管闭塞，然后再行血管重建。

如果以大脑后动脉为受体血管，显微镜向前倾斜，暴露跨过动眼神经的大脑后动脉（图8-5）。小脑上动脉能在动眼神经下方找到。大脑后动脉行经大脑脚旁处，从蛛网膜中将其游离。分离P2段的一部分，不到1.5cm长，无血管穿出，用于吻合。将一小块橡胶片置于动脉下，再将3号MicroVac吸引管置于手术区域来改善术野。

大脑后动脉被暴露后，颞浅动脉的断端从筋膜层中分离出，暴露一段7-8mm长的血管[4]。颞浅动脉的末端要裁剪成和吻合处相适应的形状。受体血管要在暴露出的两端放置临时夹，并施行动脉切开[4]。在动脉切开后先缝合对应的两个点，先沿一侧管壁用10-0缝线缝合。松松地缝合先不拉紧，以利于术者观察深部缝合的血管壁，然后收紧缝线。此外，收紧缝线时应松紧均匀，有助于止血。接下来在另一侧血管壁缝合，完成端侧吻合（图8-6）。放回骨片的时候，必须小心，避免扭曲、损伤或压迫供体血管。拉近帽状腱膜做皮肤缝合时，也要随时观察颞浅动脉，防止损伤动脉和吻合处。图8-7展示了一个用颞浅动脉-大脑后动脉搭桥治疗严重VA狭窄的病例。

如果颞浅动脉不能充分暴露，达不到吻合位点，隐静脉或桡动脉移植可替代施行颈外动脉-大脑后动脉搭桥。P2段与移植段的远端之间用8-0尼龙缝线进行端侧吻合[4]。然后通过皮下隧道将移植段引向下。阻断颈外动脉颈段的近端和远端。切开动脉，移植血管近端用6-0尼龙缝线行端侧吻合。

尤尔库（Ulku）等[10]描述了近端颞浅动脉到近端大脑后动脉的桡动脉移植搭桥术，证实用一小段桡动脉移植能提供充足的血流。这也是用长段静脉或动脉移植物进行颈外动脉-大脑后动脉搭桥的合理替代方法。长泽（Nagasawa）等[9]提出治疗脑干头端缺血时，大脑后动脉的颞下支是颞浅动脉可能的受体血管。他们将皮支动脉作为颞浅动脉的受体血管。比起可能涉及大脑后动脉或小脑上动脉主干深层的搭桥术，该术式确保了更短的搭桥距离和更简单的操作。图霍（Touho）[11]描述了枕动脉-大脑后动脉搭桥术，即通过枕部大脑半球间入路经小脑幕插入移植颞浅动脉，作为基底动脉头端阻塞或狭窄的替代疗法。这条入路需要牵拉视皮质，深部的静

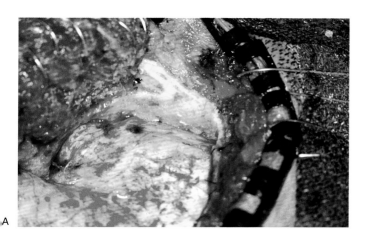

图8-2 右侧颞部颅骨切开术暴露颞窝的术中照片（A）和示意图（B）。颅中窝和颧骨底部以磨钻磨平，水平入路可最小化需要暴露基底池的颞叶的牵拉。（图片源自Spetzler RF, Koos WT, eds. Color Atlas of Microneurosurgery. Vol 3. Intra- and Extracranial Revascularization and Intraspinal Pathology. 2nd ed. New York: Thieme, 2000:164, Case 3-14.经授权后转载）。

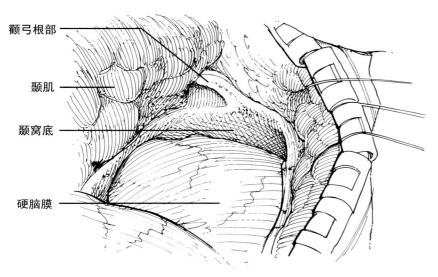

颞弓根部

颞肌

颞窝底

硬脑膜

脉系统也会让视野缺损更加严重。

对行颞浅动脉-小脑上动脉血管吻合的病例，在行颞下开颅后，动脉确认小脑幕，切开并进行电凝，从而扩大显露范围（图8-8）。在这个操作中，注意不要损伤行经小脑幕下方的第四对脑神经。一定要在小脑幕切开、电凝前看到第四对脑神经。小脑上动脉位于脑桥中脑部的侧方[4]。如果脑干分支可见，则小脑上动脉远离分支处可作为吻合口[4]。因为小脑上动脉经常在这个节段分为头端和尾端分支，取两支中较大者用作吻合血管[4]。然后在两个临时夹之间游离出一小段小脑上动脉（图8-9）。远端已切断的颞浅动脉从筋膜内剥离出来，远端再剪成合适大小形状，用两点法缝合。沿一侧壁用10-0缝线宽松地缝合（图8-10）。外科医生看清吻合深处的血管壁后，再收紧缝线。此外，收紧缝线应松紧均匀，有助于止血。接下来在另一侧管壁缝合，完成端侧吻合（图8-11和8-12）。图8-13展示了颞浅动脉-小脑上动脉搭桥治疗症状性基底动脉中段狭窄的病例。

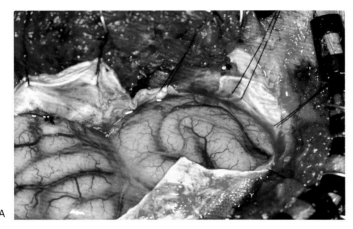

A

图8-3 术中照片（A）和示意图（B）显示半圆形的硬脑膜开口，基底朝向颞底用缝线向下牵拉固定硬脑膜，暴露颞叶（图片源自Spetzler RF, Koos WT, eds. Color Atlas of Microneurosurgery. Vol 3. Intra- and Extracranial Revascularization and Intraspinal Pathology. 2nd ed. New York: Thieme, 2000:165, Case 3-14. 经授权后转载）。

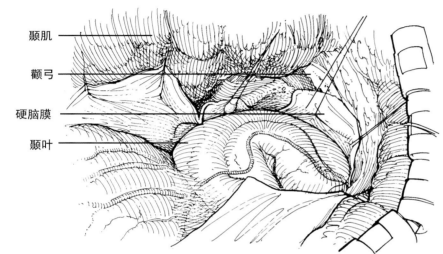

颞肌

颧弓

硬脑膜

颞叶

B

◆ 小脑后下动脉（PICA）和小脑前下动脉（AICA）血管重建

不能夹闭的小脑后下动脉和椎动脉（VA）动脉瘤通常是夹层或梭形动脉瘤。一些椎动脉夹层动脉瘤和部分形成血栓的动脉瘤累及小脑后下动脉的起始部，只能通过孤立动脉瘤或阻断载瘤血管进行治疗。如果手术或血管内治疗后，有较大的可能影响小脑后下动脉远端血流，则应当考虑小脑后下动脉血管重建以预防小脑梗死和延髓外侧综合征。可选

的方法有枕动脉-小脑后下动脉血管吻合[12]，插入移植物（颞浅动脉或桡动脉移植物）进行椎动脉-小脑后下动脉吻合[13]，端侧或端端小脑后下动脉血管再植入椎动脉，或侧侧小脑后下动脉-小脑后下动脉原位搭桥[3]。依据血管口径，可以使用端端或端侧椎动脉-小脑后下动脉吻合术（小脑后下动脉换位）[14]。有动脉瘤或肿瘤的小脑后下动脉节段可以切除，剩余的血管可直接重新通过端端方式接合。这种端端吻合在技术上，功能上都是可行的，但前提是动脉末端有足够的长度，不需要牵拉就能使两

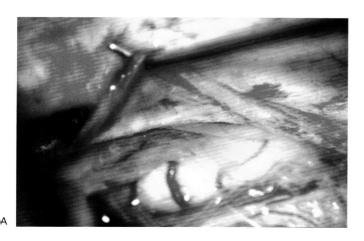

A

图8-4 术中照片（A）和对应示意图（B）显示小心的牵拉颞叶直到打开环池，释放脑脊液。用钝钩拉开小脑幕边缘，暴露小脑上动脉和滑车神经。CN IV，第四脑神经（图片源自Spetzler RF, Koos WT, eds. Color Atlas of Microneurosurgery. Vol 3. Intra- and Extracranial Revascularization and Intraspinal Pathology. 2nd ed. New York: Thieme, 2000:165, Case 3-14.经授权后转载）。

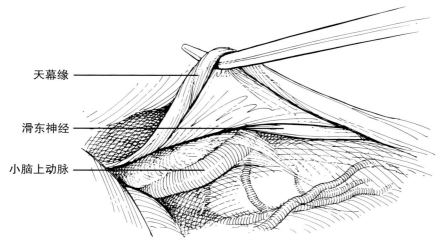

天幕缘

滑车神经

小脑上动脉

B

端接近。

　　选择小脑后下动脉血管重建术式取决于以下几个因素：侧肢循环的血流的程度，动脉瘤位置，颈外动脉分支的利用率和外科医生的偏好。和颞浅A相比，枕动脉更难于分离，更易发生闭塞。因此，外科医生更倾向于小脑后下动脉-小脑后下动脉搭桥而不是枕动脉-小脑后下动脉搭桥。然而，小脑后下动脉-小脑后下动脉搭桥要求对两个血管进行临时阻断来进行侧侧吻合，而不是只阻断一条受体动脉[5]。因此，如果可行，使用颅外的枕动脉作为供体移植端可能作为一个首选的安全的方法。

　　将患者置于俯卧位。做一拐杖形切口，长端伸至颈中间线平面，短端至乳突尖（图8-14）。枕动脉按上述方法分离、游离（图8-15）。将枕动脉暂时轻轻拉至一旁（备用），进行开颅。如果可能的话，去除C1的椎弓。多数椎动脉-小脑后下动脉连接处动脉瘤通过远外侧入路，磨除部分枕髁和颈静脉结节。这种开颅术本来是用于处理动脉瘤本身的。通常在检查过动脉瘤以后，认为无法保留主干血管才决定行搭桥术。如果用血管内方式治疗动脉瘤时（孤立或近端血管闭塞），单独做简单的中线枕下颅骨切开术来进行搭桥。

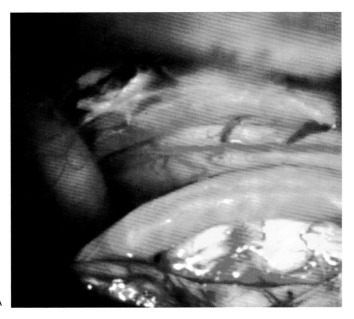

图8-5 术中照片（A）和对应示意图（B）显示大脑后动脉（PCA）在越过动眼神经时被暴露。显微镜向前倾斜，小脑上动脉能在动眼神经下方找到。CN III，第三脑神经（图片源自Spetzler RF, Koos WT, eds. Color Atlas of Microneurosurgery. Vol 3. Intra– and Extracranial Revascularization and Intraspinal Pathology. 2nd ed. New York: Thieme, 2000:165, Case 3–14. 经授权后转载）。

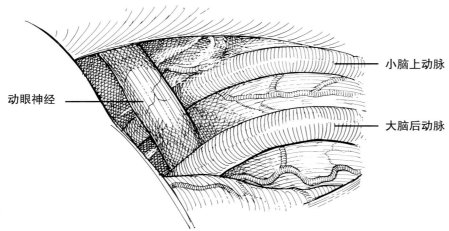

小脑上动脉

动眼神经

大脑后动脉

打开硬脑膜，暴露小脑扁桃体和下延髓（图8-16）。暴露小脑后下动脉的尾袢，将血管从蛛网膜下腔游离出来。将枕动脉的断端处的筋膜去除，切面成一个角度，鱼嘴状，形成一个长吻合口，直径是受体血管的2~3倍（图8-17）。分离临时阻断夹之间的一小段小脑后下动脉。第一次缝合时，置于一块橡胶片上。从两个顶端做定点缝合后，先在血管的后壁用10-0线松松地缝合。看清吻合深处的血管壁后，收紧缝线。此外，收紧缝线使松紧均匀，有助于止血。接下来再吻合前壁，完成端侧吻合（图8-18）。放回骨片的时候，必须小心，避免扭曲、损伤或压迫供体血管。拉紧帽状腱膜做皮肤缝合时，也要随时观察枕动脉，防止损伤动脉和压迫吻合处。图8-19展示了一个用枕动脉-小脑后下动脉吻合治疗椎动脉闭塞的典型病例。

小脑后下动脉原位侧侧吻合主要用于小脑后下

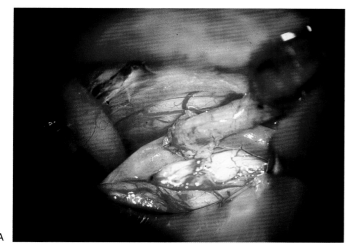

图8-6 术中照片（A）和对应示意图（B）显示完成颞浅动脉到大脑后动脉搭桥术，准备好检查止血。CN III，第三脑神经；PCA，大脑上动脉；STA，颞浅动脉（图片源自Spetzler RF, Koos WT, eds. Color Atlas of Microneurosurgery. Vol 3. Intra- and Extracranial Revascularization and Intraspinal Pathology. 2nd ed. New York: Thieme, 2000:166, Case 3-14.经授权后转载）。

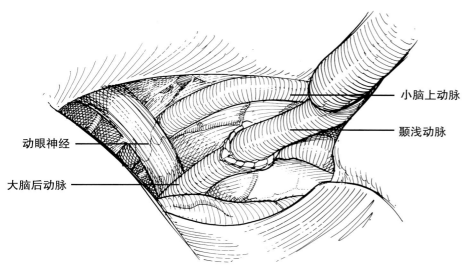

小脑上动脉

颞浅动脉

动眼神经

大脑后动脉

动脉近端阻塞后，在远端进行脑血管的重建。远外侧入路最初用于检查和评估动脉瘤或肿瘤和涉及的小脑后下动脉。当用血管内方式治疗动脉瘤时（孤立或近端血管阻塞），可单独做简单的中线枕下颅骨切开术来进行搭桥。手术治疗中，若简单的动脉瘤夹闭不可行，只有闭塞主干血管，就有必要行远端小脑后下动脉血管重建，施行小脑后下动脉-小脑后下动脉搭桥术。小脑后下动脉延髓扁桃体段和脉络膜扁桃体段相互靠近、平行走行适合于侧侧吻合（图8-20）[4]。最

困难的一个步骤是做吻合口的后壁紧密的缝合。把两个动脉拉在一起，缝合第一针的时候，需要把针线从血管腔外穿进血管腔内[5]。接着缝合前壁，以连续缝合的方法，一直缝合到吻合口对侧的定点位置，在这里，需要把针从里向血管腔内穿出腔外[5]。当切口后壁缝合结束以后，拉紧缝线，并和第二个定点缝合的线打结[5]。吻合口前壁的缝合相对简单，以连续方法缝合，针线从管腔外穿进[5]。将3号的MicroVac吸引管置于术野，将脑脊液和血液及时吸出，以保证术野最

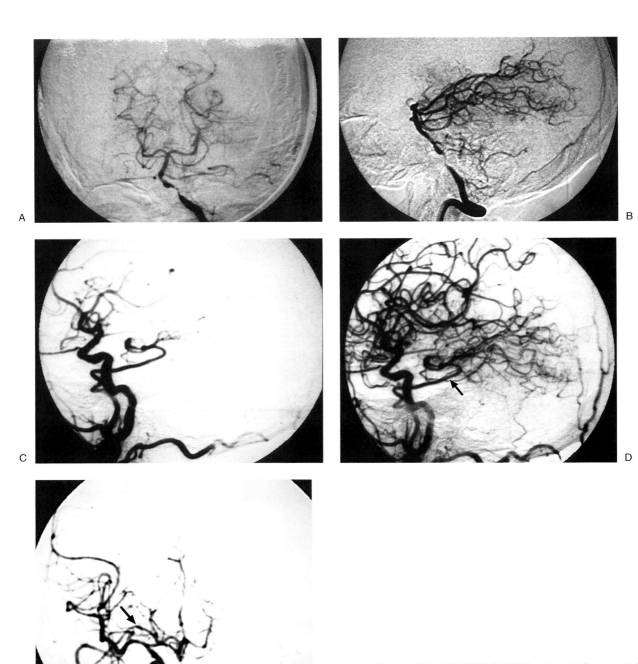

图8-7 STA-PCA搭桥左椎动脉（VA）正位（A）和侧位（B）血管造影显示VA远端与基底动脉接合处严重的血管狭窄。右VA起始部闭塞，后交通动脉退化。术后早期（C）和晚期（D）右颈动脉血管造影侧位像显示大脑后动脉和基底动脉上部血管经由搭桥血管（箭头指向）迅速充盈。（E）右颈内动脉正位血管造影证实搭桥后充盈的程度（图片源自Spetzler RF, Koos WT, eds. Color Atlas of Microneurosurgery. Vol 3. Intra- and Extracranial Revascularization and Intraspinal Pathology. 2nd ed. New York: Thieme, 2000:164167, Case 3-14a,b,h-j.经授权后转载）。

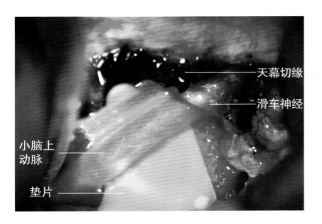

图8-8 右小脑上动脉通过颞下入路暴露。小脑幕的边缘被切开、电凝，一小块橡胶片置于血管下方用于增强可视性。CN IV，第四脑神经（图片源自Spetzler RF, Koos WT, eds. Color Atlas of Microneurosurgery. Vol 3. Intra- and Extracranial Revascularization and Intraspinal Pathology. 2nd ed. New York: Thieme, 2000:169, Case 3-15d.经授权后转载）。

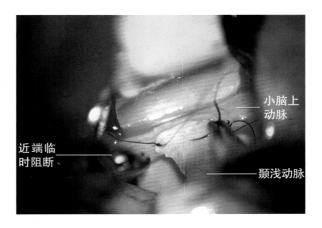

图8-9 一小段在临时血管夹之间的小脑上动脉被分离出。颞浅动脉的远端在两处与小脑上动脉黏合在一起（两点法），准备端侧吻合。STA，颞浅动脉（图片源自Spetzler RF, Koos WT, eds. Color Atlas of Microneurosurgery. Vol 3. Intra- and Extracranial Revascularization and Intraspinal Pathology. 2nd ed. New York: Thieme, 2000:169, Case 3-15e.经授权后转载）。

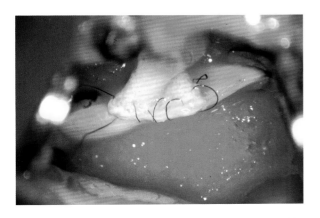

图8-10 10-0缝合一侧管壁。在看到吻合深处的血管壁后，收紧缝线。此外，收紧缝线使缝线受力均匀，有助于止血（图片源自Spetzler RF, Koos WT, eds. Col or Atlas of Microneurosurgery. Vol 3. Intra- and Extracranial Revascularization and Intraspinal Pathology. 2nd ed. New York: Thieme, 2000:169, Case 3-15f.经授权后转载）。

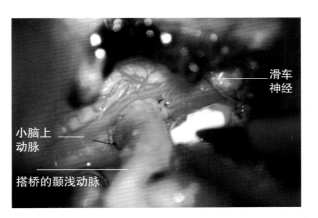

图8-11 颞浅动脉小脑上动脉吻合完成，检查是否出血。CN IV，第四脑神经；STA，颞浅动脉（图片源自Spetzler RF, Koos WT, eds. Color Atlas of Microneurosurgery. Vol 3. Intra- and Extracranial Revascularization and Intraspinal Pathology. 2nd ed. New York: Thieme, 2000:170, Case 3-15g.经授权后转载）。

佳。拉莫勒（Lemole）等[3]描述了一例小脑后下动脉动脉瘤不能直接夹闭的患者，动脉瘤做孤立，再行小脑后下动脉-小脑后下动脉端一侧搭桥。小脑后下动脉的残端被重新植入到对侧的小脑后下动脉（图8-21）。

有时小脑后下动脉-小脑后下动脉吻合并不适用，因为对侧小脑后下动脉发育不全或离同侧小脑后下动脉过远，且不能移动。除了这些局限之外，如果枕动脉发育不全，就要选择其他方案。小脑后下动脉可以通过直接转植入椎动脉吻合。这个过程需使用远外侧开颅术。动脉瘤或肿瘤同侧的小脑扁桃体要抬高以同时显示椎动脉和病变处。有时，小脑后下动脉会从动脉瘤发出，可以通过阻断病变远端和

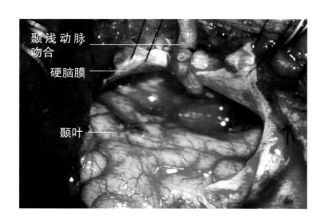

颞浅动脉
吻合

硬脑膜

颞叶

图8-12　手术区的全视野，显示颞浅动脉（STA）走行在颅中窝底部。缝合硬脑膜，回纳骨瓣时，医生必须小心，避免扭曲、损伤或压迫供体血管。拉紧帽状腱膜做皮肤缝合时，也要随时观察颞浅动脉，防止损伤动脉和压迫吻合处（图片源自Spetzler RF, Koos WT, eds. Color Atlas of Microneurosurgery. Vol 3. Intra- and Extracranial Revascularization and Intraspinal Pathology. 2nd ed. New York: Thieme, 2000:170, Case 3-15h.经授权后转载）。

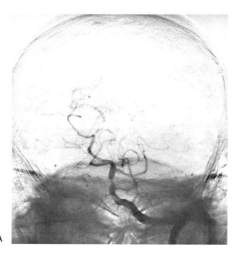

A

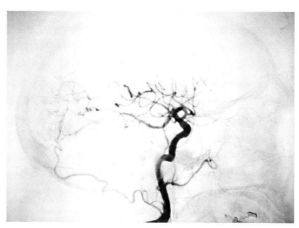

B

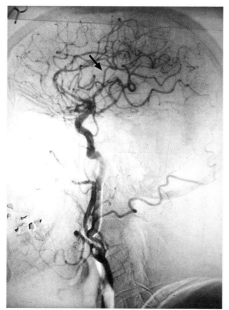

C

图8-13　（A）椎动脉血管造影正位像显示基底动脉中部严重狭窄。（B）左颈动脉侧位血管造影显示为胚胎型大脑后动脉，左大脑后动脉的起点没有发出到基底动脉上部的侧支。（C）右颈动脉侧位血管造影显示正常的前部血环并没有发出供给后部循环的侧支。注意颞浅动脉的大分支（箭头指向）。

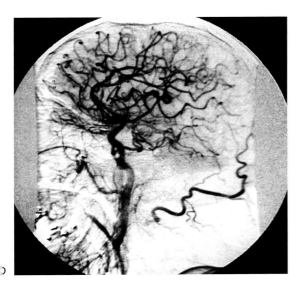
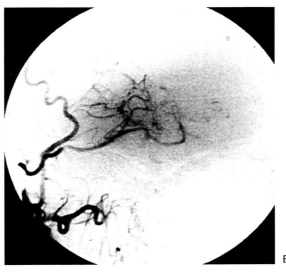

图8-13（续）　（D）术后右颈总动脉侧位血管造影显示小脑上动脉和右大脑后动脉在吻合后迅速充盈。放大的右颈外动脉术后选择性血管造影。（E）颞浅动脉至小脑上动脉搭桥（图片源自Spetzler RF, Koos WT, eds. Color Atlas of Microneurosurgery. Vol 3. Intra-and Extracranial Revascularization and Intraspinal Pathology. 2nd ed. New York: Thieme; 2000:168-171, Case 3-15a-c,i,j.经授权后转载）。

近端的椎动脉和小脑后下动脉来孤立动脉瘤[14]。先分离在椎动脉的动脉瘤近心端和PICA的近端，游离后各自在动脉瘤的近端和远端切断这两根动脉[14]。

如果两条动脉的管径没有明显的偏差，可以对它们进行端端吻合。如果存在偏差，可进行端侧吻合。拜尔陶隆菲（Bertalanffy）等[15]描述了尽管椎动脉与小脑后下动脉管径不匹配，仍可直接完成端端吻合。他们用显微剪垂直切开椎动脉，小脑后下动脉倾斜45°角剪开来扩大血管端的直径，以完成吻合。

虽然如此，椎动脉-小脑后下动脉转位技术仍存在一些局限[14]。由于对手术区深度和空间的要求，这个手术比枕动脉-小脑后下动脉或小脑后下动脉-小脑后下动脉吻合在技术上更具挑战性[14]，同时可能会损伤后组脑神经。小脑后下动脉近端可能会发出几条穿支供应脑干，使分离小脑后下动脉后出现并发症。用力分离会损伤穿支血管，导致延髓外侧综合征[14]。因此，如果小脑后下动脉近端不易分离，可使用颞浅动脉或桡动脉插入移植。哈马达

（Hamada）等[13]报道了9个病例，均使用颞浅动脉移植物进行椎动脉-小脑后下动脉吻合，治疗累及小脑后下动脉的椎动脉动脉瘤。

枕动脉-小脑前下动脉的吻合很少使用。它是治疗脑干头端缺血的一个可选方式，但颞浅动脉-小脑上动脉吻合更容易施行，而且技术上要求更低[16]。枕动脉分离后，轻轻地把动脉移开。采用乙状窦后开颅术，从枕骨大孔切到横窦，从乳突到中线。脑脊液通过术前放置的脊髓引流装置和打开的枕大池蛛网膜同时排出，从而放松小脑。小心牵拉小脑，就能看到岩部表面上的小脑前下动脉。基底动脉旁的小脑前下动脉近端吻合，需要持续压迫小脑，危害小脑前下动脉和小脑后下动脉之间、小脑前下动脉和小脑上动脉之间的侧肢循环[4, 17]。因此，在AICA的皮质段或绒球小结节段，也就是在面-前庭耳蜗复合体以远的部位做吻合[4]。从小脑岩部皮质游离出（AICA）血管，置于小块橡胶块上[17]。去除枕动脉的远端外膜，断端做成鱼嘴状，置于吻合处。受体动脉用临时血管夹夹住两端，并切开一个小

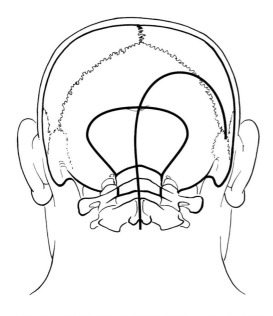

图8-14 枕动脉至小脑前下动脉搭桥，做一拐杖形切口，长臂伸至颈中间线平面，短臂至乳突尖上方。分离出枕动脉后，行中线枕下开颅术（图片源自Spetzler RF, Koos WT, eds. Color Atlas of Microneurosurgery. Vol 3. Intra- and Extracranial Revascularization and Intraspinal Pathology. 2nd ed. New York: Thieme, 2000:172, Case 3-16.经授权后转载）。

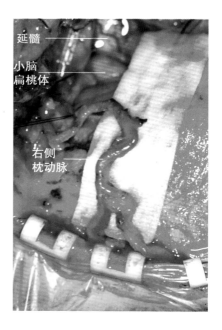

图8-15 术中照片显示右枕动脉已游离出并放在一边（图片源自Spetzler RF, Koos WT, eds. Color Atlas of Microneurosurgery. Vol 3. Intra- and Extracranial Revascularization and Intraspinal Pathology. 2nd ed. New York: Thieme, 2000: Case 3-16d, p. 173.经授权后转载）。

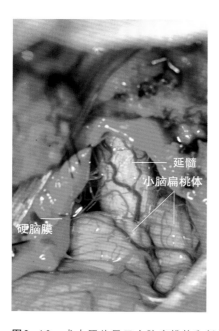

图8-16 术中照片显示小脑扁桃体和低位延髓通过中线枕下开颅暴露（图片源自Spetzler RF, Koos WT, eds. Color Atlas of Microneurosurgery. Vol 3. Intra- and Extracranial Revascularization and Intraspinal Pathology. 2nd ed. New York: Thieme, 2000:173, Case 3-16c.经授权后转载）。

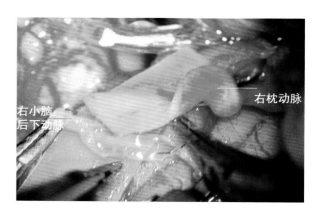

图8-17 枕动脉的远端成一定角度被切下，修剪成鱼嘴状，形成一个直径是受体血管2~3倍的长吻合。临时血管夹之间的小脑后下动脉（PICA）的一小段被分离出，第一次缝合时，置于小块橡胶块上表面切一小口（图片源自Spetzler RF, Koos WT, eds. Color Atlas of Microneurosurgery. Vol 3. Intra- and Extracranial Revascularization and Intraspinal Pathology. 2nd ed. New York: Thieme, 2000:174, Case 3-16e.经授权后转载）。

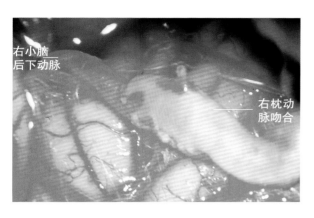

右小脑后下动脉

右枕动脉吻合

图8-18 吻合术已完成，检查是否出血。PICA，小脑下后动脉（图片源自Spetzler RF, Koos WT, eds. Color Atlas of Microneurosurgery. Vol 3. Intra- and Extracranial Revascularization and Intraspinal Pathology. 2nd ed. New York: Thieme, 2000:174, Case 3-16f.经授权后转载）。

口。当切口的两端定点缝合后，用10-0缝线连续松缝一侧管壁，收紧缝线，以便看到深部吻合的血管壁后。此外，收紧缝线保证了缝线受力的均匀且有助于止血。缝合另一侧管壁以完成端侧吻合。小脑前下动脉的吻合术通常比小脑后下动脉的吻合术更难，因为手术区更深，受体血管更细[4]。

切下一段足够长的枕动脉用于吻合小脑动脉非常困难，也很费时。当分离的枕动脉长度不足以到达小脑动脉时，可以插入一段桡动脉或颞浅动脉移植物以完全吻合术，图霍等[18]描述了插入颞浅动脉进行枕动脉到小脑下前动脉的吻合术。

◆ 原位搭桥

有时颈外动脉分支管径过小、不适用或已闭塞。若供体和受体血管平行且相互接近，可以选择原位搭桥。在后循环中，原位搭桥有几种适应证。基底动脉顶端动脉瘤，如果直接夹闭不能维持同侧大脑后动脉P1段的血流，而后交通动脉太小或闭塞；不适合直接夹闭的P2段的梭形和夹层动脉瘤[19]，这些病例适用大脑后动脉-小脑上动脉搭桥术。肿瘤或动脉瘤累及小脑下后动脉近端，可通过先孤立或切除病变，再行小脑下后动脉-小脑下后动脉原位搭桥术来进行治疗。神经外科医生对侧侧原位吻合不像对端端或端侧吻合那么熟悉[5]，它需要在管腔内对吻

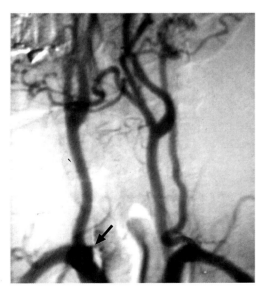

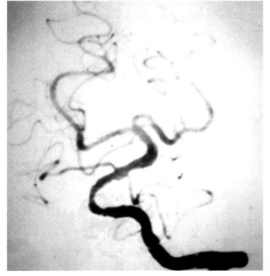

B

图8-19 6岁男孩，有反复头晕发作和右侧面部麻木的病史。（A）主动脉弓血管造影显示右椎动脉（VA）在起始处（箭头指向）闭塞。（B）左VA正位血管造影显示远端颅内VA中度动脉粥样硬化改变。没有右VA和右小脑下后动脉逆行充盈的迹象。

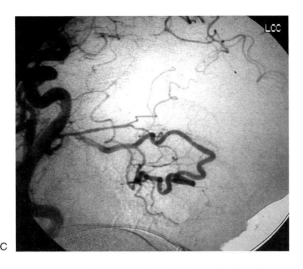

C

图8-19（续）（C）术后右颈动脉侧位血管造影显示搭桥成功。（图片源自Spetzler RF, Koos WT, eds. Color Atlas of Microneurosurgery. Vol 3. Intra- and Extracranial Revascularization and Intraspinal Pathology. 2nd ed. New York: Thieme, 2000:172-174, Case 3-16a,b,g.经授权后转载）。

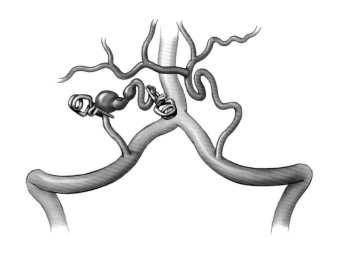

图8-21 一例小脑后下动脉（PICA）至PICA的原位端一侧吻合搭桥病例的示意图，伴有动脉瘤孤立，该患者的动脉瘤不能直接夹闭。PICA的残端被重新植入对侧的小脑后下动脉（图片源自Lemole GM, Henn J, Javedan S, et al. Cerebral revascularization performed using posterior inferior cerebellar artery-posterior inferior cerebellar artery bypass. J Neurosurg 2002;97:219-223. 经Journal of Neurosurgery授权后转载）。

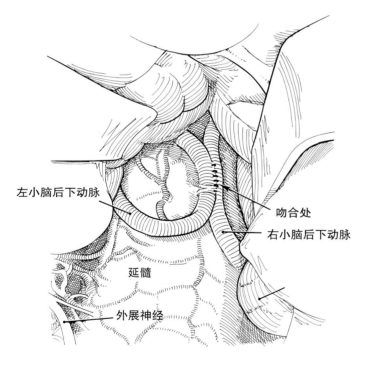

左小脑后下动脉

吻合处

右小脑后下动脉

延髓

外展神经

图8-20 完成侧侧小脑下后动脉（PICA）至PICA原位吻合的示意图。相近和平行的扁桃体延髓段和膜帆扁桃体段的小脑下后动脉走行，是适用这类血管重建术的理想血管。（图片源自Lemole GM, Henn J, Javedan S, et al. Cerebral revascularization performed using posterior inferior cerebellar artery-posterior inferior cerebellar artery bypass: Report of four cases and literature review. J Neurosurg 2002;97:219-223.经Journal of Neurosurgery授权后转载）。

合的后壁进行缝合。

如果动脉残端足够长，能靠近动脉而无须牵拉，那么动脉瘤切除和端端吻合则是原位搭桥的可行的替代方法[5]。切除和再吻合术特别适用于远端的真菌或梭形动脉瘤。原位搭桥有以下优点：不需要从颅外取得供体血管；供受体血管管径相近；只有一个吻合口且搭桥的长度很短；搭桥血管不易受损或闭塞；搭桥均保持高通畅率；搭桥完全在颅内；允许无缝的硬脑膜关闭。然而，供体和受体区域少数情况下会有搭桥血管闭塞或延迟闭塞危险。因此，在可能的情况下，应用颅外颈外动脉（ECA）分支作为供体移植蒂更安全。

参考文献

[1] The EC/IC Bypass Study Group. Failure of extracranial-intracranial arterial bypass to reduce the risk of ischemic stroke. Results of an international randomized trial. N Engl J

第Ⅱ部分 脑血管显微外科重建技术

Med 1985;313(19):1191–1200

[2] Albuquerque FC, Levy EI, Turk AS, et al. Angiographic patterns of Wing-span in-stent restenosis. Neurosurgery 2008;63(1):23–27

[3] Lemole GM Jr, Henn J, Javedan S, et al. Cerebral revascularization performed using posterior inferior cerebellar artery–posterior inferior cerebellar artery bypass: report of four cases and literature review. J Neurosurg 2002;97(1):219–223

[4] Kawashima M, Rhoton AL Jr, Tanriover N, et al. Microsurgical anatomy of cerebral revascularization. Part II: Posterior circulation. J Neurosurg 2005;102(1):132–147

[5] Quiñones-Hinojosa A, Lawton MT. In situ bypass in the management of complex intracranial aneurysms: technique application in 13 patients. Neurosurgery 2005; 57 (1, Suppl)140–145, discussion 140–145

[6] Rhoton AL Jr. The temporal bone and transtemporal approaches. In: Cranial Anatomy and Surgical Approaches. 8th ed. Philadelphia: Lip-pincott Williams & Wilkins, 2003:667

[7] Woitzik J, Horn P, Vajkoczy P, Schmiedek P. Intraoperative control of extracranial-intracranial bypass patency by near-infrared indocyanine green videoangiography. J Neurosurg 2005;102(4):692–698

[8] Alvernia JE, Fraser K, Lanzino G. The occipital artery: a microanatomical study. Neurosurgery 2006; 58(1, Suppl) ONS114–ONS122

[9] Nagasawa S, Sakaguchi I, Ohta T. The posterior temporal artery as the recipient in superficial temporal artery to posterior cerebral artery bypass: technical note. Surg Neurol 1999;52(1):73–77

[10] Ulku CH, Cicekcibasi AE, Cengiz SL, et al. Proximal STA to proximal PCA bypass using a radial artery graft by posterior oblique transzygomatic subtemporal approach. Neurosurg Rev 2009;32(1):95–99, discussion 99

[11] Touho H, Karasawa J, Ohnishi H, et al. Anastomosis of occipital artery to posterior cerebral artery with interposition of superficial temporal artery using occipital interhemispheric transtentorial approach: case report. Surg Neurol 1995;44(3):245–249, discussion 249–250

[12] Khodadad G. Occipital artery-posterior inferior cerebellar artery anastomosis. Surg Neurol 1976;5(4):225–227

[13] Hamada J, Todaka T, Yano S, et al. Vertebral artery–posterior inferior cerebellar artery bypass with a superficial temporal artery graft to treat aneurysms involving the posterior inferior cerebellar artery. J Neurosurg 2002;96(5):867–871

[14] Ogasawara K, Kubo Y, Tomitsuka N, et al. Treatment of vertebral artery aneurysms with transposition of the posterior inferior cerebellar artery to the vertebral artery combined with parent artery occlusion: technical note. J Neurosurg 2006;105(5):781–784

[15] Benes L, Kappus C, Sure U, et al. Treatment of a partially thrombosed giant aneurysm of the vertebral artery by aneurysm trapping and direct vertebral artery–posterior inferior cerebellar artery end-to-end anastomosis: technical case report. Neurosurgery 2006;59(1, Suppl 1) E166–E167

[16] Ausman JI, Diaz FG, Vacca DF, et al. Superficial temporal and occipital artery bypass pedicles to superior, anterior inferior, and posterior inferior cerebellar arteries for vertebrobasilar insufficiency. J Neurosurg 1990;72(4):554–558

[17] Ausman JI, Diaz FG, de los Reyes RA, et al. Anastomosis of occipital artery to anterior inferior cerebellar artery for vertebrobasilar junction stenosis. Surg Neurol 1981;16(2):99–102

[18] Touho H, Karasawa J, Ohnishi H, et al. Anastomosis of occipital artery to anterior inferior cerebellar artery with interposition of superficial temporal artery: case report. Surg Neurol 1993;40(2):164–170

[19] Saito H, Ogasawara K, Kubo Y, et al. Treatment of ruptured fusiform aneurysm in the posterior cerebral artery with posterior cerebral artery–superior cerebellar artery anastomosis combined with parent artery occlusion: case report. Surg Neurol 2006;65(6):621–624

第9章

原位血管重建术

Nader Sanai and Michael T. Lawton

对不能夹闭的、巨大的、长节段扩张型的（腊肠型，译者注）或血栓形成的动脉瘤，在其远端行血流重建，可以使得动脉瘤在闭塞后不会出现缺血并发症；或者可以安全地改变主干动脉血流方向或降低血流。颞浅动脉至大脑中动脉（STA-MCA）搭桥是最典型的吻合方法[1]。随后又出现了与其理念相同的一系列搭桥方法，其理念都是把头皮动脉或颈部的颈动脉的血流重建至脑部[2-17]，具体方法包括一个吻合口的直接吻合方法和包括两个吻合口的血管移植的方法。近几年，开始出现一些新的搭桥手术，例如进行颅内动脉之间的血管吻合，而不需要颅外供体血管[8, 9, 18-22]。这些颅内至颅内（IC-IC）搭桥比相应的EC-IC更简单、巧妙，解剖上更合适。IC-IC搭桥不需要颅外供体血管，颈部无须额外切口，比任何移植血管都短，并受颅骨保护，可以使供体与受体血管直径匹配。IC-IC搭桥术的优点也需要有经验更丰富的搭桥外科医生，此类术式的应用得到了已经显著增加。

◆ 适应证

IC-IC搭桥通常只在由于解剖复杂、大的或巨大的动脉瘤，长节段扩张型动脉瘤，动脉瘤内血栓形成或瘤颈粥样硬化形成而导致以常规的方法不能夹闭时才使用。球囊闭塞试验（BTO）可用于鉴别患者是否可以通过球囊单独闭塞或低血压激发试验（硝普钠滴注使平均动脉压降低20mmHg或平均动脉压降低25%，满足其中一项即可），一般来说高流量搭桥用于BTO失败的患者，低流量搭桥用于不能耐受低血压激发的患者。行BTO试验时，评价脑血流的影像学也可以代替BTO的激发试验（如降血压），如灌注CT扫描、xenon CT、SPECT或PET等。氙CT扫描，单光子发射CT或正电子发射断层扫描等方法可用来检测脑血流量，也可用来替代激发试验如低血压激发实验。其他需要考虑的因素包括动脉瘤的可夹闭性和患者血管造影的解剖特征（有无来自Willis环或软脑膜的侧支循环）。

◆ 手术技术

　　显微手术入路的选择取决于动脉瘤的位置。颈内动脉（ICA）动脉瘤可通过翼点入路，巨大动脉瘤可用眶颧入路来扩大暴露。相似的，翼点入路可用于MCA动脉瘤，巨大动脉瘤眶颧入路。大脑前动脉（ACA）动脉瘤用双额开颅，使大脑中线平行于

表9-1　标准的颅内-颅内搭桥术

手术方法	病例数	血管移植	血流量	吻合口数量	吻合方式
原位搭桥(In situ hypass)					
ATA-MCA	1	否	低	1	S-S
MCA-MCA	1	否	低	1	S-S
ACA-ACA	2	否	低	1	S-S
PCA-SCA	0	否	低	1	S-S
PICA-PICA	5	否	低	1	S-S
再植入术(Reimplantation)					
MCA-MCA	1	否	低	1	E-S
PC-CM	1	否	低	1	E-S
ATA-SCA	1	否	低	1	E-S
PICA-VA	3	否	低	1	E-S
再吻合术(Reanastomosis)					
MCA	5	否	低	1	E-E
ACA	1	否	低	1	E-E
PICA	5	否	低	1	E-E
IC血管移植搭桥术(IC bypass goaft)					
岩骨-床突上ICA	2	是	高	2	E-S
ICA-MCA	0	是	高	2	E-S
ACA-MCA	1	是	高	2	E-S
MCA-ACA	1	是	高	2	E-S
ACA-ACA	1	是	高	2	E-S
MCA-PCA	1	是	高	2	E-S
VA-SCA	2	是	高	2	E-S

注：ICA，颈内动脉；ATA，颞前动脉；ACA，大脑前动脉；MCA，大脑中动脉；PCA，大脑后动脉；SCA，小脑上动脉；AICA，小脑前下动脉；PICA，小脑后下动脉；VA，椎动脉；PC，胼周动脉；CM，胼缘动脉；S-S，侧-侧；E-S，端-侧；E-E，端-端。

图9-2　联合和复杂搭桥术

手术方法	EC-IC搭桥术	IC-IC搭桥术
双再植入术(double reimplantation)		
ECA-MCA-MCA	1	0
ACA-MCA-MCA	0	1
ACA-PC-CM	0	1
IC-IC 合并 EC-IC		
MCA-MCA 再吻合术(reanastomosis) + STA-MCA	0	1
ATA-MCA + STA-MCA	0	1
再吻合术合并插入移植STA **(Reanastomosis with interposition STA)**		
MCA-STA-MCA	0	1
双EC-IC(Double EC-IC)		
STA-MCA，吻合两根血管	1	0

注：EC，颅外；IC，颅内；ECA，颈外动脉；ACA，大脑前动脉；MCA，大脑中动脉；PC，胼周动脉；CM，胼缘动脉；ATA，颞前动脉；STA，颞浅动脉。

地面，向上倾斜45°，大脑半球因重力作用自然下垂。所有针对基底顶端动脉瘤的搭桥手术可采用眶颧入路。针对基底动脉主干动脉瘤的椎动脉-小脑上动脉（VA-SCA）搭桥术，经常需要远外侧联合颞下入路。一些枕动脉-大脑后动脉（OA-PCA）搭桥需要窦汇区入路，大部分小脑后下动脉（PICA）搭桥采用远外侧入路。

　　甘露醇（1g/kg）静滴和引流脑脊液如脑室穿刺、终板造瘘或打开蛛网膜池可以降低颅内压。在血管吻合术中，当载瘤动脉临时被阻断时，轻度低温和巴比妥诱导的脑电图暴发抑制能增强对缺血的耐受能力。据我们的经验，EC-IC搭桥时颅内血管阻断时间平均为46min（32~63min），IC-IC搭桥术中亦为46min（26~76min）。躯体感觉诱发电位或脑电图的改变很少见，但会受升压药升高血压所影响。在血管吻合期间，手术区域需要充分肝素化，但并不需要全身应用肝素。

　　治疗复杂动脉瘤的时候，原位血管重建通常是几种手术步骤的一步。还要包括动脉瘤的闭塞，可

能是动脉瘤孤立、近端闭塞、远端闭塞或动脉瘤直接夹闭，或者分期行血管内栓塞。血管内栓塞通常在搭桥术后2~3d进行。患者术后要立即开始口服阿司匹林（350mg/d）。

目前可有四种IC-IC搭桥术。按我们的经验，它们可以单独应用（表9-1），或者与其他术式共联合使用（表9-2）。每种术式都有其自身的解剖要求，因此每一例动脉瘤很可能照这样的方式之一考虑（见下文搭桥术选择部分）。

原位搭桥术

原位搭桥术需要供体和受体动脉位置平行且相互接近。四个部位有这样的解剖结构：MCA分支（M2和M3段）和颞前动脉（ATA）穿过大脑外侧裂时（图9-1）；双侧ACA进入大脑纵裂池行于胼胝体上时（A3和A4段）（图9-2）；PCA（P2和P3段）和SCA行经大脑脚周围的环池时（图9-3）；双侧PICA行经小脑延髓池在小脑扁桃体下方和延髓后方相会时（图9-4），原位吻合要进行单点侧侧吻合术。

再植术

有分支血管从动脉瘤根部发出的复杂动脉瘤，为了保留分支血管，通常能用串联夹闭法进行塑形（一个开窗夹环绕分支血管的起始处，再叠加一个直夹夹闭开窗部分）。对于塑形夹闭失败的病例，可直接夹闭瘤颈以夹闭动脉瘤，牺牲分支动脉、保存载瘤动脉。夹闭的分支动脉可转位到载瘤动脉以重建血流。此外，如果有另外的血管可以做供体，在供体动脉位置接近分支的时候，也可以将分支动脉再植入邻近的非载瘤动脉的供体动脉。如原位搭桥一样，大脑中动脉，大脑前动脉，小脑后下动脉动脉瘤都有这样适宜的解剖结构，再植入则需要进行单个端侧吻合。

再吻合术

再吻合术需要孤立动脉瘤，完全切断近端和远端动脉，然后将断端行端端吻合。这个术式适合小型或中型的梭形动脉瘤。分叉处的囊状动脉瘤通过简单的再吻合术很难重建，因为第二分支远端动脉也必须再植入或者使用一根颅外供体动脉搭桥。大型和巨型动脉瘤因切除动脉瘤后，载瘤动脉断端会远离吻合位点而难以再吻合。游离近端和远端的动脉可减少缝第一针时的血管张力。如果载瘤动脉距离过远或使用的拉力过大，缝线会撕裂管壁，从而使手术失败。PICA和MCA区的一些大动脉瘤其载瘤动脉足够长，也可行再吻合术。再吻合术需要进行单个端端吻合。

颅内血管移植搭桥术

颅内血管移植术是在颅内用移植血管把供体和受体动脉相连接，从而完成搭桥，该术式与EC-IC搭桥相比，不使用颅外供体血管。与使用大隐静脉跨越颈部到大脑外侧裂EC-IC搭桥术相比，颅内搭桥移植血管更短而且桡动脉足够长。选用桡动脉代替大隐静脉的原因是它系动脉，具有更高的长期通畅率，并且与颅内动脉的管径匹配。术前用多普勒超声进行Allen试验，保证尺动脉和掌弓对手充足的灌注。术中，前臂比大腿更易操作，尤其是当患者处于侧位或者俯卧位治疗后循环动脉瘤时。曾经有关于桡动脉移植的血管痉挛的报道，但在移植前可以通过压力扩张需要移植的血管，可将移植物浸入硝普钠和肝素混合液，可以避免上述情况发生。不同于其他IC-IC术式，颅内插入移植搭桥术要求至少两个吻合点，可以是端侧、端端或侧侧吻合。吻合术要精心设计，使颅内血管临时阻断和缝合时脑缺血危害降到最低限度。

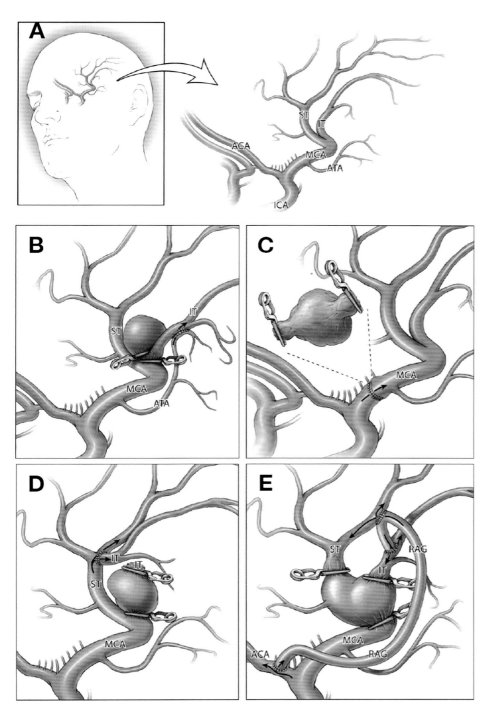

图9-1 （A~E）颅内-颅内搭桥术治疗大脑中动脉瘤。ICA，颈内动脉；ATA，颞前动脉；ACA大脑前动脉；MCA，大脑中动脉；ST，上干；IT，下干（图片源自 Sanai N, Zador Z, Lawton MT. Bypass surgery for complex brain aneurysms: an assessment of intracranial-intracranial bypass. Neurosurgery 2009;65(4):670-683.经授权后转载）。

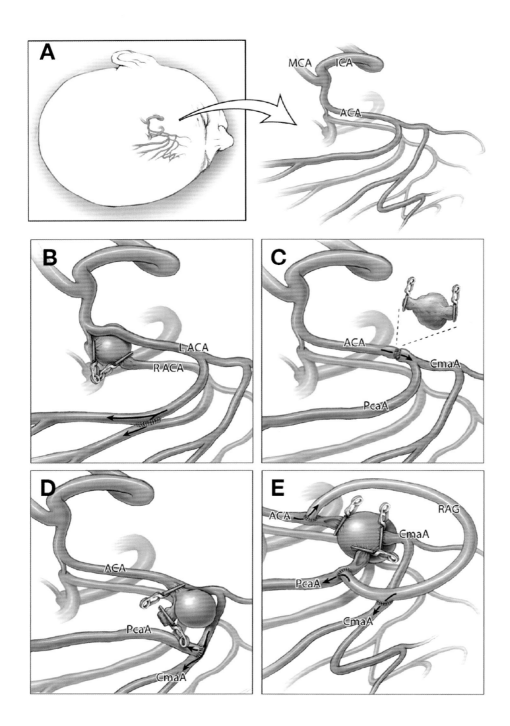

图9-2 （A~E）颅内-颅内搭桥术治疗大脑前动脉瘤。ICA，颈内动脉； ACA大脑前动脉；MCA，大脑中动脉；PcaA，胼胝体周围动脉；CmaA，胼胝体缘动脉；L，左；R，右（图片源自 Sanai N, Zador Z, Lawton MT. Bypass surgery for complex brain aneurysms: an assessment of intracranial-intracranial bypass. Neurosurgery 2009;65(4):670-683.经授权后转载）。

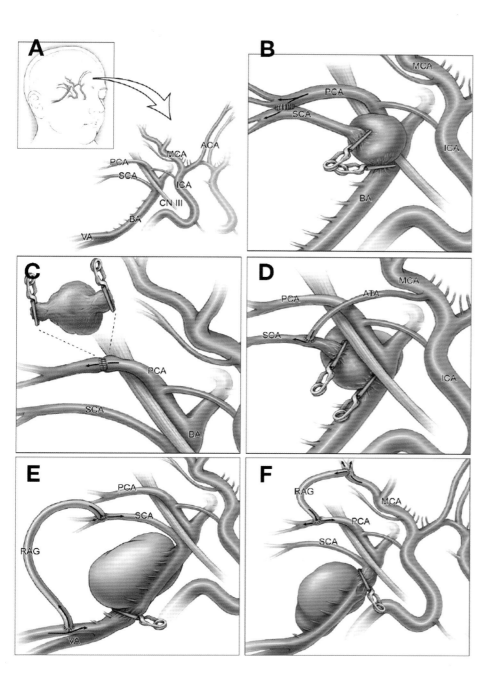

图9-3　（A~F）颅内-颅内搭桥术治疗基底动脉顶端动脉瘤。ICA，颈内动脉；ATA，颞前动脉；ACA大脑前动脉；MCA，大脑中动脉；PCA，大脑后动脉；SCA，小脑上动脉；BA，基底动脉；VA，椎动脉；CNIII，动眼神经（图片源自Sanai N, Zador Z, Lawton MT. Bypass surgery for complex brain aneurysms: an assessment of intracranial-intracranial bypass. Neurosurgery 2009;65(4):670-683.经授权后转载）。

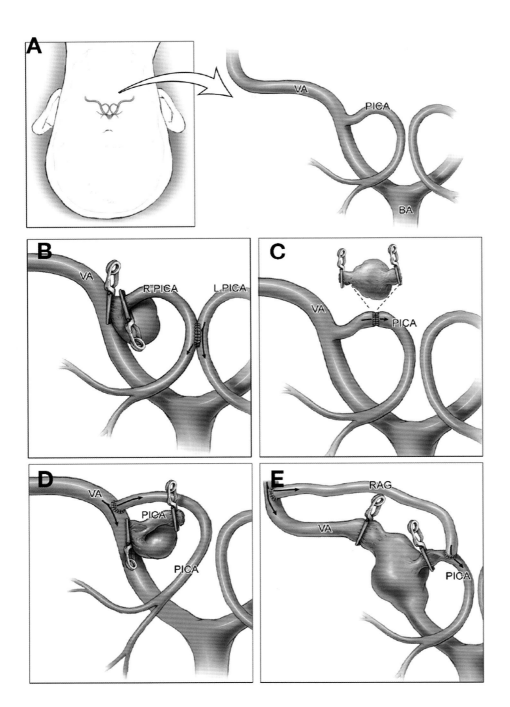

图9-4 (A~E)颅内-颅内搭桥术治疗小脑后下动脉瘤。PICA,小脑下后动脉;VA,椎动脉;BA,基底动脉;L,左;R,右;RAG,桡动脉移植物(图片源自Sanai N, Zador Z, Lawton MT. Bypass surgery for complex brain aneurysms: an assessment of intracranial-intracranial bypass. Neurosurgery 2009;65(4):670-683.经授权后转载)。

◆ 搭桥术选择

当前大部分EC-IC搭桥术已转为IC-IC搭桥术。ACA和PICA区域特别适于颅内重建，在我们的搭桥病例中，尽管大脑中动脉MCA和基底动脉顶端区域也分为EC-IC和IC-IC两种术式，随着A1 ACA-MCA和MCA-PCA搭桥术经验的增长，这两种术式已经成为首选。

如何从四种IC-IC术式中进行选择，取决于动脉瘤的解剖结构，供体动脉的匹配度，手术操作的深度和血管吻合的类型。梭形动脉瘤因其经常远离分叉，而且只有一个传入动脉和一个传出动脉，所以适合再吻合术。端端修复要求动脉瘤两端都切除到正常的动脉组织，无张力吻合。游离较长的动脉然后切除动脉瘤，就能把动脉吻合到一起。端端吻合是最简单的吻合术：用镊子尖在管腔内操作，可以看清半透明的血管壁，并可以帮助引导穿针；为完成缝合而需要的缝针数不是很多，通过旋转动脉就可以看清缝合的两个边。

与梭形动脉瘤相反，囊状动脉瘤有多条传出动脉，需要通过其他血管重建术来治疗。通过原位吻合和再移植，重建其中的一根传出动脉，另一个传出动脉在动脉瘤夹闭过程中予以保留。例如，当手术夹闭或介入栓塞ACoA动脉瘤时如果牺牲一根A2 ACA，可以采用ACA-ACA搭桥术。另一支未闭的A2 ACA可供给远端搭桥血管，恢复对侧ACA的血流。侧侧吻合通常是最困难的吻合术，因为深部缝合是在管腔内进行的。在吻合口两个头端定点缝合，用两个顶端的缝线把两个血管贴近。用缝合的方法先将两个动脉贴近，在动脉切开的吻合口的两个点做定点缝合打结。在顶端的打结处，第一针从管腔外穿进管腔，然后做连续缝合。缝合外侧（靠近上方的）两个血管的血管壁边缘，但要注意（两个血管的）所有四个血管壁边缘。最后一针从管腔

内穿出管腔，打结。在第二个缝线边（外侧）的缝合时从外向内缝合，操作比较容易。动脉切口的长度应该是动脉直径的3倍，以便使两个血管能宽松的相通。因此侧侧吻合比其他方式吻合需要更多的缝合次数。这种方式的吻合应该避免在深的、狭窄的区域内进行，可以再外侧裂、枕大池和纵裂内进行。如果在动脉瘤夹闭后影响了一个分支动脉，可以通过再植入法，将这个被影响的分支动脉用端-侧吻合的方法吻合到载瘤动脉、或另一个未受影响的分支动脉、或其他未受累的动脉。过去，PICA-VA是经常进行操作的再植入的手术部位，现在在MCA和ACA（胼周动脉到胼缘动脉的在植入，图9-5）这个区域也做得很好。再植入手术可以是"受体血管再植入"，即将这个受体血管的近端切断后与供体血管行端侧吻合，也可以是"供体血管再植入"，即将这个供体血管的远端切断，与受体动脉吻合，以供应一个新的血管区域。所以再植入的血管既可以是接受血流，也可以供给血流。例如颞前动脉（ATA)血管供应区为非功能区，将ATA吻合到小脑上动脉（SCA），能给SCA或基底动脉顶端供血（图9-6）。端侧吻合正像STA-MCA吻合那样，在供体血管末端做一个较大的切口（至少是其直径的两倍），受体血管也剪成竹片状（铲形），再两者吻合。先简单连续宽松缝合，在所有穿线都结束后，一起收紧缝线。"再植入"这种手术部位一定选择在较宽松的部位，这样可以通过旋转动脉看清楚两边的缝线情况。

当从动脉瘤发出的多根传出动脉被夹闭时需要进行复杂的重建术。例如，双植入技术可以通过三个吻合术重建分叉部（图9-7）。桡动脉移植血管近端先连接供体动脉以备移植。第一条传出动脉吻合到有血供的移植物，可迅速恢复血流。第二条传出动脉再吻合到移植血管远端，在做第二次植入吻合手术时候，要保证移植血管仍向第一次植入的

血管供血。在第一次吻合的远端和第二次吻合的近端（即两者之间）放置临时血管夹，使血流导入被植入（第一根）主干血管而保持另一根手术区域没有血供（以便吻合）。这种成功的血管分支再植入使脑缺血的风险降到了最低，术中每一段传出血管临时阻断的时间和做一次血管吻合所需要的时间相等。（因为每次都是阻断各自的血管，没有因为吻合数量增加而增加血流阻断的时间，译者注）。双重再植入技术也推及采用三重的再植入，并应用到三分叉的血管结构。采用另外的颅内血管移植物用更少的吻合数量来增加血流(图9-8)。比如MCA-PCA

重建基底动脉尖部位的四分叉血管结构，方法是利用一个单个的到大脑后动脉P2段的深部吻合和一个MCA主干的浅部的吻合。MCA主干在之前就已经准备好暴露在PCA的路径中了。颅内移植物搭桥，如MCA-PCA，并没有完全重建动脉结构，且可能没有完全闭塞动脉瘤，但能使血流转向，或在动脉瘤内建立了更良性的血流动力学环境。

搭桥术的选择最终取决于术中对动脉瘤和周围解剖结构的评估。先准备一个首选的搭桥方案和几个备选方案，以防万一（如准备好一个取移植物的部位）。可能会出现几个方案均可行（例如PICA-

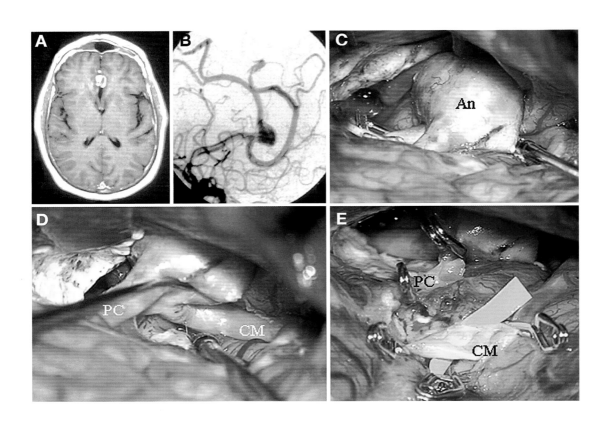

图9-5　受体血管再植入术。这是一个形成血栓的大脑前动脉（ACA）动脉瘤，T_1加权MRI轴位像（A），动脉瘤起源于胼周动脉（PC）和胼缘动脉（CM）分叉，右颈内动脉血管造影，侧面像（B）。（C, D）动脉瘤（An）通过双额冠状瓣经大脑纵裂暴露，利用重力使右侧大脑半球下垂（右侧大脑半球在下；左大脑半球在上；鼻子朝右）。尝试动脉瘤夹闭、重塑动脉瘤颈未成功，瘤腔内血栓造成胼周动脉被夹闭。（E）没有尝试切开动脉瘤，去除血栓和重塑颈部，而是夹闭、切断胼周动脉，并移植到胼缘动脉。

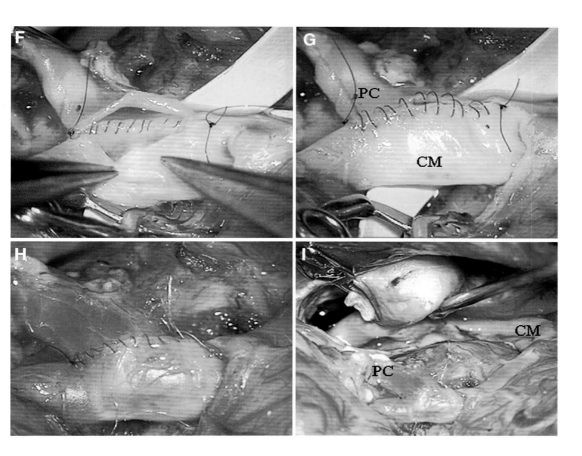

图9-5（续） 施行端侧PC-CM吻合术（[F]后壁，[G]前壁，[H]完成后）。（I）CM动脉完全供给远端ACA区域血流。远端动脉瘤夹闭造成完全栓塞。（A～E）颅内-颅内搭桥术治疗大脑中动脉动脉瘤。ICA，颈内动脉；ATA，颞前动脉；ACA大脑前动脉；MCA，大脑中动脉；ST，上干；IT，下干（图片源自 Sanai N, Zador Z, Lawton MT. Bypass surgery for complex brain aneurysms: an assessment of intracranial-intracranial bypass. Neurosurgery 2009;65(4):670-683.经授权后转载）。

PICA搭桥术和PICA再植入术），或没有选择（例如PCA的P$_3$段动脉瘤），或意外获得的选择（例如ATA-SCA搭桥术）。考虑选择那些利于动脉瘤闭塞、恢复正常血供和在技术上最可行的搭桥方案。

◆ 总结

尽管实际应用中存在很多的技术性难题，但是IC-IC搭桥术的优势使其极具应用价值。首先，头皮动脉的管径变化大，有时用来吻合动脉瘤远端的血管太小。虽然头皮动脉会随着时间推移而扩大，但仍不能立即满足需要。深部搭桥至中线或中线旁动脉会需要8cm或更长的头皮动脉，但它可能在吻合的深度因过小而不能保证安全。相反，原位搭桥、再吻合和再植入术所用的供体动脉其直径匹配或超过受体动脉。其次，使用颈动脉的EC-IC搭桥术需要较长的移植血管，限制了桡动脉的使用。由此，大隐静脉比桡动脉更常用，但又导致移植物和颅内血管的管径不匹配。长的移植血管也与低的长期通畅率相关。相反，颅内搭桥移植物更短，可以经常使用桡动脉。它们较小的管径和颅内动脉相似，增强了吻合的效果。再其次，IC-IC搭桥术不需要颈部切口，减少损伤，更美观。颅内搭桥术对颈部扭转、

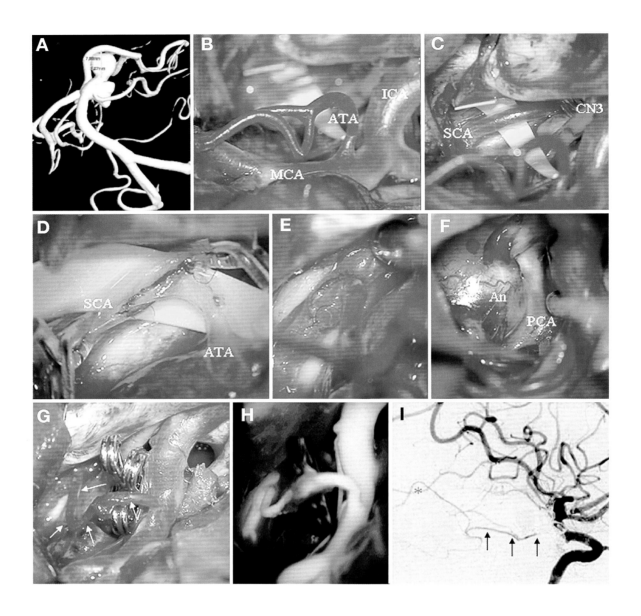

图9-6 供体再植入。（A）55岁女性患者，自发性蛛网膜下腔出血，旋转血管造影三维重建显示为小脑上动脉（SCA）分叶形动脉瘤。介入治疗仅能栓塞上叶，残留瘤颈以保留SCA起始部。患者接受手术治疗以避免出血。术中仔细探查相关解剖结构后发现夹闭动脉瘤的时候不可避免会夹闭SCA，因此需要通过搭桥以保留SCA。大脑外侧裂内颞前动脉明显可见（ATA；B），它的长度足够到达SCA（C）。（D）ATA在远端横切，通过端侧吻合再植入SCA。当吻合血管证实通畅后（E），分离动脉瘤（An）颈（F）并夹闭（G）。吲哚菁绿血管造影证实ATA-SCA血流良好（H），术后血管造影显示（左颈内动脉造影，侧位像）左SCA显影（I中箭头所指）。SCA走行越过小脑蚓部（红色星号）。牺牲ATA没有导致神经功能障碍。MCA，大脑中动脉；ICA，颈内动脉；PCA，大脑后动脉；CN3，动眼神经（图片源自Sanai N, Zador Z, Lawton MT. Bypass surgery for complex brain aneurysms: an assessment of intracranial-intracranial bypass. Neurosurgery 2009;65(4):670-683.经授权后转载）。

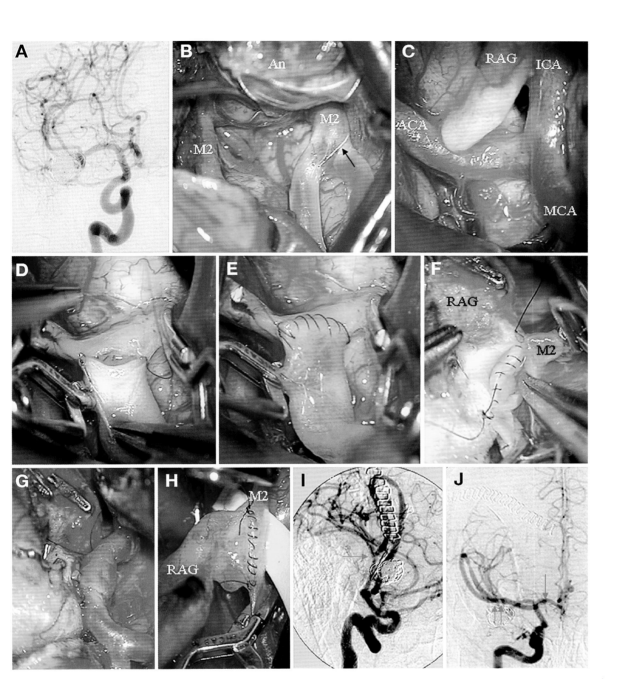

图9-7　用双再植入的方法行颅内移植血管吻合。（A）右侧颈内动脉（ICA）造影前斜位，显示破裂的右侧大脑中动脉（MCA）动脉瘤，栓塞术后6个月复发。(B)术中，MCA的两条M2主干从动脉瘤（AN）根部发出，直接夹闭动脉瘤后无法保持其通畅。注意M2的颞干管腔内弹簧圈（黑色箭头）。大脑前动脉（ACA）A1段作为供体血管（C）以端侧吻合与桡动脉（RAG）移植血管连接（D，E）。M2段额支以侧侧吻合与桡动脉移植血管连接，显示缝合好的腔内深部缝合线（F）以及缝好后的浅部缝合线（G）。（H）桡动脉的末端绕过M2段的颞支主干，并与之端侧吻合。术后血管造影（右ICA，侧位（I）和前后位（J））证实了搭桥的通畅　。MCA主干充盈（红箭头显示吻合处）。(图片源自 Sanai N, Zador Z, Lawton MT. Bypass surgery for complex brain aneurysms: an assessment of intracranial–intracranial bypass. Neurosurgery 2009;65(4):670–683. 经授权后转载.)

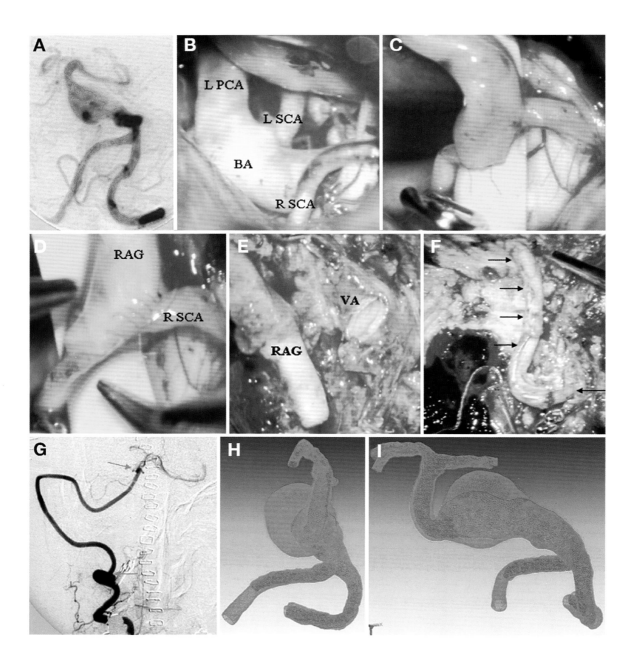

图9-8 颅内血管移植搭桥术。（A）基底动脉干巨大的梭形动脉瘤（左椎动脉血管造影，前斜面观），两年内由一个小的、无症状的动脉瘤迅速扩大成为一个具有占位效应的巨大动脉瘤，伴发轻度偏瘫、发音困难、步态不稳。通过VA至小脑上动脉（SCA）搭桥术治疗。（B）远外侧-颞部联合入路，颞下显示基底动脉（BA）顶端。（C、D）一段桡动脉（RAG）吻合到右侧SCA。（E）移植血管近端连接到枕骨大孔区硬膜外VA。

术中（F中箭头指向）和血管造影（G；右VA造影，正面观，红箭头示吻合处）显示VA-SCA搭桥血管的走形。VA-SCA搭桥和右VA夹闭造成动脉瘤管腔内血栓形成，在增强MRA生成的覆盖容积图像上术前显示为蓝色，术后为红色［侧面观（H）和正面观（I）］（图片源自Sanai N, Zador Z, Lawton MT. Bypass surgery for complex brain aneurysms: an assessment of intracranial-intracranial bypass. Neurosurgery 2009;65(4):670-683.经授权后转载）。

外伤和外部压迫性闭塞的耐受力要比EC-IC强。第四，IC-IC搭桥不需要准备颅外的供体血管，节省时间和精力。颅内供体血管就在手术区中，准备工作最少。

参考文献

[1] Yasargil M. Anastomosis between Superficial Temporal Artery and a Branch of the Middle Cerebral Artery. Stuttgart: Georg Thieme Verlag; 1969

[2] Auguste KI, Quiñones-Hinojosa A, Lawton MT. The tandem bypass: subclavian artery-to-middle cerebral artery bypass with Dacron and saphenous vein grafts. Technical case report. Surg Neurol 2001;56(3):164–169

[3] Barnett DW, Barrow DL, Joseph GJ. Combined extracranial-intracranial bypass and intraoperative balloon occlusion for the treatment of intracavernous and proximal carotid artery aneurysms. Neurosurgery 1994;35(1):92–97, discussion 97–98

[4] Başkaya MK, Kiehn MW, Ahmed AS, et al. Alternative vascular graft for extracranial-intracranial bypass surgery: descending branch of the lateral circumflex femoral artery. Neurosurg Focus 2008;24(2):E8

[5] Friedman JA, Piepgras DG. Current neurosurgical indications for saphenous vein graft bypass. Neurosurg Focus 2003; 14(3):e1

[6] Kato Y, Sano H, Imizu S, et al. Surgical strategies for treatment of giant or large intracranial aneurysms: our experience with 139 cases. Minim Invasive Neurosurg 2003;46(6):339–343

[7] Langer DJ, Van Der Zwan A, Vajkoczy P, et al. Excimer laser-assisted nonocclusive anastomosis: an emerging technology for use in the creation of intracranial-intracranial and extracranial-intracranial cerebral bypass. Neurosurg Focus 2008;24(2):E6

[8] Lawton MT, Hamilton MG, Morcos JJ, et al. Revascularization and aneurysm surgery: current techniques, indications, and outcome. Neurosurgery 1996;38(1):83–92

[9] Lemole GM Jr, Henn J, Javedan S, et al. Cerebral revascularization performed using posterior inferior cerebellar artery-posterior inferior cerebellar artery bypass: report of four cases and literature review. J Neurosurg 2002;97(1):219–223

[10] Mohit AA, Sekhar LN, Natarajan SK, et al. High-flow bypass grafts in the management of complex intracranial aneurysms. Neurosurgery 2007;60(2, Suppl 1)ONS105–ONS122

[11] Morgan MK, Sekhon LH. Extracranial-intracranial saphenous vein bypass for carotid or vertebral artery dissections: a report of six cases. J Neurosurg 1994;80(2):237–246

[12] Quiñones-Hinojosa A, Du R, Lawton MT. Revascularization with saphenous vein bypasses for complex intracranial aneurysms. Skull Base 2005;15(2):119–132

[13] Regli L, Piepgras DG, Hansen KK. Late patency of long saphenous vein bypass grafts to the anterior and posterior cerebral circulation. J Neurosurg 1995;83(5):806–811

[14] Rivet DJ, Wanebo JE, Roberts GA, et al. Use of a side branch in a saphenous vein interposition graft for high-flow extracranial-intracranial bypass procedures: technical note. J Neurosurg 2005;103(1):186–187

[15] Santoro A, Guidetti G, Dazzi M, et al. Long saphenous-vein grafts for extracranial and intracranial internal carotid aneurysms amenable neither to clipping nor to endovascular treatment. J Neurosurg Sci 1999;43(4):237–250

[16] Ustün ME, Büyükmumcu M, Ulku CH, et al. Radial artery graft for bypass of the maxillary to proximal middle cerebral artery: an anatomic and technical study. Neurosurgery 2004;54(3):667–670

[17] Zhang YJ, Barrow DL, Day AL. Extracranial-intracranial vein graft bypass for giant intracranial aneurysm surgery for pediatric patients: two technical case reports. Neurosurgery 2002;50(3):663–668

[18] Bederson JB, Spetzler RF. Anastomosis of the anterior temporal artery to a secondary trunk of the middle cerebral artery for treatment of a giant M1 segment aneurysm: case report. J Neurosurg 1992;76(5):863–866

[19] Candon E, Marty-Ane C, Pieuchot P, et al. Cervical-to-petrous internal carotid artery saphenous vein in situ bypass for the treatment of a high cervical dissecting aneurysm: technical case report. Neurosurgery 1996;39(4):863–866

[20] Evans JJ, Sekhar LN, Rak R, Stimac D. Bypass grafting and revascularization in the management of posterior circulation aneurysms. Neurosurgery 2004;55(5):1036–1049

[21] Quiñones-Hinojosa A, Lawton MT. In situ bypass in the management of complex intracranial aneurysms: technique application in 13 patients. Neurosurgery 2005;57(1, Suppl)140–145

[22] Sekhar LN, Natarajan SK, Ellenbogen RG, et al. Cerebral revascularization for ischemia, aneurysms, and cranial base tumors. Neurosurgery 2008;62(6, Suppl 3)1373–1408

第10章

间接血管重建术治疗Moyamoya综合征

E.R.Smith，R.Michael Scott

Moyamoya综合征已经越来越多地被人们所认识，它是引起卒中的病因之一，它的特征表现为颈内动脉颅内段及其近端分支进行性狭窄。由于这些血管狭窄，造成在颈动脉分叉附近和皮层表面形成一个侧支循环血管网，在颈外动脉分支也会形成。少数病例这个过程会累及后循环，包括基底动脉和大脑后动脉。有人将其分为Moyamoya病（moyamoya病的特发型）和Moyamoya综合征，后者是指一种合并其他病情的血管病变，这些病情包括（不限于）之前有头颈部肿瘤放疗史、Donw综合征、神经纤维瘤病Ⅰ型、大型面部血管瘤、镰刀型细胞病、自身免疫性疾病（如Graves病）、先天性心脏病和肾动脉狭窄等。

大多数患者表现为缺血症状，反复发作的短暂缺血发作（TIAs）或者脑卒中。成人也常表现为脑实质出血。也有少数患者表现为癫痫和头痛。

Moyamoya病的自然史并不明确，疾病进展可以很慢，可以有很少见的间歇性中风，也可以急性发作，出现急性的神经功能障碍[1,2]。然而，在大多数患者中

（包括无症状的患者），病程的进展是不可避免的，而且单独药物治疗并不能阻止病情的发展[3-5]。如果不治疗，2／3的患者5年内症状将会进一步发展，预后较差[6-8]。相比之下，根据一项超过1100例患者的Meta分析结果，手术后患者症状逐步进展的比例约为2.6%，因此有明显差别[9]。

怀疑有Moyamoya综合征的患者可以首先从磁共振（MRI）或计算机断层扫描（CT）检查开始。可以发现包括ICAs、大脑中动脉和大脑前动脉狭窄、基底节区Moyamoya侧支循环形成和反复存在的陈旧性梗死。有时能够凭借FLAIR上的"常春藤"征，一种皮质脑沟内的高信号，推测脑血流量减少。明确的诊断是基于动脉造影上特征性征象：双侧颅内颈内动脉狭窄，并可延伸至大脑前动脉和大脑中动脉（图10-1）。疾病的发展程度通常按最早由Suzuki等人提出Moyamoya综合征六个进展阶段来划分[3]。Suzuki分级系统的中期在血管造影上表现为脑底广泛的侧支循环网的形成，具有典型的"烟雾样"表现。颈外动脉造影对明确已经形成的侧支循环非常重要，

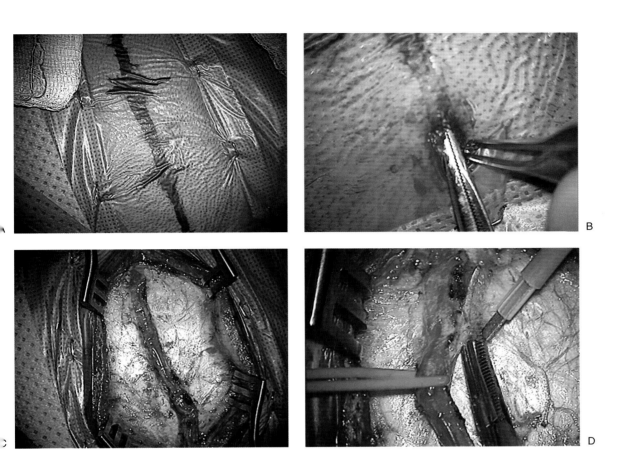

图10-1　软膜血管融通的开始的操作：（A）通过多普勒标出颞浅动脉的顶支走行；（B）在切口远端用精细的S形钳（S-curved snap）进行皮下分离；（C）完成了STA的分离，但还没去除其外膜袖套；（D）在单极电凝的帮助下，完成STA的分离，注意所有操作都在显微镜下进行。

如果情况如此，手术不能破坏这些侧支循环。常规血管造影也能明确一些Moyamoya病患者伴随的动脉瘤和动静脉畸形。

一旦诊断明确，患者就应当转至有丰富治疗经验的Moyamoya病的医疗中心。一般来说，患者就诊时的神经功能状态比年龄更能预测其长期预后[1]。因此，早期诊断极其重要，一旦诊断明确，需立即转至治疗中心。一个奇怪的现象是，Moyamoya病的动脉病变累及ICA而不累及ECA，这为Moyamoya病的手术治疗提供了基础，使得利用ECA为缺血的大脑半球提供动脉血流成为可能。主要有两种血管重建的方法：直接法和间接法。

直接血管重建是把ECA的分支（通常为颞浅动脉[STA]）分离后与皮质动脉（通常为MCA的远端分支）吻合即STA-MCA搭桥术。间接血管重建是利用转移ECA供血血管丰富的组织（硬膜、肌肉和STA血管蒂），使之与大脑接触，促使新生血管长入脑皮质。

直接血管重建已经应用于成年患者，立即增加缺血脑组织的血流是其主要优点。间接血管重建后几周内一般不会出现脑血流的增加。但是，由于儿童供体与受体血管太小，直接血管重建在技术上非常困难，使得间接技术更有吸引力。然而，有报导，对儿童应用直接手术与非直接手术应用于成人所取得效果是一样的[10-12]。关于这两种技术优缺点的争论一直较大，一些医疗中心提倡两种技术联合应用[12-14]。在此将介绍一种间接血管重建技术——软脑膜血管融通术。由本书主编首次报道，已成功应用于儿童和成人，包括手术指征、围术期管理、手术技术和避免并发症的措施[1]。

◆ 软脑膜血管融通术（pial synangiosis）

我们在最近报道了一个针对镰刀型细胞病合并Moyamoya病的详细的围术期处理方案(表10-1)[15]。这一方案，除了和血液相关的干预措施以外，都是源自我们治疗的所有Moyamoya病患者的实践，强调了关于外科治疗的一般的策略。

◆ 手术指征

经影像学检查证实为Moyamoya综合征的患者，手术指征包括：

表10-1　Moyamoya综合征围术期处理策略

术前一天
继续阿司匹林治疗（通常若体重＜70kg，每次81mg／d，口服，体重≥70kg，每次325mg／d，口服。
术前1d入院静脉补液（1.25~1.5倍等渗溶液维持）

诱导麻醉
安装心电监护
在麻醉诱导过程中维持正常血压，正常体温（特别是小儿），正常PCO_2（避免过度换气以尽量减轻血管收缩。$PCO_2＞35mmHg$）和正常酸碱度（pH）。
建立静脉通路，动脉通路，气囊导尿管和脉搏氧饱和度仪。
心前多普勒仪器监测静脉空气栓塞。与髓外造血导致的骨质增生有关。

手术期间
维持正常血压、PCO_2、pH、体温，充足的给氧和补液。
脑电图变慢应升高血压或者其他使脑血流量增加的措施。

术后
避免过度通气（在哭叫的患儿中会发生）；疼痛的控制也相当重要。
术后第一天维持阿司匹林治疗。
静脉给予1.25~1.5倍容量的液体直到患儿全恢复，正常饮水（通常48~72h）。

引自：Smith ER，McClain CD.Heeney M.Scott RM xiyding 修订。软膜血管融通术在Moyamoya综合征和镰刀性贫血患者中的应用：术前管理和手术结果。Neurosurg Focus 2009；26（4）：E10

◆ 有明显的脑缺血引起神经系统症状的病史

◆ 脑循环和代谢检查显示局灶性脑血流、血管反应性和（或）脑灌注储备降低（有指导意义但不是绝对的）

对手术风险较大的患者，手术的相对禁忌证有，严重的心脏病、脑卒中引起的身体高度虚弱以及其他一些并发疾病。另外，如果患者诊断不是很明确，或者半球脑组织的Suzuki分级的级别较低（Ⅰ级—或少数的Ⅱ级），则需密切随访，并连续观察影像学情况。

◆ 术前策略与影像学评估

对于Moyamoya病患者来说，术前准备对手术成功非常重要。术前处理维基于影像学检查，以及维持高容量、正常二氧分碳分压和预防血栓形成。全部6根血管（双侧颈内动脉，双侧颈外动脉和双侧椎动脉）的血管造影对于制定手术计划至关重要：

◆ 准确判断疾病的状态。

◆ 辨认跨硬膜侧支血管以便在术中进行保护。

◆ 确定头皮有合适的供体血管（通常是颞浅动脉的顶支）。

一旦决定手术，则必须遵循标准化的围术期处理方案。脱水可能造成颅内低灌注，因而是非常危险的。为了减少在麻醉诱导期血压的波动，一般在术前一天让患者住院，并给予静脉补液。如果患者没有潜在的心脏或者肾脏疾病，则以1.5倍的维持量的等渗液体。除非有药物禁忌，否则一旦确诊为Moyamoya病，患者需要每天口服阿司匹林以防止低流量的皮层血管形成血栓。治疗一直持续到手术前一天（术后继续口服）。必须积极控制患者的疼痛和焦虑情绪，特别是儿童，因为当患儿张口哭泣时会使脑血管收缩导致脑卒中的发生。激素、脱水药如甘露醇和抗惊厥药物不常规使用。

◆ 麻醉和监护

经验丰富的麻醉团队对于手术的成功非常关键。一般来说，麻醉前用药可以减少患儿哭泣，以防止脑血管收缩和可能的脑缺血。在任何时刻特别是麻醉诱导期应该竭力避免低血压、高体温和高碳酸血症。在气管插管前，肌肉阻滞用非去极化肌松药。维持麻醉使用低剂量的异氟烷（一种脑血管扩张剂）、氧化氮／氧气混合气体和芬太尼。呼气末PCO_2维持在稍高于正常值范围（35~40mmHg）以最大限度减轻脑血管收缩。维持正常血压。避免使用利尿剂（甘露醇和呋塞米）以预防低血压。

除了常规的麻醉监护以外，我们常规使用脑电图（EEG）监测。术中应用脑电图可以确定局灶性的慢波，提示脑血流受影响，手术组可以采取即刻的补救措施。脑电图技术人员必须向手术组报告脑电图的变化，这样手术组能够快速调整血压、PCO_2和麻醉药物。

◆ 手术技巧与方案设计

对于双侧血管病变的患者，通常用一个手术体位治疗双侧病变。首先通过临床诊断或者放射学影像诊断优先治疗病变较重的一侧。如果通过Suzuki评分和临床诊断评估两侧病变严重程度差不多，则通常先治疗优势半球病变一侧（通常是左半球）。

手术技术包括以下步骤：

（1）通过多普勒超声确定供体动脉（通常是颞浅动脉的顶支），然后从血管远段至近段剥离血管，血管连同少部分帽状腱膜和周围软组织。

（2）在动脉下方区域行大骨瓣开颅。

（3）切开硬膜，至少形成6个瓣，扩大暴露在软脑膜表面的硬脑膜面积，借此促进来自于硬脑膜的侧支循环的形成。

（4）硬脑膜打开后，广泛打开蛛网膜。

（5）把完整的共体血管直接缝至软脑膜表面，用10-0尼龙线间断缝合供体血管膜和下方的软脑膜4-6针。

（6）硬脑膜广泛敞开，表面覆盖明胶海绵，然后小心复位骨瓣，避免压迫供体血管。

（7）用可吸收线仔细缝合颞部肌肉和皮肤，同样要避免压迫到供体血管。

以上步骤的原理是打开蛛网膜，去除新生血管长入脑内的屏障，为来自脑脊液和脑组织的血管生长因子提供更多的供体血管。然后将供体血管外膜缝至软脑膜表面来维持它与脑的接触，蛛网膜已经清除，以保证供体血管和脑保持稳定的接触：这样才能使新血管更容易向脑内生长。

在手术之前，还需要准备一些特殊的仪器，包括：

◆ 便携式"笔形"多普勒超声探头，用来确定颞浅动脉走行。

◆ 手术显微镜。

◆ 高速钻头（连有脚踏开关）。

◆ 显微剥离器械（包括精细剥离镊，Vanass眼科剪，一次性蛛网膜刀）。

◆ Colorado 点状电凝器（一种头端非常精细的单极电凝）

◆ 多个15号刀片（用于分离颞浅动脉）。

◆ 罂粟碱。

手术室还按照标准化设置，室内的脑电图仪配备可视化显示屏。显微镜助手镜置于术者的右侧（假设术者是右利手），从手术开始就放好消毒膜。洗手部位也置于术者右侧。随时用的器械放在手术器械台上，该器械台放在患者躯干上方。显微镜的底座置于术者的左边。麻醉医生位于手术者的左边或者手术台的尾部。

患者摆好体位。按标准放置脑电图电极。按照血管造影片上颞浅动脉的范围剃头。用多普勒超声探头

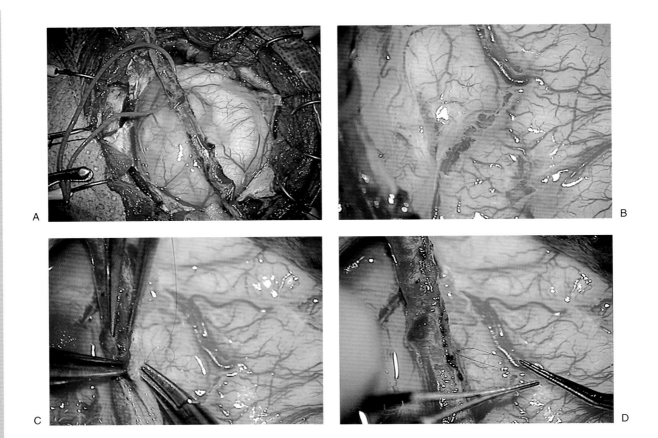

图10-2 软膜血管融通术开颅步骤的术中照片。硬脑膜剪成星状瓣（放射状），显示颞浅动脉（STA）走行。（B）打开蛛网膜，如果可能，通常先打开血管上方的蛛网膜，然后打开皮层上方的蛛网膜。（C）用10-0尼龙线缝合软脑膜与颞浅动脉袖套的技术。（D）完成缝合，显示软脑膜很好地贴覆在血管上。

检测出颞浅动脉顶支的位置，并且用消毒的22号针头在头皮上按颞浅动脉顶支走行从头顶到颧弓根部划一道细痕。头架固定头部，患者仰卧位，头部旋转至与地面平行，这样颞浅动脉处于水平位。必要时旋转体位以减少患者颈部的张力，抬高头部高于躯体以利于静脉回流。颞浅动脉区域准备就绪，耳和脸一般置于手术视野外。

◆ 手术步骤

切皮之前，静脉应用抗生素，开启显微镜。

血管分离

高倍显微镜下，用15号刀片在颞浅动脉末端切开。术者使用细而弯的儿科止血钳和齿状Adson镊（助手持吸引器和另一把止血镊）以寻找头皮下的颞浅动脉。用止血钳在颞浅动脉上方重复分离皮下组织，然后用止血钳向上牵拉头皮，助手在止血钳上方切开皮肤，沿着颞浅动脉分离直到颧弓根部。操作时务必小心，避免撕裂血管，尤其在弯曲或者发出侧支血管的地方。小的头皮血管用滴水双极镊电凝止血（通常用尖镊设定在25）。当沿血管向近端分离时，用一块0.5cm×3cm大小的棉片覆盖远端已分离的血管。颞浅动脉分离越长越好（10cm最佳，但不总是能成功，尤其是患儿；图10-1）。

在分离出颞浅动脉分支后，用带有Colorado针头样头端的电凝器（低功率设置，通常是标准切皮肤时设置的1/3~1/2）配合双极电凝和显微剪刀切断血管两边的帽状腱膜和软组织向深部直到颞肌筋膜；血管两边各留大小约1~2mm筋膜。在近段和远端各放置两个自动牵开器。分离通常止于额支分叉处，如果可能，保护好额支，如果分叉较高影响颞浅动脉的游离，则可以切断。术前血管造影可以显示额支是否提供重要的脑内侧支循环，这有助于决定是否可以切断额支。血管分离后，把一个血管牵引带置于颞浅动脉远端下方，用于把分离的血管从颞肌表面抬起。然后可用单极电凝游离血管周围和下方的结缔组织。

开颅术

一旦颞浅动脉分离完成，移除显微镜，翻起皮瓣，使用电凝减少出血，向前向后行帽状腱膜下分离。用电刀将颞肌切成4块。将肌肉从颅骨上剥离（用电刀），用多功能Lone Star（CooperSurgical. Inc.Trumbull.CT）拉钩（鱼钩）向后牵开。分别在颅骨上下方钻孔两枚，骨孔位于颞浅动脉的远端和近端。用3号剥离器（自骨孔）分离硬脑膜，再使用脚踏开关，用铣刀锯开颅骨，成游离骨瓣，骨窗尽可能大些。注意避免伤及血管。最好由助手用牵开器保护好血管。

切开硬膜

再次确认血管造影片有助于避免破坏已经存在的硬膜侧支循环。先用15号刀片沿供体血管长轴切开硬膜。然后放射状切开硬膜，血管两侧各3片，共6片，用4-0线牵开。将小片明胶海绵放置在拉开的硬膜和骨窗的边缘之间用来止血。注意，尽管止血对于这类患者来说相当重要，但还是要尽量减少对

硬脑膜的电凝，以免影响侧支血管的生成。

显微镜下打开蛛网膜以及进行软膜血管融通术

显微镜下，使用蛛网膜刀，Van Ness剪刀和Jeweler镊广泛打开蛛网膜。出血可用冲洗或小片明胶海绵控制。供体血管置于蛛网膜打开后的脑表面。使用带有10-0尼龙线的BV-75针将供体血管的外膜缝至相邻皮层表面的软脑膜，每针打3个结。一般至少缝3针。如果发生血管痉挛，局部用罂粟碱进行处理。

关颅

血管融通术完成后，移除显微镜。将硬脑膜覆盖在脑表面，不缝合。骨窗内放置一大块盐水浸泡过的明胶海棉（不用"凝血酶"止血材料——可能有增加血管痉挛的风险）。扩大骨瓣上的二个骨孔，利于血管进出（图10-3）。骨瓣复位，小钛片固定（不覆盖骨孔），垂直方向缝合颞肌以防止对颞浅动脉造成压迫。用3-0 Vicryl线间断缝合帽状腱膜（患儿用4-0缝线），注意避免损伤颞浅动脉。最后，使用4-0 Rapide（Ethicon，Somerville，NJ）线或其他可吸收缝线连续缝合头皮。有时候，骨瓣复位时会出现脑电波变慢。这一现象通常在移除骨瓣一段时间后会消失，然后可再次复位骨瓣。

对侧病变的处理

如果脑电图稳定，而对侧也受累，则先把伤口包扎上。重新摆体位，在对侧实行同样的手术。由于第一次手术中脑脊液的丢失使得对侧蛛网膜打开变得更加困难。正如先前所讨论的，通常优先治疗有主要或典型症状的一侧，即使有什么术中事件妨碍继续进行另一侧手术，最重要的一侧大脑半球已得到有效治疗。

◆ 并发症的预防

在我们这组143例患者中，最主要的并发症是脑卒中，发生率为4%。主要危险因素包括围术期神经功能不稳定，1个月内有卒中病史或血管造影显示某种危险因素如后循环Moyamoya病。2例围术期死亡患者与缺血性卒中相关：1例5岁儿童在术前有进展性脑卒中，另1例15岁的男孩原先有基底动脉突发性闭塞，ICA是后循环唯一供血动脉，单侧术后突然出现闭塞。其他并发症包括4例硬膜下血肿，需手术清除，2例脑脊液漏。

术前

在患者推入手术室前，精心的术前准备对于避免并发症具有非常重要的意义。理想情况是，患者在手术前应该有稳定的精神状况，并且至少术前1个月前没有发生严重的脑卒中。患者在术前必须要有最佳的药物准备方案，包括前面介绍过的术前补液（表10-1）。术前的影像学资料对于血管的选择至关重要（颞浅动脉的顶支可能较小或者缺失，而迫使选择额支或者耳后支）。

术中

任何时候都需要避免患者过度换气和低血压。时刻关注脑电图慢波。通过麻醉药对生理状况的调整可以改善脑电图的变化。对于接受阿司匹林治疗的患者，自始至终必须仔细止血，这对预防术后出血非常重要。必须仔细分离颞浅动脉以避免血管撕裂或侧支撕脱。电凝切断侧支血管能够减少无意中损伤供体血管的风险。注意关颅的细节能以减少脑脊液漏的发生。

术后

继续静脉输注1.5倍维持量的液体48~72h，直到患者能够自行经口补充足够液体为止。积极的疼痛控制能够减少血压的波动和过度通气。护士和医生经常地、细致地进行神经功能检查，及时发现可能的脑缺血，这一点至关重要，因为这样可以进行早期干预，避免发展为完全性卒中。

◆ 随访

对Moyamoya病患者的认真随访是对病情变化的监测以及采取相应治疗的重要保障[9, 16]。通常在术

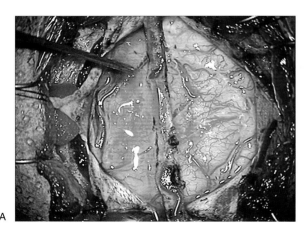

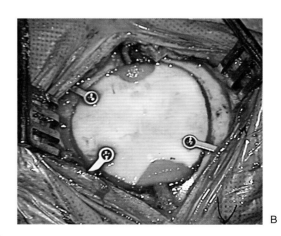

图10-3 软脑膜融通结束。（A）在硬膜复位和放置明胶海绵（Pfizer Pharmaceuticals，New York，NY）之前拍摄的软脑膜血管融通照片。注意动脉的走行，蛛网膜被广泛打开，暴露足

够大的脑组织以利于侧支循环的生长。（B）骨瓣复位后的照片。保证颞浅动脉在骨瓣底部和顶部进出的地方没有张力是非常重要的。

后12个月进行血管造影，它能够清楚地显示由供体血管 - 颞浅动脉和脑膜动脉，向大脑中动脉的侧支循环。对于高危患者来说，如果造影剂可能对肾脏产生潜在的危害，则可由磁共振或者磁共振血管造影代替。通常，第一年行血管造影后，3~5年内每年行1次磁共振检查，然后每5年检查1次。特别需要关注单侧患病的Moyamoya病患者，因为在33%的患者中对侧会发展，特别是患儿[17]。患者需要终生服用阿司匹林。

143例患儿术后随访发现，软膜融通术明显降低了脑卒中的发生率，特别在术后第1年。在这组患者中，67%的患儿术前有脑卒中，术后第1年仅有3.2%的患儿发生脑卒中。长期随访结果非常好，在至少5年的随访中，脑卒中发生率仅为4.3%（46个患者中2个患者发病）。这项工作支持了这样的观点：软膜血管融通术对预防Moyamoya病患者新发卒中有保护效果。

◆ 总结

Moyamoya综合征作为脑缺血相关疾病中的一种，越来越多地被发现。诊断基于临床表现和影像学资料，影像学特征包括颈内动脉特征性的狭窄和丰富的侧支循环形成。可通过对缺血脑组织的血管重建进行治疗，包括直接（颞浅动脉-大脑中动脉搭桥）或者间接（包括软膜血管融通术）两种方法。软膜血管融通术是治疗Moyamoya综合征的安全、有效且效果持久的血管重建方法。所以应作为治疗Moyamoya病的首选治疗方案，特别是针对小儿患者。

参考文献

[1]   Scott RM, Smith JL, Robertson RL, et al. Long-term outcome in children with moyamoya syndrome after cranial revascularization by pial synangiosis. J Neurosurg 2004; 100(2, Suppl)142–149

[2]   Ohaegbulam C, Scott RM. In: American Society of Pediatric Neurosurgeons, Section of Pediatric Neurosurgeons of the AANS, eds. Pediatric Neurosurgery: Surgery of the Developing Nervous System. 4th ed. Philadelphia: WB Saunders; 2001:1077–1092

[3]   Suzuki J, Takaku A. Cerebrovascular "moyamoya" disease: disease showing abnormal net-like vessels in base of brain. Arch Neurol 1969;20(3):288–299

[4]   Imaizumi T, Hayashi K, Saito K, Osawa M, Fukuyama Y. Long-term outcomes of pediatric moyamoya disease monitored to adulthood. Pediatr Neurol 1998;18(4):321–325

[5]   Kuroda S, Ishikawa T, Houkin K, et al. Incidence and clinical features of disease progression in adult moyamoya disease. Stroke 2005;36(10):2148–2153

[6]   Choi JU, Kim DS, Kim EY, et al. Natural history of moyamoya disease: comparison of activity of daily living in surgery and non surgery groups. Clin Neurol Neurosurg 1997;99(Suppl 2):S11–S18

[7]   Kurokawa T, Chen YJ, Tomita S, et al. Cerebrovascular occlusive disease with and without the moyamoya vascular network in children. Neuropediatrics 1985;16(1):29–32

[8]   Ezura M, Takahashi A, Yoshimoto T. Successful treatment of an arteriovenous malformation by chemical embolization with estrogen followed by conventional radiotherapy. Neurosurgery 1992;31(6): 1105–1107, discussion 1107

[9]   Fung LW, Thompson D, Ganesan V. Revascularisation surgery for paediatric moyamoya: a review of the literature. Childs Nerv Syst 2005;21(5):358–364

[10]   Isono M, Ishii K, Kobayashi H, et al. Effects of indirect bypass surgery for occlusive cerebrovascular diseases in adults. J Clin Neurosci 2002;9(6):644–647

[11]   Smith ER, Scott RM. Surgical management of moyamoya syndrome. Skull Base 2005;15(1):15–26

[12]   Veeravagu A, Guzman R, Patil CG, et al. Moyamoya disease in pediatric patients: outcomes of neurosurgical interventions. Neurosurg Focus 2008;24(2):E16

[13]   Ikezaki K. Rational approach to treatment of moyamoya disease in childhood. J Child Neurol 2000;15(5):350–356

[14]   Matsushima T, Inoue T, Ikezaki K, et al. Multiple combined indirect procedure for the surgical treatment of children with moyamoya disease: a comparison with single indirect anastomosis and direct anastomosis. Neurosurg Focus 1998;5(5):e4

[15]   Smith ER, McClain CD, Heeney M, et al. Pial synangiosis in patients with moyamoya syndrome and sickle cell anemia:

perioperative management and surgical outcome. Neurosurg Focus 2009;26(4):E10

[16] Fukui M. Guidelines for the diagnosis and treatment of spontaneous occlusion of the circle of Willis ("moyamoya" disease). Research Committee on Spontaneous Occlusion of the Circle of Willis (Moyamoya Disease) of the Ministry of Health and Welfare, Japan. Clin Neurol Neurosurg 1997;99(Suppl 2):S238–S240

[17] Smith ER, Scott RM. Progression of disease in unilateral moyamoya syndrome. Neurosurg Focus 2008;24(2):E17

第Ⅱ部分 脑血管显微外科重建技术

第Ⅲ部分

腔内脑血管重建技术

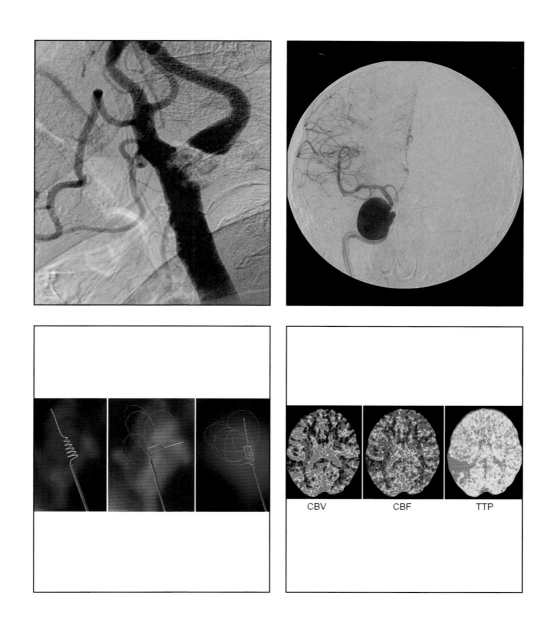

CBV   CBF   TTP

第11章

颈动脉支架置入术

Paul T.L.Chiam and Gary S.Roubin

颈动脉支架（CS）已发展成为一项应用广泛的颈动脉血管重建技术。随着技术和方法的改进，围术期的治疗效果也因之而提高。这些进步包括装置的改进、手术者经验的增长和对最佳治疗方法理解的加深，也包括对选择患者的重要性的认识等。

◆ 历史回顾

几项随机临床试验结果显示，颈动脉内膜剥脱术（CEA）与药物治疗相比能更有效地减少脑卒中的发生[1-5]。因此，美国心脏协会（AHA）指南推荐有症状的颈动脉狭窄>50%和预期寿命超过5年的无症状的颈动脉狭窄>60%者行颈动脉内膜剥脱术（如果围术期并发症发生率分别小于6%和3%）[6, 7]。

在20世纪80年代后期，一些研究者开始运用经皮途径进行颈动脉的血管重建[8, 9]。罗宾Roubin和其他人的一些早期结果显示，尽管当时该项技术的经验是新的，应用的设备是最初期的，而且也没有远端保护装置（embolic protection devices，EPDs)，

但CS是可行的，而且出现的并发症也是可以接受的。随后长时间（5年）的随访表明，CS并发症发生率在可接受范围之内且疗效持久。

◆ 多中心临床试验

已经有数项研究均提示：CS和CEA的临床效果类似。第一项是CAVATAS研究（Carotid and Vertebral Artery Transluminal Angioplasty Study），即"颈动脉和椎动脉腔内血管成形研究"。该项研究中的患者多数都是有症状的患者，占90%。随机分组，都是标准的手术风险。CS和CEA两组30d的卒中或死亡的发生率没有明显区别，分别为10%和9.9%，3年的同侧卒中发生率也没有区别[13]。

另一项是SAPPHIRE研究（The Stenting and Angioplasty with Protection in Patients at High Risk for Endarterectomy Trial），即CEA与有保护装置的血管成形和支架的对比研究，是针对高手术风险的患者的一项多中心随机研究。其中有症状的患者颈动脉

狭窄率大于50%，无症状的患者狭窄率大于80%。结果显示：CS的结果不比CEA差，术后1年，在心肌梗死（MI）/卒中/死亡的发生率分别是12.2%和20.1%，3年的结果也没变[14,15]。

CaRESS研究（The Clopidogrel and Aspirin for Reduction of Emboli in Symptomatic Carotid Stenosis Trial），即"氯吡格雷和阿司匹林对症状性颈动脉狭窄患者降低血栓栓塞的研究"，是一项多中心非随机的前瞻性对比研究，包括了有症状和无症状、手术高风险和低风险。结果显示：30d和1年的卒中和死亡率在CS组和CEA两组没有明显差别，分别为2.1%对3.6%和10.0%对13.6%[16]。

最近，EVA-3S研究（the Endarterectomy versus Angioplasty in Patients with Symptomatic Severe Carotid Stenosis），即"症状性严重颈动脉狭窄患者的动脉剥脱和血管成形对比研究"，还有SPACE研究（Stent-Protected Angioplasty versus Carotid Endarterectomy），即"支架保护的血管成形术与颈动脉剥脱的对比研究"，都是随机对比了正常手术风险的有症状患者，结果显示：CS却没有取得和CEA同样的结果。尽管SPACE的结果显示30d同侧卒中和死亡率相似（CS 6.84%、CEA 6.34%），但CS的疗效不比CEA差。在EVA-3S的研究中，CS的结果不仅没有达到"不差"的效果，反而有更高的卒中率和死亡率，术后30d时分别为9.6%和3.9%（p=0.01）[18]。

◆ 颈动脉支架放置术的指征和适应证

如果治疗的不良事件发生率能达到美国心脏协会（AHA）指南的标准，则颈动脉支架植入术的手术指征与CEA相似。对于有手术高风险的患者，如有严重心脏病、肺部疾病等并发症、病变在下颌骨的后方或上方的高位及低位（需要开胸）等解剖因素、CEA治疗后的再狭窄、对侧颈内动脉闭塞、曾做过颈阔清手术或放疗等，这些都是CS的典型的适应证。

根据目前的设备和技术，几乎所有的颈动脉（狭窄性）病变都可以进行支架治疗。但是，尽管一个手术者可以把支架送到病变或消除狭窄，但进行这些操作，毫无疑问地要在安全（即卒中的低发生率和低死亡率）的前提下完成。下列情况会增加CS术中不良事件的发生率（相对禁忌证）：

（1）患者不能耐受术后至少1个月的双重抗血小板药物。

（2）不能把血栓保护装置（EPD）放置到病变远端，或不能在一个安全区域把保护伞打开（图11-1）。

（3）不能安全地到达颈总动脉（比如严重的颈总动脉分叉部狭窄或者Ⅲ型主动脉弓伴颈外动脉闭塞［ECA］）。

（4）近期（<14d）中到大面积的脑梗死。

（5）大的血栓形成。（狭窄处有大的血栓块）

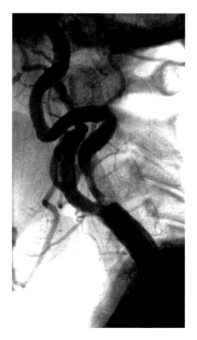

图11-1 血管造影显示严重的远端扭曲，很难找到安全的位置放置远端保护伞。

（6）复杂主动脉弓。

（7）严重的颈动脉扭曲。

（8）严重的血管向心性钙化。

（9）"线"征。

这些患者实施CEA或者药物治疗可能更加安全。

◆ 术前影像学

与指南所推荐的相似，应提倡有经验的操作者，在安全的前提下双侧颈动脉血管造影，并可选择性地观察椎动脉造影。最重要的注意事项是，最终决定行CS之前，一定要在把导管鞘放在颈总动脉，行颈总动脉或脑内血管造影。在血管造影时，尤其是将导管鞘或导引导管放到位后，首先要观察一些可能明显增加支架植入术风险的解剖学特点（如血管扭曲、严重的向心性病变钙化）。根据这些结果，是否行CS需要认真的再审核。如果确实有必要，可以终止手术。

◆ 患者的选择

随着CS经验的积累，目前已经明确了一些增加CS卒中风险的临床和解剖因素（hign stent risk）[20]。这些因素包括年龄、脑储备降低、血管过度扭曲和严重的向心性病变钙化（表11-1）。如果患者4个危险因素中有2个或2个以上则不适合行CS，因为围术期卒中发生率过高。对于这些患者推荐行药物或手术治疗。

血管过度扭曲（图11-2）和严重的向心性血管钙化因增加手术操作和步骤上的时间而会增加卒中的风险（图11-3）[21, 22]，而脑储备降低会削弱对缺血的耐受力。必须强调即使中等程度的血管扭曲也会增加操作的复杂性，会使缺乏经验的医生增加手术风险。有必要多角度评估血管的扭曲程度以完全了解手术的难度。

无论是在血栓保护装置（EPDs）出现之前[12]或之后[23, 24]，年龄均是不良预后的因素。正在进

表11-1　颈动脉支架放置术的危险因素

	危险因素	特征
临床	年龄>80岁	
	脑储备降低	严重的脑卒中病史（1/3以上大脑中动脉供血区梗死）
		多发腔隙性梗死（脑 CT显示弥漫性腔梗伴脑软化和／或脑萎缩）
		颅内微血管病变（CT或MRI显示的脑的变化，在脑室旁更明显）
		痴呆
血管造影	过度扭曲	病变5cm内≥290° 弯曲（包括从CCA到ICA起始部）
	严重钙化	向心性血管壁钙化;宽度≥3mm

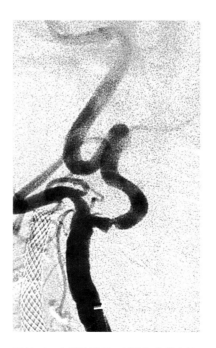

图11-2　血管造影显示过度扭曲的血管。

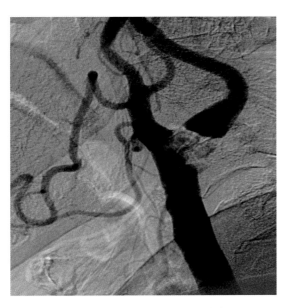

图11-3 血管造影显示严重血管内向心性病变钙化。

行的颈动脉血管重建动脉内膜切除术对比支架植入试验（CREST）在早期发现80~90岁的老年患者不良事件发生率显著增加（12.1% *vs* 3.2%），并且不能用其他因素来解释，所以在早期停止了对此类患者的招募[23]。SPACE试验证明大于75岁患者单侧卒中发生率和病死率是小于75岁患者的2倍（分别为11% 和5.9%）[17]。可能的原因是在老年患者中血管扭曲和血管钙化更为常见[25, 26]，而且老年患者较年轻患者更易出现脑储备功能下降。

然而，最近一些研究者已经显示如果选择恰当老年患者（≥80岁）可以行CS治疗，并发症也较低[25, 27, 28]。一项使用CS治疗老年患者并且行独立神经功能评价的最大单中心病例研究结果显示，CS术后30d不良事件发生率，有症状性和无症状性患者分别为5.1%和2.6%[29, 30]，与AHA（American Heart Association）指南一致。

因此，CS和CEA作为血管重建的两种选择，应当是互为补充而非竞争关系。有一些手术高危患者更适合行CS；相反，有一些支架植入高危的患者更适合CEA。对于两项手术都存在高风险的患者，最佳

的药物治疗可能是更好和更为安全的选择。

◆ 手术效果与术者经验和适当患者选择相关

任何血管内治疗，特别是CS，存在急剧上升的学习曲线。经验丰富的手术者能够明显降低患者并发症的发生率，所以必须强调CS整套手术技术训练和识别能力（病例选择）的重要性。可以预见有经验的手术者通过选择合适的患者，不良事件发生率能够与指南的要求一致。例如，CREST在早期阶段报道卒中或病死率在小于60岁和60~69岁患者中分别为1.7%和1.3%。无症状颈动脉试验（ACTI）原始数据也表明对于小于80岁的患者卒中或病死率也相当低，为1.7%（未发表数据）。在最近一些协会的一个共同声明中，详细说明了术者培训和认证的指导方针。

◆ 手术技巧

该操作一般经股动脉插管。有时，患者存在严重的周围血管病变（PVD），也可以通过肱动脉或者桡动脉插管。常规行诊断性脑血管造影以明确病变的严重程度，评价血管的扭曲程度、血管钙化和颅内侧支循环。使用专门的神经介入导管。在一些有经验的医疗中心不常规行主动脉弓造影，虽然这对经验较少的医生来说，无疑对指引插管和材料的选择都很有帮助。

所有患者服用阿司匹林和硫酸氢氯吡格（波立维，译者注）或噻氯匹定（抵克立得，译者注）的双重抗血小板治疗。严格坚持这一方案有助于改善CS的结果。必须非常细心地控制血压。通常在手术当天早晨停止服用抗高血压药，因为在颈动脉分叉处行球囊扩张和支架植入时会引发轻度的低血

压和心动过缓。在支架植入之后，若收缩压仍大于160~180mmHg，迅速行球囊后扩张能够快速降压。少数情况下，在球囊扩张之后收缩压仍大于160~180mmHg，则需药物治疗控制血压。严格控制血压≤140/90mmHg能够减少过度灌注综合征或者脑出血的风险[31]。静脉或者动脉注射硝酸甘油或者静脉注射拉贝洛尔。

更倾向于使用动脉鞘，而不是导引导管，因为动脉鞘的尖端设计创伤小，而且进入动脉时创口也小。通常，6F鞘对于CS操作足够了。有时，对于操作难度较大的主动脉弓或者扭曲的血管，需要7F鞘，或者使用合适曲度的8F导引导管。把鞘管放在CCA是最常用的标准操作。先在0.038英寸的导丝(Terumo, Tokyo, Japan)导引下，将造影导管插入ECA，再更换较硬的导丝，如Supracore导丝(Abbott Vascular, Santa Clara, CA)，再将导管鞘放置在CCA。如果病变发展到了CCA的分叉部(图11-4)，或者ECA闭塞，也可以采用更先进的"望远镜（telescopic）"技术。

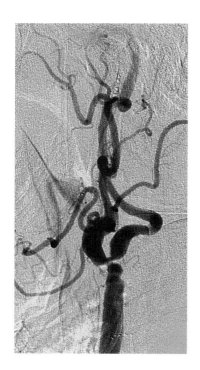

图11-4 血管造影显示严重的颈总动脉疾病。这种情况增加了手术的难度，因为导丝不能进入颈外动脉支撑。

6F导管鞘先置入降主动脉，选用 125cm --5F Vitek 导管，用 0.038英寸导丝或 0.035英寸 Amplatz J 硬导丝导引，通过导管鞘，将Vitek 导管置入病变近端的CCA。再将导管鞘经Vitek 导管，和Amplatz导丝，置入CCA。导管鞘（或导引导管）放置好后，评估血管迂曲情况。有时，会发现血管扭曲会更加明显，此时需要再次审慎评估是否行CS，因为风险-效益比可能已经改变。

一旦导管鞘放置到位，则开始行抗凝治疗，可以按体重给予肝素或者给予比伐卢定（bivalirudin）。无论采用哪种方案，均要避免过度抗凝以降低脑出血的风险。除非在手术开始时出现心动过速或者患者是CEA术后再狭窄，否则在球囊扩张前均给予阿托品以减少严重性心动过缓和低血压的发生率。

EPD，建议首选单独的导丝/滤网系统（也称"保护伞"，译者注），当把滤网送到病变远端后，最好将其放置在一个比较笔直的部位。如果将滤器放置在血管弯曲处则会降低其效果，因为滤器贴壁位置不理想。如果滤过器远端血管存在较大的角度，则ICA夹层的风险会显著增加，因为在操作的时候滤过器可能会移动。在这种情况下，可选择放在病变近端的血栓保护装置或者考虑行CEA。

如果狭窄严重，估计滤器通过非常困难，可以采用"pre-pre ditation"技术。首先将0.014英寸导丝，通常采用亲水性的导丝如PT2（Boston Scientific，Natick，MA）越过病变远端，然后用2.0~2.5mm的小型球囊进行预扩展以有利于滤器越过血管狭窄处。与反复长时间的尝试把滤器通过血管狭窄处相比，这种没有保护措施但是可控的小球囊扩张更合适。一旦过滤装置放置到位，采用一个3.0~3.5mm的小型球囊单次充盈进行轻柔的扩张。此步骤的目的在于做了一次可控的斑块的分离(dissection)和"涂抹"(plastering)，以有利于置入支架，并尽可能减少斑块在支架输送过程中的脱落。

所有病例几乎都使用自膨胀镍钛合金支架,根据支架的设计方式分为两种类型。开环设计支架（Acculink；Abbott Vacular, Santa Clara, CA）更加柔韧,更容易沿血管走行,并且能更好地吻合动脉形态,尤其当血管扭曲时。相反,闭环设计支架（Xact stent；Abbott Vascular, Santa Clara）则没那么柔韧,但是理论上讲能更好地陷入粥样硬化的碎片,而且当从远端撤回滤器和回收滤器的导管时不易被"勾住"。闭环支架一般不会因为血管迂曲而无法放置。Ohki和他的同事的体外实验表明,斑块从闭环设计的支架间隙脱落的可能性很小[33]。但一些关于何种支架网眼的设计更有优越性的临床研究,得出的结果却不相一致,尽管有一组报道症状性颈动脉狭窄患者使用闭环支架比开环支架有更低的不良事件发生率。大尺寸的支架可以被用来最大限度增加金属的斑块覆盖,覆盖的部位要包括CCA远端（靠近分叉部）的一段。在支架长度上不要太节省是有道理的,因为这样做,可以降低再狭窄率,而且覆盖ECA也不会有后遗症。因此对于大多数患者推荐使用30mm或40mm长度的支架。在放置支架时,

很重要的是不能低估了滤器近端"着陆区"的长度（滤器和支架之间的距离,译者注）。如果在ICA滤器的远端有一个较大的弯度则非常危险,因为在放置支架的时候,会无意中对滤器造成"冲撞"或"拉扯",导致ICA的夹层（将造成灾难性后果）。支架应该放置在血管较大弯曲的下面,否则可能会导致ICA远端的严重扭曲。

用一个尺寸稍小的（undersize）球囊（通常直径为5.0mm）单次充盈进行扩张,其目的是轻柔地把支架贴附在斑块上,然后让支架慢慢地向动脉壁扩张。我们和其他同行的经验显示[34],这一步骤很容易引起有临床症状的栓子脱落。必须避免过于积极的扩张以尽量减少斑块从支架间隙挤出后脱落。所以血管成形术的目的仅是有利于支架放置而不作为治疗手段。因此,根据这个新的观点,之前的颈动脉血管成形和支架植入术（CAS）改称为颈动脉支架植入术（CS）更好,强调支架是主要手段而球囊扩张只起辅助作用。

在操作期间尽量把造影剂的用量控制到最小,这样能够减少把微气泡和微血栓注射到脑血管的风险,也可以减少慢性肾功能不全患者发生造影剂诱

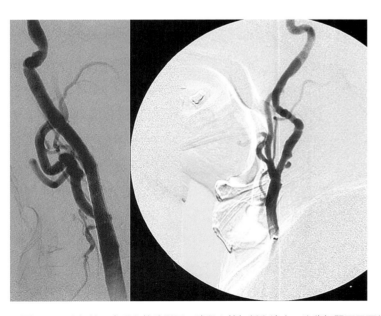

图11-5 支架放置术后血管造影显示残留血管打折和溃疡。这些问题不需要处理。

导肾病的风险。球囊扩张和支架放置能够根据骨性标志进行精确操作。残余血管狭窄的发生率为30%，残余血管溃疡，轻中度远端血管痉挛最好不予处理（图11-5）。

目前，行CS时常规采用EPDs，研究表明，应用EPDs可以降低不良事件的发生率，但是目前还没有随机的研究数据。瑞维肝素（第二代低分子肝素，译者注）和代谢调节对急性心肌梗死治疗评价的临床试验（CREATE）表明滤器留置时间是不良事件的预测指标。原因可能是滤器放置时间增加，表明了病例的复杂性。而且滤器放置时间越长，纤维蛋白沉积越多，滤器本身会成为栓子形成的来源。带有病变远段球囊阻塞保护装置的PrecuSurge GuardWire系统（Medtronic，Santa Rosa，CA）不引人注意、输送更容易和彻底防止栓子形成的优点，当然其只适合颅内侧支循环良好的患者。所有血管远端保护装置，最初的导丝穿过病变都是没有保护的，而可导致少量的微血栓形成。血管近端保护装置（W.L Gore and Associates，Flagstaff，AZ）和Moma装置（Moma Therapeutics，Inc，Brighton，MA）的发展和出现就克服了前者的局限性。两套装置都是在治疗材料穿过狭窄病变之前，采用球囊闭塞颈总动脉近端的血流，再使用另一个球囊阻断颈外动脉血流。另一个优点是能够使用任何0.014英寸导丝。Parodi系统装置的另一个特征是能够建立分流装置并且逆转颈内动脉的血流。但是，这些装置在使用时又显得过于累赘，需要9F导管鞘，而且和远端球囊阻塞装置一样，并不适合对侧颈内动脉阻塞或者"孤立的半球"的患者。所以到目前为止它们并没有得到广泛应用。无论使用何种系统，要求操作相对较快，由技术娴熟的操作者进行，即使在80岁以上的高龄患者，放置过滤器的平均时间也应该<9min。

◆ 术后管理

通常在术后严密监测患者4~6h。血压控制是关键，过高或者过低都会产生不良后果。不能忽视补液，因为这不仅能够降低造影剂肾病的风险，而且对大多数在CS术后发生的轻度低血压的患者有益。在术后最初24h需要经常评价患者的神经功能状态，如果患者没有并发症，即可出院。双重抗血小板药物治疗至少需要4周，之后长期服用阿司匹林或者氯吡格雷。1个月后需做多普勒超声检查，并作为日后随访的主要检查方法。

◆ 血流动力学的管理

支架放置和球囊扩张之后由于压力感受器受牵拉会产生低血压，心动过缓，特别是如果在术中涉及颈动脉球部。通常症状持续时间短暂，静脉输液可以缓解。如果症状持续时间长或者较严重，小剂量注射去氧肾上腺素（新福林）可以迅速纠正。在球囊扩张和放置支架前预防性地给予阿托品能够减少低血压和心动过缓的发生率[35]。极少情况下，症状可持续数天，需要静注升压药物例如多巴胺。尽早下床活动可以降低这一现象的严重程度和发作频率。腹股沟闭合装置对早期下床有帮助。

血管狭窄改善后，尤其在围术期血压增高的患者，会引起过度灌注综合征。治疗措施包括静脉用药降低血压，停用抗血小板药物治疗直到症状缓解和严密地监测患者神经功能状态。在颈动脉支架放置术前和术后严格控制血压可以降低此并发症的发生率[31]。

◆ 并发症的防治

在球囊和支架操作前，许多因素都会增加围术期脑卒中的危险。如：在主动脉弓内的过多的操作（尤其是8F导引导管的操作），0.035英寸 Supracore 导丝或Amplatz 导丝在CCA内操作时不小心穿过狭窄部位，导管鞘像铲雪一样插入延伸至CCA的病变，这些情况甚至有经验的医生操作时也有可能发生。最小限度地在主动脉弓内的操作、非常小心地注意导丝和动脉鞘的尖端等都会帮助降低或避免这些并发症的发生。

遇到非常扭曲的血管，采用较大的导管鞘或导引导管可以有一个比较好的支撑。也可另选一个0.014英寸的导丝放到ECA，作为辅助导丝（buddy wire）来提供系统的稳定性。当然这样操作也会增加操作引起的不良事件的发生可能性。

另外穿过迂曲的血管病变的时候，也可以利用手法调整的方法，如使颈部过伸，并使患者的头部从一侧转向另一侧。采用滤器和导丝分离式的血栓保护装置，如Emboshield filter (Abbott Vascular, Santa Clara, CA) 或 Spider filter (ev3 Endovascular, Inc., Plymouth, MN) 对此或许也有帮助。其他选择还包括用亲水的0.014英寸导丝作为辅助导丝（buddy wire）穿过病变，使迂曲的血管变直，再将滤器的导丝穿过病变。在一些严重血管狭窄的病例中，使用小球囊做预扩前的扩张（prepredilation）可以使滤器更易通过。

少数情况下，颈内动脉起始部极度成角，用0.014英寸的过滤器导丝不能通过弯曲的血管。一种十分有用的技术是把125cm 长的5F JR4或IMA导管通过导管鞘或导引导管送到开口近端，并朝向ICA开口。这样有利于0.014英寸导丝进入颈内动脉并越过狭窄处。

参考文献

[1] Beneficial effect of carotid endarterectomy in symptomatic patients with high-grade carotid stenosis. North American Symptomatic Carotid Endarterectomy Trial Collaborators. N Engl J Med 1991;325(7): 445-453

[2] Barnett HJ, Taylor DW, Eliasziw M, et al. Benefit of carotid endarterectomy in patients with symptomatic moderate or severe stenosis. North American Symptomatic Carotid Endarterectomy Trial Collaborators. N Engl J Med 1998;339(20):1415-1425

[3] Randomised trial of endarterectomy for recently symptomatic carotid stenosis: final results of the MRC European Carotid Surgery Trial (ECST). Lancet 1998;351(9113):1379-1387

[4] Endarterectomy for asymptomatic carotid artery stenosis. Executive Committee for the Asymptomatic Carotid Atherosclerosis Study. JAMA 1995;273(18):1421-1428

[5] Halliday A, Mansfield A, Marro J, et al; MRC Asymptomatic Carotid Surgery Trial (ACST) Collaborative Group. Prevention of disabling and fatal strokes by successful carotid endarterectomy in patients without recent neurological symptoms: randomised controlled trial. Lancet 2004;363(9420):1491-1502

[6] Biller J, Feinberg WM, Castaldo JE, et al. Guidelines for carotid endarterectomy: a statement for healthcare professionals from a Special Writing Group of the Stroke Council, American Heart Association. Circulation 1998;97(5):501-509

[7] Sacco RL, Adams R, Albers G, et al; American Heart Association; American Stroke Association Council on Stroke; Council on Cardiovascular Radiology and Intervention; American Academy of Neurology. Guidelines for prevention of stroke in patients with ischemic stroke or transient ischemic attack: a statement for healthcare professionals from the American Heart Association/American Stroke Association Council on Stroke: co-sponsored by the Council on Cardiovascular Radiology and Intervention: the American Academy of Neurology affirms the value of this guideline. Stroke 2006;37(2):577-617

[8] Bockenheimer SA, Mathias K. Percutaneous transluminal angioplasty in arteriosclerotic internal carotid artery stenosis. AJNR Am J Neuroradiol 1983;4(3):791-792

[9] Théron J, Raymond J, Casasco A, et al. Percutaneous angioplasty of atherosclerotic and postsurgical stenosis of carotid arteries. AJNR Am J Neuroradiol 1987;8(3):495-500

[10] Roubin GS, Yadav S, Iyer SS, et al. Carotid stent-supported angioplasty: a neurovascular intervention to prevent stroke. Am J Cardiol 1996;78(3A):8-12

[11] Diethrich EB, Ndiaye M, Reid DB. Stenting in the carotid artery: initial experience in 110 patients. J Endovasc Surg 1996;3(1):42-62

[12] Roubin GS, New G, Iyer SS, et al. Immediate and late clinical outcomes of carotid artery stenting in patients with

symptomatic and asymptomatic carotid artery stenosis: a 5-year prospective analysis. Circulation 2001;103(4):532-537

[13] Endovascular versus surgical treatment in patients with carotid stenosis in the Carotid and Vertebral Artery Transluminal Angioplasty Study (CAVATAS): a randomised trial. Lancet 2001;357(9270):1729-1737

[14] Yadav JS, Wholey MH, Kuntz RE, et al; Stenting and Angioplasty with Protection in Patients at High Risk for Endarterectomy Investigators. Protected carotid-artery stenting versus endarterectomy in high-risk patients. N Engl J Med 2004;351(15):1493-1501

[15] Gurm HS, Yadav JS, Fayad P, et al; SAPPHIRE Investigators. Long-term results of carotid stenting versus endarterectomy in high-risk patients. N Engl J Med 2008;358(15):1572-1579

[16] CaRESS Steering Committee. Carotid Revascularization Using Endarterectomy or Stenting Systems (CaRESS) phase I clinical trial: 1-year results. J Vasc Surg 2005;42(2):213-219

[17] Ringleb PA, Allenberg J, Brückmann H, et al; SPACE Collaborative Group. 30 day results from the SPACE trial of stent-protected angioplasty versus carotid endarterectomy in symptomatic patients: a randomised non-inferiority trial. Lancet 2006;368(9543):1239-1247

[18] Mas JL, Chatellier G, Beyssen B, et al; EVA-3S Investigators. Endarterectomy versus stenting in patients with symptomatic severe carotid stenosis. N Engl J Med 2006;355(16):1660-1671

[19] Bates ER, Babb JD, Casey DE Jr, et al; American College of Cardiology Foundation; American Society of Interventional & Therapeutic Neuroradiology; Society for Cardiovascular Angiography and Interventions; Society for Vascular Medicine and Biology; Society of Interventional Radiology. ACCF/SCAI/SVMB/SIR/ASITN 2007 clinical expert consensus document on carotid stenting: a report of the American College of Cardiology Foundation Task Force on Clinical Expert Consensus Documents (ACCF/SCAI/SVMB/SIR/ASITN Clinical Expert Consensus Document Committee on Carotid Stenting). J Am Coll Cardiol 2007;49(1):126-170

[20] Roubin GS, Iyer S, Halkin A, et al. Realizing the potential of carotid artery stenting: proposed paradigms for patient selection and procedural technique. Circulation 2006;113(16):2021-2030

[21] Segal AZ, Abernethy WB, Palacios IF, et al. Stroke as a complication of cardiac catheterization: risk factors and clinical features. Neurology 2001;56(7):975-977

[22] Al-Mubarak N, Roubin GS, Vitek JJ, et al. Effect of the distal-balloon protection system on microembolization duringcarotid stenting. Circulation 2001;104(17):1999-2002

[23] Hobson RW II, Howard VJ, Roubin GS, et al; CREST Investigators. Carotid artery stenting is associated with increased complications in octogenarians: 30-day stroke and death rates in the CREST lead-in phase. J Vasc Surg 2004;40(6):1106-1111

[24] Gray WA, Yadav JS, Verta P, et al. CAPTURE Trial Collaborators. The CAPTURE registry: predictors of outcomes in carotid artery stenting with embolic protection for high surgical risk patients in the early post-approval setting. Catheter Cardiovasc Interv 2007;70(7): 1025-1033

[25] Setacci C, de Donato G, Chisci E, et al. Is carotid artery stenting in octogenarians really dangerous? J Endovasc Ther 2006;13(3):302-309

[26] Lam RC, Lin SC, DeRubertis B, et al. The impact of increasing age on anatomic factors affecting carotid angioplasty and stenting. J Vasc Surg 2007;45(5):875-880

[27] Velez CA, White CJ, Reilly JP, et al. Carotid artery stent placement is safe in the very elderly (> or =80 years). Catheter Cardiovasc Interv 2008;72(3):303-308

[28] Henry M, Henry I, Polydorou A, et al. Carotid angioplasty and stenting in octogenarians: is it safe? Catheter Cardiovasc Interv 2008;72(3):309-317

[29] Chiam PT, Roubin GS, Iyer SS, et al. Carotid artery stenting in elderly patients: importance of case selection. Catheter Cardiovasc Interv 72(3): 318-324

[30] Chiam PT, Roubin GS, Panagopoulos G, et al. One-year clinical outcomes, midterm survival, and predictors of mortality after carotid stenting in elderly patients. Circulation 2009;119(17):2343-2348

[31] Abou-Chebl A, Reginelli J, Bajzer CT, et al. Intensive treatment of hypertension decreases the risk of hyperperfusion and intracerebral hemorrhage following carotid artery stenting. Catheter Cardiovasc Interv 2007;69(5):690-696

[32] Ohki TV, Veith FJ. In-vitro models to analyse embolization during carotid stenting. In: Amor M, Bergeron P, Mathias K, Raithel D, eds. Carotid Artery Angioplasty and Stenting. Turin, Italy: Edizioni Minerva Medica; 2002:178-186

[33] Bosiers M, de Donato G, Deloose K, et al. Does free cell area influence the outcome in carotid artery stenting? Eur J Vasc Endovasc Surg 2007;33(2):135-141, discussion 142-143

[34] Théron J. My history of carotid angioplasty and stenting. J Invasive Cardiol 2008;20(4):E102-E108

[35] Cayne NS, Faries PL, Trocciola SM, et al. Carotid angioplasty and stent induced bradycardia and hypotension: Impact of prophylactic atropine administration and prior carotid endarterectomy. J Vasc Surg 2005;41(6):956-961

第12章

颅内血管成形和支架植入技术

David Fiorella, Thomas J. Masaryk, and Aquilla S. Turk

应用血管内介入技术进行血管重建治疗颅内血管狭窄发展至今已有20多年。最初，血管重建技术仅局限于应用专为冠脉循环设计的装置进行血管成形。随着冠状动脉的介入手术从单一的血管成形术过渡到血管成形术和应用球扩式支架进行支架植入，颅内介入也开始应用同样的装置。虽然球扩式冠脉支架对管腔的效果比单纯的血管成形术好，但同时并发症的发生率也很高。2005年，Gateway-Wingspan的支架系统通过了FDA（美国食品及药品管理局）的认证，作为"人道主义器械的豁免"（HDE）被批准应用于颅内血管成形术及支架植入。Gateway-Wingspan支架系统（Boston Scientific, Natick, MA）是传统的血管成形术和初期支架结合的产物，此项技术最大限度地保证了安全性，同时在治疗中也达到了最理想的腔内效果。本章主要从技术方面讨论颅内使用Gateway-Wingspan支架系统的血管成形术和支架植入。

◆ 血管成形和支架治疗的临床指征

WASID研究（"华法林和阿司匹林在症状性颅内动脉狭窄的应用研究"）及其亚群分析报道症状性颅内粥样动脉硬化疾病（intracranial atherosclerotic disease，ICAD）的患者，在用药过程中，仍有很高的卒中再发的风险[1, 2]。同样的，这些数据也可以用来帮助神经介入医生来筛选可以从血管内治疗中多数会获益的患者。

在这些资料的基础上，我们总结了关于颅内经皮腔内血管成形和支架治疗（percutaneous transluminal angioplasty and stenting，PTAS）在患者选择方面需要考虑的一些重要的问题：

◆ 颅内血管高度狭窄（70%~90%）：狭窄程度在70%~90%的患者，即使在药物治疗过程中，较狭窄稍轻（50%~69%）的患者，发生同侧卒中的风险也显著增高。有卒中首次发作病史的患者，2年后同侧再发卒中为24.6%，（而稍轻度狭窄的患者为11.2%）[1, 3]。因此，对颅内血管高度狭窄的患者，通过血管内技术采取颅内血管成形和支架治疗（辅加标准的内科治疗）为提供一个更好的二级预防、预防同侧卒中是可行的。但对稍轻度狭窄的患者则可能不一定获益。

◆ 初次中风事件（*the qualifying event*，QE）后的早期治疗（几天到几周）：与颈动脉狭窄类似，对于症状性颅内动脉粥样硬化患者（ICAD），在初次中风（包括TIA或中风）后，中风再次发作的风险多在发病后数周以内。对于症状性严重颅内动脉狭窄的患者，在首次卒中发作后30d以内纳入WASID研究（采取口服Warfarin and Aspirin治疗）的患者中，其一年以后的卒中发作危险为22.9%，其中多数发生的时间是在纳入研究(服药治疗)后的数周以内。在首次卒中发作30d以后纳入研究（服药治疗）的患者中，他们的卒中的危险仅为9%^{2}。因此，若要行血管内重建治疗，要在患者出现症状后尽早治疗。尽管Wingspan支架的使用说明是仅适用于有症状的颅内动脉粥样硬化的患者，即"药物难治性患者"，但是，WASID的研究结果表明，即使目前无症状，去"等待"再次卒中的出现再行支架治疗，不是个好的建议。在WASID的研究中，在用抗血栓治疗过程中（如阿司匹林、氯吡格雷，华法林）出现中风初次发病(QE)的患者，与未服药而出现QE的患者相比，前者到达主要终点事件的风险并不比后者高（译者注：因以往曾有报道抗血栓治疗失败是症状性颅内动脉狭窄病的高危因素）[4]。所以，对多数患者来讲，单纯等待第二次中风事件发生后再行支架治疗，很可能会失去对做血管重建有潜在的、巨大的获益的"时间窗"（即不提倡等到抗栓失败再进行支架治疗）。

◆ 术前用药

在进行颅内血管成形和支架植入之前必须进行充分的抗血小板治疗，通常使用口服制剂（阿司匹林和氯吡格雷）达到这一目的[5]。

阿司匹林

阿司匹林起效非常快，即使在治疗前几个小时使用标准剂量（每天口服325 mg）给药，也能够达到足够的血小板抑制功效。通常在术前至少24 h开始给药，并且在手术之后一直服用。阿司匹林对于血小板的抑制作用是不可逆的，需要内源产生血小板或者输入外源血小板来逆转这种作用。

氯吡格雷（clopidogrel）

氯吡格雷（Plavix：Bristol-Myers Squibb，New York，NY）是一种药物前体，需要肝脏代谢才能起作用。因此，它对血小板的抑制作用起效比较慢，在某种程度上不如阿司匹林稳定。症状性颅内动脉粥样硬化的患者一旦来诊，应该在很短的时间内行药物治疗，可以能够迅速达到合适的血小板抑制水平，这对可以尽快做血管重建治疗很重要。越来越多的介入心脏病学文献表明，使用600 mg负荷剂量的氯吡格雷是最好的手段。与氯吡格雷的其他给药方案比较，这种剂量在经皮冠脉介入手术（PCI）中能够耐药率更低，临床不良事件的发生率更小，出血并发症的概率不会很高。一般在计划内的介入手术前一天给以600mg的负荷剂量。与阿司匹林相似，氯吡格雷对血小板的抑制作用无论如何都是不可逆的[6-9]。

Ⅱb/Ⅲa 受体拮抗剂

某些情况下，患者术前没有得到阿司匹林和（或）氯吡格雷充分的预处理，或者术前测验显示

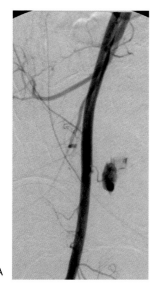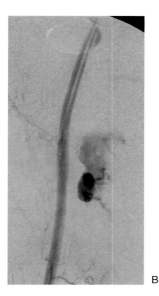

图12-1 穿刺位置评价。右侧股动脉穿刺点血管造影早期（A）和晚期(B) 图像显示了右侧股动脉假性动脉瘤的活动性外渗。该患者之前已经做过几次血管造影，在右侧股部有一个较大假性动脉瘤，并延伸至腹膜后腔。在放置颅内支架操作过程中，在股部插管时，动脉瘤被不慎刺破。患者一直服用阿司匹林和氯吡格雷，在操作中还用了负荷剂量的肝素。因此在行股部破裂部位造影时，血压突然下降。操作终止。股部假性动脉瘤最终通过外科手术探查和对侧入路血管内支架置入进行治疗。

他们对这些药物不敏感或敏感性差。对于这些患者，可以给予Ⅱb/Ⅲa受体抑制剂，以快速有效的抑制血小板的功能。可以静脉给药，也可以动脉给药。包括三种：阿昔单抗（Abciximab），商品名：Reopro（Centocor Ortho Biotech, Inc., Horsham, PA），依替巴肽（eptifibatide），商品名：Integrilin（Schering-Plough Corp., Memphis, TN），替罗非班（Tirofiban），商品名：Aggrastat（MGI Pharma, Inc., Bloomington, MN)。目前尚没有神经介入的研究支持这些药物用来辅助颅内支架治疗。相应的，这些药物的剂量和使用方法都是从心脏病学文献和临床经验推断得来的，通常通过导引导管分次的剂量（3~5 mg）动脉注射。连续测量Ⅱb/Ⅲa受体抑制程度，最终可以达到70%的受体抑制[5]。

为明确抗血小板药物的效果所设计的实验检测方法，虽然受到些争议，但已经越来越多地运用

到心内介入的临床实践中，以及近来的神经介入的临床。虽然有众多有效的试验来评定血小板抑制的水平，最广泛应用的还是采用VerifyNow系统（Accumetrics, San Diego, CA），它是一种即时检测方法，用来检测阿司匹林、氯吡格雷和Ⅱb/Ⅲa拮抗剂的敏感性[10, 11]。

◆ 步骤

为确保颅内血管成形和支架植入手术的成功，手术的每一步都需格外小心，不能有并发症。与其他任何操作一样，最好是通过"协定书"的方式来完成，而且每次都以相同的方式。建立系统性的处理方案有助于术者及其助手有常规可循，并将注意力集中到更关键的环节。

通道

建立通道技术

大多数颅内支架植入是通过股动脉操作的。股动脉穿刺最好应用显微穿刺工具包（例如：Cook Medical, Indianapolis, IN）进行单壁穿刺。双重抗血小板药物加上全身肝素化导致股动脉穿刺一旦出现并发症将相当棘手。多次穿刺动脉壁或"双壁穿刺法"都可能造成明显的出血并发症。

股动脉入路的评价

在腹股沟处完成股动脉穿刺并置入导管鞘之后，通过同侧斜位血管造影来评价穿刺的位置。这个角度可最佳地显示动脉鞘进入股动脉的穿刺点位置，这些资料有助于医生立即明确此时患者肝素化是否安全，并且在结束的时候使用动脉封闭装置是否安全。在进行颅内支架操作之前，进行这些简单的步骤，有利于在全身肝素化以后，可以降低腹股沟处活动性出血的机会（图12-1）。

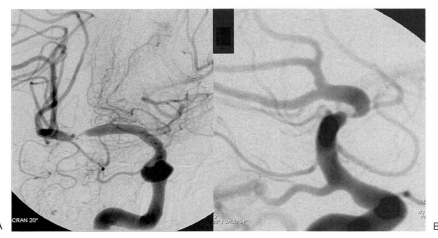

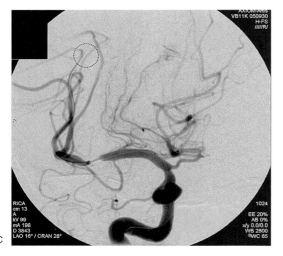
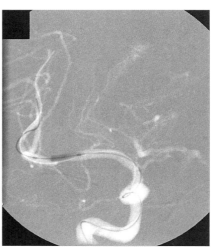

图12-2 Wingspan 全程操作。患者右侧大脑中动脉M1段高度狭窄，有轻度中风的症状。治疗前的造影显示右侧大脑半期供血的血流受限。 (A,B) 支架置入的工作角度，高度放大图像，以最清楚的方式显示狭窄病变。 将双球管中A球管调整到最合适的工作角度，向对侧轻度倾斜，可以将MCA拉长。 将双球管中B球管调整到最合适的工作角度，一个向上的角度，将MCA的M1段拉长，并使分叉部M2两个分支分离。在导引

导管放到位后，将为微导管和微导丝穿过狭窄的病变。达到远端后，微导管腔内换成300cm的微导丝。 (C) 一个对照的血管造影，范围包括导丝远端的位置，评估在支架操作之前的所有材料交换的操作过程中的任何穿孔或其他医源性问题。这例患者，造影显示微导丝在一个小的血管分支里。所以将微导丝轻轻撤回，重新放到一个合适的位置，再进行下一步操作。(D) 下一步，将 Gateway 球囊系统 (Boston Scientific, Natick, MA) 穿过狭窄病变，在路途（roadmap）透视下，扩张球囊。

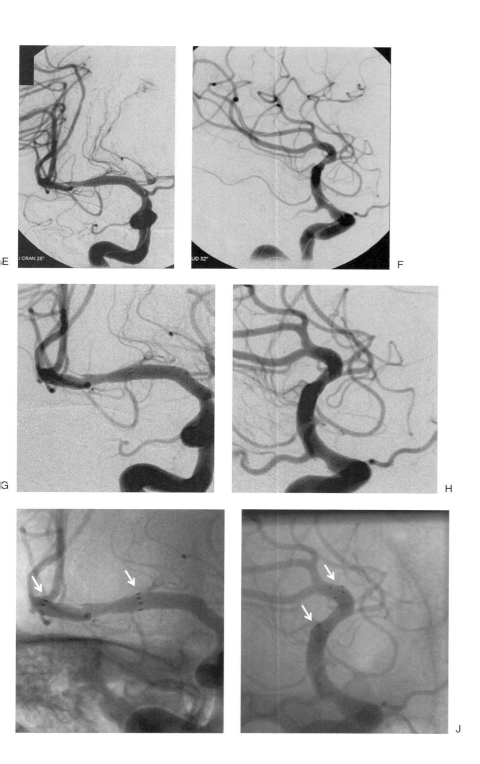

图12-2（续）　(E,F) 血管成形术后，在这个工作角度做血管造影，显示扩张后的管腔比较满意，可以适合支架通过。将Wingspan (Boston Scientific) 输送系统穿过病变，位置满意后释放支架。最后的血管造影显示在球囊扩张和支架置入后，腔内直径明显改善，且右侧大脑半球的血液流动和血液通过时间也有相应的改善。(G,H) 最后高倍放大的血管造影，在放置支架的工作角度上的显示很小的狭窄残留，没有局部血栓形成。(I,J) 不减影的图像显示Wingspan的位置正好穿过狭窄部位。支架的近端和远端分别可见四个显影的标志（marker）(箭头所示)。支架本身是不显影的。

即刻肝素化

如果股动脉穿刺顺利并且显示穿刺点无损伤，即给予患者全身性负荷剂量肝素化（70~80U/kg，活化凝血时间达到250~300s）。安全穿刺后的肝素化可以使术者在全身性肝素化的状态下完成全部的诊断性操作。此外，还避免了此后为达到肝素化的治疗水平而需花费的等待时间。如果开始的剂量没有达到治疗需要的活化凝血时间，在诊断性血管造影的那段时间内，可追加肝素，以达到血管内治疗的要求。

诊断性血管造影

选择导管

诊断性血管造影使用标准的5F导管。当患者已经有完整的血管影像，则根据颈段目标血管的不同，选择不同的导管。常用H1导管（Cook Medical）插右颈动脉。如果是左颈动脉或者左椎动脉，推荐使用Vertebral导管（VER；Cordis Corp.,Warren,NJ）。如果左颈动脉是朝后的，对于左侧颈动脉朝向后方的，可以选择Davis导管 (DAV, Cook Medical)行直接插管，如果不行，还可以选Simmons-2导管 (Cordis Corp.)。

评估颈动脉

颈段动脉插管成功后，在导管继续在行颅内造影之前行颈动脉造影。通过评估颈部解剖可以帮助术者选择合适的导引导管，以帮助完成整个治疗。并且根据颈动脉的管径大小和弯曲情况，帮助医生预先准备和使用抗血管痉挛的药物（尼卡地平、维拉帕米、硝酸甘油），避免血管痉挛限制血流和医源性动脉损伤。导引导管应当尽可能放在颅底水平。

脑血管造影

明确颈部血管形态后，导管置于颈内动脉或者椎动脉近端，以便进行选择性的颅内血管造影。首先要进行标准的正侧位血管造影以保证医生手术结束后可以排除血栓栓塞（图12-2）。其次，为了更好地显示狭窄，应获取局部的高倍放大图像（图12-2）。术者的目标应该是能最佳显示开放的、狭窄的残余管腔，从而能够成功引导微导丝和微导管通过。病变部位最狭窄的视图可以最"真实"地测量实际的狭窄。一旦确定，这些图像可作为颅内血管成形和支架植入的工作角度。工作角度确定之后，需要测量颅内血管的所有参数。最关键的数据是血管直径（包括病变近端和远端）和病变的长度，这些测量的结果是术中选择球囊和支架的依据。

器械准备

在导引导管置入前，需要选择和准备好术中需要的所有器械。这减少了大口径导引导管在颈动脉中的时间。很多有症状的脑动脉硬化症患者同时有严重的颅外的动脉粥样硬化疾病。在这些患者中，导引导管可能会造成血流受限甚至所在颈动脉的阻塞。如遇到这些情况，治疗过程中尽可能减少导引导管限制颅内血流的时间是非常关键的。

导引导管的选择

导引导管有多种选择。如果颈动脉相对较直，可以使用标准的导引导管。对于前循环，6F MPD形状的导管（MPD Cordis Envoy, Cordis Corp.; MPD Neuropath, Micrus Endovascular, San Jose, CA）放置在颈内动脉远端，其末端最佳位置在颅底的颈内动脉垂直段和水平的岩段交界处。对于椎动脉，使用6F直的导引导管（Cordis STR Envoy；STR Neuropath），因为它能够很好地到达位于第二颈椎水平的椎动脉水平的V2段近端位置。对于扭曲的血管，可以利用一个同轴的通道来保证能经常无损伤插入颈内动脉。这套材料包括一个6F的 KSAW Shuttle Select (Cook Medical) （一种长鞘，长90cm，译者注）；一个配合使用的Check-Flo performer (Cook

Medical）（一种止血阀，译者注）；一个6F、长度为105cm、内径是0.070英寸的Neuron 导管(Penumbra Inc, Mountain View, CA)（导引导管，译者注）。Shuttle 导管鞘可以在颈部提供一个很好的稳定性。在Check-Flo performer的帮助下，插入Neuron 导管，可以多提供15cm的长度，使得头端甚至可以到达颅内海绵窦段。

微导管-微导丝的选择

    微导管和微导丝开始通过狭窄区域是血管内治疗中最冒险的一步。这一步的失误可能会导致血管闭塞或者灾难性血管穿孔。此外，狭窄穿过之后，小心稳定地到达狭窄远端也非常关键。这一步最好使用标准的内径0.0165英寸的微导管和易操控的0.014英寸的微导丝。有的操作者省去了这个步骤，而将扩张球囊和交换微导丝（0.0140英寸）直接穿过狭窄处，尽管这样做省去了一个微导管交换过程，但却冒着是否能顺利穿过病变和将一个较硬的微导丝直接放置在病变远端的代价，这是十分危险的（图12-3）。

微导管

    所有标准的小口径的微导管（SL-10, Boston Scientifi3c; Echelon-10, ev3 Endovascular, Inc., Plymouth, MN; Prowler-10, Cordis Corp.）都可以使用。

标准微导丝

    0.014英寸的Synchro-2微导丝（Boston Scientific, Natick, MA）通常容易操控，有非常好的引导和控制性，易于通过高度狭窄的病变，尤其适用于比较扭曲的血管。

交换导丝

    交换导丝应用长度300cm、0.014英寸的Transcend Floppy（Boston Scientific, Natick, MA）。

Gateway球囊的选择

    当应用Gateway-Wingspan系统时，我们按照推荐的材料完成血管成形术。

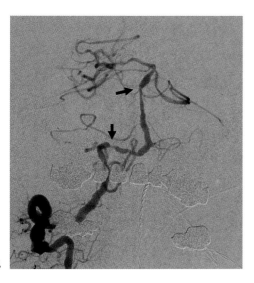
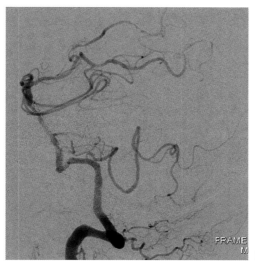

图12-3　近端导丝交换位置的危险　患者为症状性严重多灶性椎基底动脉粥样硬化的狭窄患者。最初的正位（A）和侧位（B）血管造影显示了广泛病变的基底动脉，包括右侧椎动脉远端和基底动脉远端（箭头）两处高度狭窄。没有使用微导管和微导丝穿过病变部位，直接将Gateway球囊（Boston Scientific, Natick, MA）通过交换导丝引导穿过病变。

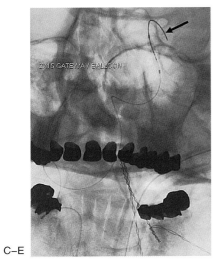
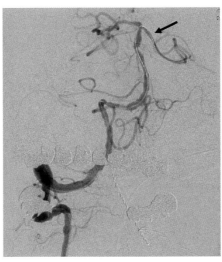
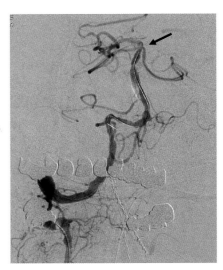

C–E

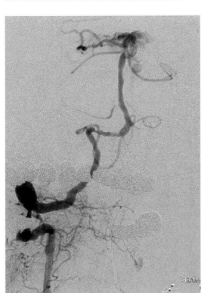

F

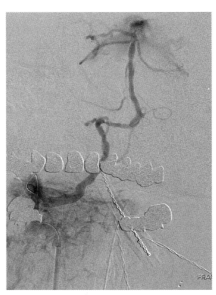

G

图12-3（续） 由于椎基底动脉系统严重病变，在经皮腔内腔内血管成形和支架植入术（PTAS）的工作角度上，普通透视片（C）和减影（D）图像显示安全进入左大脑后动脉远端的微导丝并不安全。（E、箭头）尽管这一通道进行血管成形术还比较顺利，但当试图输送Wingspan支架时，微导丝退了下来，最终停在了基底动脉顶端。Wingspan系统通过微导丝时向上推送的时候遇到一些阻力。（F、G）当输送系统向前的推力最终释放，整个系统和微导丝向前移动，导致基底动脉顶端穿孔。

球囊直径

球囊的直径相当于近端"正常"血管直径的80%。

球囊长度

球囊的长度应该等于或稍大于病变血管的长度。

Wingspan支架的选择

支架直径

支架的直径应该等于或稍超过正常血管的直径。如果刚好比血管直径大一点的尺寸被确定以后，支架的尺寸应适中，应尽量避免应用太大的支架，因为过大的支架并不意味着球囊成形术后能获得更大的尺寸。

支架长度

支架的长度与使用的球囊相当或者稍微超过球囊的长度，并且超过病变部位的近端和远端至少3mm。

如果微导管、微导丝、交换导丝、球囊、支架和导引导管都准备好后，术者就可以继续手术了。

放置导引导管

在活化的凝血酶时间达到标准，所有的设备材料准备好之后，操作者就可以着手将造影导管换成导引导管了。最好通过双球管的"路途"功能，A球管将图像缩小，显示主动脉弓，并尽可能多地显示导管头端。B球管放在病变的血管主干的颈段以上，稍放大以显示交换导丝。B球管显示造影导管的头端并在接下来的操作中，显示置换的导引导管的头端。当切换至"路途"图像后，造影导管交换为导引导管。如果用6F标准的导引导管时，可以用一个110cm长、4F的UCSF-3同轴导管，头端伸出导引导管，使得导引导管和0.035英寸的导丝之间有一个平滑的界面，更有利于导引导管置入。

穿过病变

放置好导引导管后，进行微导管和微导丝操作，将其穿过狭窄的病变。微导管和微导丝的头端一定放置在狭窄远端较粗、较直的血管。这一血管分支的选择非常重要，因为此分支是整个所有交换操作过程中交换导丝远端所在的位置。在交换过程中导丝末端向前向后轻微移动并不少见（尤其是在弯曲多的血管）。越是大和直的血管越可以耐受这种移动。如果交换导丝末端位于薄弱血管（比如在扭曲的，小的或病变的血管），小的移动也会引起灾难性后果（图12-3）。

微导管和微导丝的远端安全地放置好后，微导管可以通过一个0.014英寸的交换导丝移除。移除微导管后，需要做一个血管造影来确定远端微导丝的位置和病变的形态。如果此时病变处或者微导丝末端看到任何渗出物，可立即中和肝素，这样和支架已放置好相比，并发症很少。此外，交换导丝会使目标血管扭曲，因此改变了路图上狭窄预估的位置和方向。像这样的情况，注射造影剂可以确认是否有恰当的血流通过病变，使术者决定是否需要还是必须得到一个新的路图像。如果目标血管被导丝扭曲，而术者没有注意到这一点，术中扩张球囊可能会置于不佳的位置。

血管成形术

球囊穿过狭窄区域到达位置后，可以使用Wojak，Connors 和 Marks等推荐的缓慢膨胀技术来施行血管成形术[12-15]。一般膨胀到额定的膨胀压力（通常是6个大气压）2~3min以上。一般认为，缓慢膨胀技术可以降低夹层动脉瘤、血管破裂和血栓栓塞等并发症的概率。

完成血管成形术后，释放球囊，并回撤球囊至离病变不远的近端，然后缓慢推注造影剂排除术

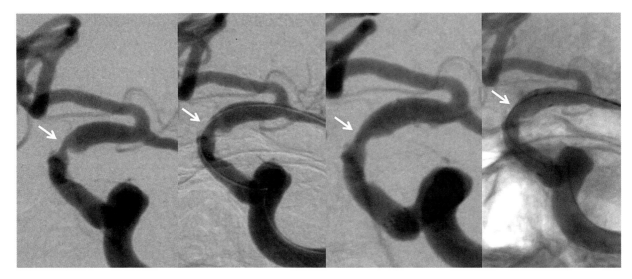

A–D

图12-4 支架置入后，血管腔得到轻微的扩大。（A）正位造影显示了左颈内动脉床突上段的高度狭窄（箭头）。（B）血管成形术后，血管直径有些改善，但仍有40％残留狭窄（箭头）。Wingspan（Boston Scientific, Natick, MA）支架植入术后的减影（C）和不减影（D）的图像显示，尽管支架可以巩固血管成

形术的效果，并可防止由于血管回缩造成的急性管腔闭塞，但它在初次经皮腔内血管成形术之后仅提供一个很小程度的管腔增大。此例表明大多数的管腔增大由血管成形术完成。也就是说，欠佳的血管成形术是不能通过植入支架补救的。如果发现血管成形术结果欠佳，在植入支架之前进行狭窄部位的再扩张在技术上比较简单。

中并发症，并评价血管成形术的效果。尽管加用Wingspan支架可以巩固血管成形术的效果，但是支架所获得额外的管腔扩张是很小的（图12-4）。因此，术者需要在血管成形术的时候得到尽可能好的效果。如果结果不太理想（狭窄＞50％），则需要将现有球囊替换成一个直径相等（或者大一号）的球囊，重新扩张病变。需要更换新的球囊的原因是：球囊经过膨胀和收缩这样一个循环后，球囊就形成了一个"翼型"的结构（不能再卷曲到最小形态）。使用这样的球囊通过狭窄会导致或加剧内膜剥离或导致血栓栓塞。此时的再扩张，比不理想的支架置入后的后扩张要安全。一旦支架植入后，它会阻碍另一个球囊穿过。此外，将Wingspan支架置于扩张不佳的病变是非常冒险的（如下所述）。

植入Wingspan支架

当把球囊通过交换导丝撤出后，送入支架输送

系统，并穿过病变。一旦穿过病变，即可向回牵拉系统，直到可以观察到支架导管远端可以随着控制者的手法的回撤而敏感地跟着移动为止。此时，将"支架稳定器"（stabilizer）轻轻向前方用力,同时回撤"输送导管"（delivery catheter），释放支架。如果血管比较迂曲，可能需要更大力量输送"推送系统"，以完成支架到位。如果在展开过程中碰到的阻力过大，可以考虑更换系统再重新尝试放置。在尝试输送的过程中，关键是不能使近端的稳定器弯曲或者扭结。如果发生这种情况，且仍要植入支架，则推送系统和微导丝都需要移除，重新通过病变。最理想的是，将支架的远端超过病变区的前缘至少3mm。

释放好支架后，可通过交换导丝移除推送系统。在移除推送系统时仔细观察支架标记非常关键，因为推送系统可以与原位置的支架被勾在一起，并且把支架拽向近端。典型的被勾住部位是锥形头端（nose cone），它位于内置递送导管的远端。

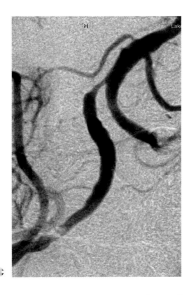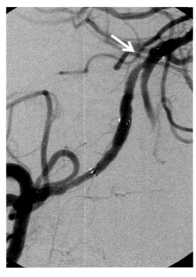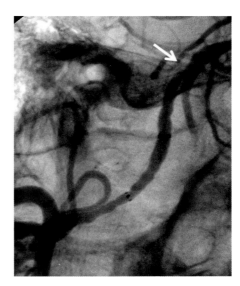

图12-5　在迂曲的血管里试图回撤"输送系统"时，被勾住了。（A）减影的图像显示右椎动脉成串的高度狭窄伴有左椎动脉的阻塞。两处病变均采用血管成形和支架植入术治疗。远端Wingspan系统(Boston Scientific, Natick, MA)放置好后，移除推送系统时遇到了较大的阻力。基底动脉和椎动脉之间口径改变

以及两者角度可能导致椎基底动脉交界处的Wingspan支架的贴壁不良（减影，B；不减影，C）。整个系统沿交换导丝轻轻向前移动，然后，Wingspan输送系统的外导管沿内导管向前送，"塞住"（或抓住）梭形头端的近端。完成这步骤后，整个输送系统很容易的收回了。

锥形头端直径1.2mm，有一定角度，可能会勾住支架的网格，特别是在使用小号球囊行血管成形术欠佳时更有可能（如1.5mm直径）。病变的任何回缩都有可能使管腔消失而使导致锥形头端无法通过展开的支架。支架置于弯曲位置时也会发生这种情况（图12-5）。如果移除支架时遇到阻力，可以尝试以下几种方法：

1. 推送系统可以轻轻地重新向前穿过病变，再尝试一次退出。

2. 微导丝可以小心达到脑动脉更远的位置以对近端病变区域提供更好的支撑，并且轻度地改变推送系统在已放置好的支架内部的方向。

3. 将支架递送导管向远端推送，"抓住"或"包住"内部稳定导管的锥形头的近端，可以避免勾住支架的网丝。

4. Floppy交换导丝可以换成更硬的微导丝，后者可以改变血管的方向，使得推送系统可以退回。

5. 建经对侧股动脉入路，插入另一个血管成形的球囊，穿过病变，和之前被卡住输送系统并排，实施血管成形，进一步扩张狭窄的病变，增加管腔直径，以使输送导管能被撤回（图12-6）。

最后的血管造影

支架输送系统撤出后，在之前放置支架的工作角度做一个放大的血管造影以评估治疗的效果。此时，术者应检查狭窄区是否得到了足够扩张。如果仍存在50%以上的狭窄，术者可以考虑再使用新的球囊进行一次后扩张。同样重要的是，术者需要检查支架近端和远端的血管是否发生了内膜剥离或者痉挛。最后，需要认真检查支架植入血管段是否有局部血栓发生。需要与治疗前的血管造影图像对比局部的穿支情况，来检查是否有任何新的阻塞。此外，需要检查支架内血管腔有无充盈缺损提示支架内血栓形成。

这时候，需要做一个整个头部正侧位血管造影，以排除远端分支闭塞和导丝远端所致的穿孔。

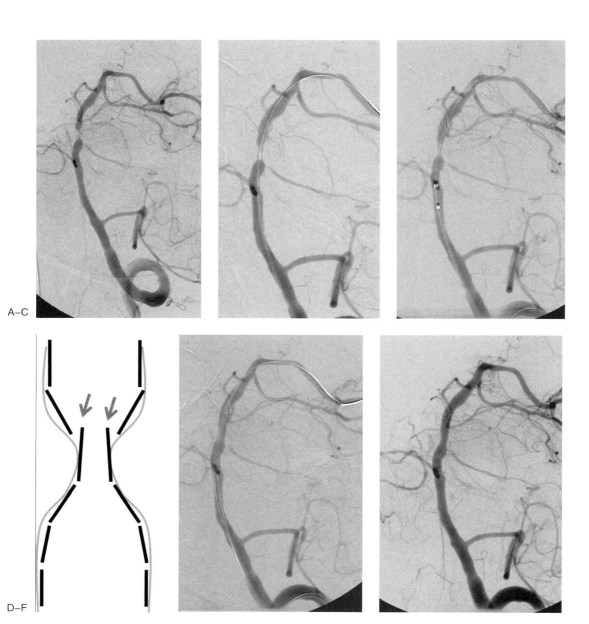

A–C

D–F

图12-6　推送系统在非最佳的血管成形术中发生勾连。（A）减影图像显示基底动脉中段高度狭窄。（B）使用1.5mm的Gateway球囊（Boston Scientific, Natick, MA）产生极小的管腔扩张。尽管结果不是很满意，仍使用稍微大号的3.5mm×15mm的Wingspan支架（Boston Scientific, Natick, MA），目的是希望来巩固血管成形术的结果同时可能增加额外的管腔内径。（C）支架释放之后，但仅有一点改善。除此之外，取回递送系统时，推送系统还在狭窄的地方与支架的网格勾连。而尝试向前移动推送系统使其勾住锥形头端的近端时，还是在狭窄处遇到阻力。（D）示意图展示了这种勾连可能的机制，在残留的沙漏型的狭窄处，可能会导致支架的网丝悬在近端和远端的边缘。最终，从对侧股动脉穿刺，在左锁骨下动脉放入第二根导引导管。通过这一入路，第二个Gateway球囊穿过狭窄，完成第二次血管成形术。（E）后扩张扩大了管腔，使得推送系统可以被取回。（F）在工作角度的投影显示，完成的血管成形术得到了最佳的管腔扩张。患者从麻醉状态恢复。

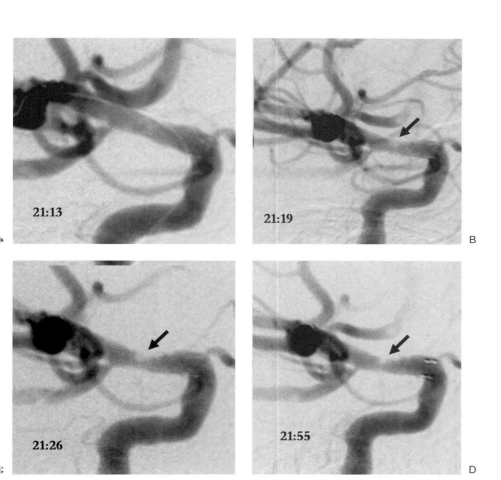

图12-7 植入支架后的局部血栓形成—延迟的血管造影重要性。（A）术后即刻减影的血管造影：血管成形和支架植入术工作角度的高倍放大图像显示没有明显的残留狭窄。（B）6min后血管造影显示形成了少量的血栓（箭头），累积在支架的中部。（C）植入支架后13min血管造影显示累积更多血栓，并伴有支架内充盈缺损扩大（箭头）。（D）动脉注射14.5mg阿昔单抗后20min，血管造影显示血栓已经几乎完全溶解（箭

头）。操作过程中，急性血栓本质上完全是由活化的血小板构成。因此，血栓块几乎都可以使用动脉内注射IIb/IIIa 拮抗剂从根本上解决。如果血凝块时间较长且已经稳定，或者已慢慢溶解并有较快向前的血流，就不需要完全溶解血栓了。在这种情况下，血栓可以随着时间逐渐的消退（不需要使用额外的药物治疗）。IIb/IIIa受体拮抗剂通常在这种情况下很有效，而溶栓药（如tPA）很多情况下没有作用，并且会引发出血。

还要与原始的血管造影图像比较来评价是否有任何消失的分支。在进行完一个高度狭窄的血管扩张后，远端分支血流速常缓慢并不少见。在这些情况下，血管床可能会由长期存在的软脑膜侧支循环供应。这种血流模式需要一些时间来重新调整。当经皮腔内血管成形和支架植入术成功完成后，由于新建立的软脑膜侧支循环与正常血流对抗，导致末梢循环缓慢亦较常见。

如果在侧支血管造影中没有发现并发症，术者

就可以回到高倍率的工作角度下，在透视监视下移除交换导丝。移除时微导丝有可能会勾到支架，但并不常见。微导丝被移除后，应至少等待5~10min，至少再做一次血管造影观察病变，以确定是否有局部的血栓形成。（图12-7）

后扩张

如果在完成经皮腔内血管成形和支架植入术后，管腔内径仍不令人满意，术者应该考虑对于残

留的狭窄再进行一次后扩张。通常是残留狭窄达到50%以上的病例。在移除交换微导丝前要进行一次病变区的评估，以避免再将微导丝穿过刚放好的支架。如果需要施行后扩张，就需要一个新的血管扩张球囊。重复使用原来的球囊是有风险的，因为预包装的球囊的窄的横截面被充盈和回抽改变了。经过充盈和回抽之后，球囊会弯曲，就会有"翼"状结构，这会增加球囊的横断面，导致其勾连或者破坏支架的可能性增加，同时也会增加栓塞的风险。

局部或远端血栓的治疗

任何局部的血栓都可以通过动脉内注射IIb/IIIa受体拮抗剂（如：阿昔单抗）来解决。通常通过导引导管动脉注射2~5mg/份的阿昔单抗来溶解局部血栓。一般情况下，1~2份剂量的药物就可以足够消除产生的血栓（理论上此类血栓的来源完全是血小板）。

术后管理

手术完成后不用鱼精蛋白对抗患者体内的肝素，而尽量使其自行降解。股动脉的穿刺口通过闭合装置控制（如，StarClose, Abbott, Abbott Park, IL; Angio-Seal, St. Jude Medical, St. Paul, MN）。患者在重症监护病房中观察24h。严密控制血压，收缩压应小于120mm Hg。

参考文献：

［1］ Chimowitz MI, Lynn MJ, Howlett-Smith H, et al; Warfarin-Aspirin Symptomatic Intracranial Disease Trial Investigators. Comparison of warfarin and aspirin for symptomatic intracranial arterial stenosis. N Engl J Med 2005;352(13):1305-1316

［2］ Kasner SE, Lynn MJ, Chimowitz MI, et al; Warfarin Aspirin Symptomatic Intracranial Disease (WASID) Trial Investigators. Warfarin vs aspirin for symptomatic intracranial stenosis: subgroup analyses from WASID. Neurology 2006;67(7):1275-1278

［3］ Kasner SE, Chimowitz MI, Lynn MJ, et al; Warfarin Aspirin Symptomatic Intracranial Disease Trial Investigators. Predictors of ischemic stroke in the territory of a symptomatic intracranial arterial stenosis. Circulation 2006;113(4):555-563

［4］ Turan TN, Maidan L, Cotsonis G, et al; Warfarin-Aspirin Symptomatic Intracranial Disease Investigators. Failure of antithrombotic therapy and risk of stroke in patients with symptomatic intracranial stenosis. Stroke 2009;40(2):505-509

［5］ Fiorella D, Thiabolt L, Albuquerque FC, et al. Antiplatelet therapy in neuroendovascular therapeutics. Neurosurg Clin N Am 2005;16(3):517-540, vi

［6］ Lotrionte M, Biondi-Zoccai GG, Agostoni P, et al. Meta-analysis appraising high clopidogrel loading in patients undergoing percutaneous coronary intervention. Am J Cardiol 2007;100(8):1199-1206

［7］ Patti G, Colonna G, Pasceri V, et al. Randomized trial of high loading dose of clopidogrel for reduction of periprocedural myocardial infarction in patients undergoing coronary intervention: results from the ARMYDA-2 (Antiplatelet therapy for Reduction of Myocardial Damage during Angioplasty) study. Circulation 2005;111(16):2099-2106

［8］ Cuisset T, Frere C, Quilici J, et al. benefit of a 600-mg loading dose of clopidogrel on platelet reactivity and clinical outcomes in patients with non-ST-segment elevation acute coronary syndrome undergoing coronary stenting. J Am Coll Cardiol 2006;48(7):1339-1345

［9］ Montalescot G, Sideris G, Meuleman C, et al; ALBION Trial Investigators. A randomized comparison of high clopidogrel loading doses in patients with non-ST-segment elevation acute coronary syndromes: the ALBION (Assessment of the Best Loading Dose of Clopidogrel to Blunt Platelet Activation, Inflammation and Ongoing Necrosis) trial. J Am Coll Cardiol 2006;48(5):931–938

[10] Prabhakaran S, Wells KR, Lee VH, et al. Prevalence and risk factors for aspirin and clopidogrel resistance in cerebrovascular stenting. AJNR Am J Neuroradiol 2008;29(2):281–285

[11] Nahab F, Lynn MJ, Kasner SE, et al; NIH Multicenter Wingspan Intracranial Stent Registry Study Group. Risk factors associated with major cerebrovascular complications after intracranial stenting. Neurology 2009;72(23):2014–2019

[12] Wojak JC, Dunlap DC, Hargrave KR, et al. Intracranial angioplasty and stenting: long–term results from a single center. AJNR Am J Neuroradiol 2006;27(9):1882–1892

[13] Connors JJ III, Wojak JC. Percutaneous transluminal angioplasty for intracranial atherosclerotic lesions: evolution of technique and short–term results. J Neurosurg 1999;91(3):415–423

[14] Connors JJ III, Wojak JC. Intracranial angioplasty. J Invasive Cardiol 1998;10(5):298–303

[15] Marks MP, Wojak JC, Al–Ali F, et al. Angioplasty for symptomatic intracranial stenosis: clinical outcome. Stroke 2006;37(4):1016–1020

第13章

椎动脉颅外段血管成形和支架植入技术

Fernando Viñuela and William J. Mack

◆ 背景和适应证

颅外段椎动脉的狭窄和闭塞性疾病，是一类严重的疾病，如果不治疗，有死亡和残废的潜在风险。血管狭窄常在60岁以后多发，男性是女性发病率的两倍。常无明显症状，但颅外段椎动脉的狭窄在5年内病情进展和发展至卒中的病例为20%~60%，而且文献报道有高达30%的死亡率。有文献报道，其病死率高达30%。

由于椎基底动脉缺血通常没有特异的临床症状，以及对硬膜外的椎动脉的无创显影的困难性，造成的椎基底动脉缺血往往难以诊断，因此，椎动脉狭窄的临床意义可能被低估。

椎基底动脉缺血的主要症状包括：多种类型头痛、恶心、呕吐、眩晕、走路不稳、颅神经病、视力障碍、意识水平下降等，但是通常表现为单纯的头晕。椎基底动脉缺血究竟是由于栓塞还是由于灌注不足造成的往往难以鉴别。一般认为，栓塞会导致突发严重的临床表现，主要涉及高血流量的区域；而灌注不足导致的缺血造成慢性的和波动性，这是由于严重的或连续的狭窄导致的远端灌注压下降，通常表现为体位性缺血。临床表现加上无创的脑影像学检查如MRI、MRA、CTA和CT灌注，再结合数字减影血管造影（DSA）可以很好地描述椎基底动脉缺血的病理生理特征（图13-1）。

椎动脉从锁骨下动脉的后上壁发出是最常见的，但也可以从主动脉弓，无名动脉或者颈总动脉发出。椎动脉可以从解剖上分为四段：第一段从锁骨下动脉的起始部到第六颈椎入横突孔的位置；第二段从穿过横突孔到寰椎水平；第三段从出寰椎横突孔在寰椎后方的上表面垂直向上，向后到硬脑膜；第四段穿过寰枕膜、硬脑膜通过枕骨大孔进入颅腔到达脑桥延髓结合部，至此与对侧椎动脉合为基底动脉。

椎动脉终结于小脑下后动脉(PICA)的情形不到5%。这些动脉通常比较小，在做血管造影时要注意保护，以免血管破裂或者梗死。脊髓前动脉通常起源于硬膜内的椎动脉。颈部椎动脉的肌支与颈升动脉、颈深动脉以及颈外动脉的分支有吻合支，最值得注意的是，与枕动脉和咽升动脉分支的吻合。虽然有较多的侧支循环提示椎动脉狭窄预后良好，但是在进行血管造影时操作导管和导丝一定要留心这些分支。

椎动脉的直径通常3～5mm，单侧的椎动脉狭窄通常耐受性较好，因为有来自对侧椎动脉和大脑半球的侧支循环。同时这也是许多椎基底动脉疾病的

患者无症状的原因。但是，即使有对侧椎动脉的补偿，原位血栓形成和远端栓塞仍然有潜在的危险。

椎动脉狭窄的最常见原因是动脉粥样硬化，其次是脉管炎、动脉夹层、外部压迫。椎动脉近端和颈段的阻塞性疾病提示存在大脑后循环缺血的风险。动脉粥样硬化最常发生在椎动脉的起始部。颅外的椎动脉最易受到挫伤或自发性夹层，通常发生在活动性最大的第六颈椎进入横突孔的位置和在第

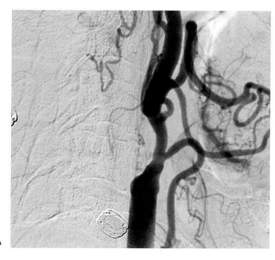
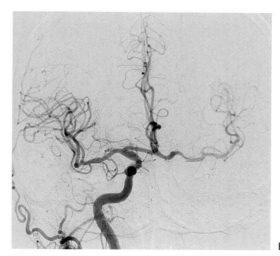
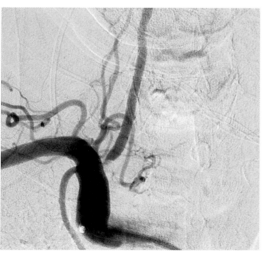
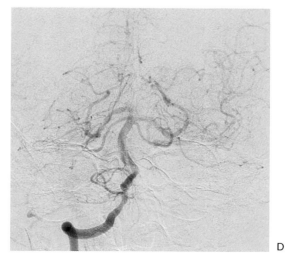

图13-1 左大脑半球卒中患者的诊断性脑血管造影。（A）左颈总动脉造影显示颈部分叉部远端的颈内动脉完全闭塞。（B）右颈总动脉造影显示颅内造影剂通过前交通动脉向左侧大脑前动脉和大脑中动脉供血。（C、D）右锁骨下动脉造影显示位于右椎动脉开口处的狭窄和通过左后交通动脉向左大脑中动脉代偿供血。由于两侧椎动脉的高度狭窄（未显示），虽然左后交通动脉较粗大，其中的血流量仍然很小。

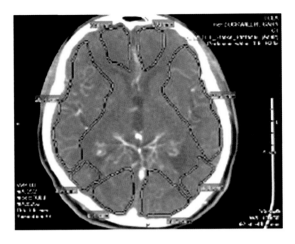
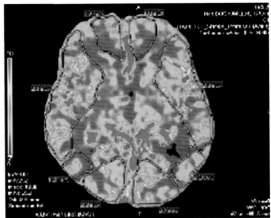
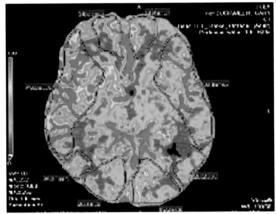
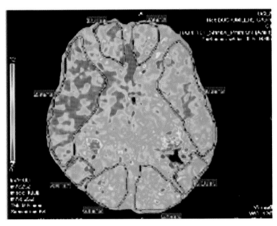

E

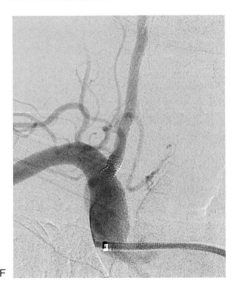

F

图13-1（续） （E）CT灌注成像，左大脑中动脉区域的血流平均通过时间增加，血流量减少，提示缺血。（F）植入支架后的血管造影。由于双侧椎动脉起始部高度狭窄，加上左颈内动脉慢性闭塞，仅有通过左后交通动脉的后循环少量血流，在右椎动脉起源处的血管成形术和支架植入，术中使用自膨式支架。注意支架近端置于锁骨下动脉中，以稳定通过椎动脉开口的延伸斑块。

二颈椎以上穿出横突孔的位置。第三段的狭窄可由头部位置改变引起，伸长和旋转时最明显。

椎动脉狭窄的药物治疗从以前到现在一直包括抗血小板药物和全身抗凝，其效果不确定。

外科手术搭桥，动脉内膜切除术和血管重建在技术上有挑战性，有不少的病例出现了血栓栓塞、肺部损伤，包括霍纳综合征在内的神经损伤等并发症。

有报道显示，造影显示侧支循环很差，且有症状的患者，药物治疗失败，搭桥手术有不可接受的风险，行球囊辅助支架植入血管成形术是有效的。目前没有明确的入选标准和指南来说明该如何选择患者。多认为，椎动脉的血管成形和支架植入术适用于血管狭窄大于70%，症状在解剖上与涉及的椎动脉供血区有关，并且药物治疗无效的患者。然而，对于症状不明显和狭窄不那么严重的患者，侧支循环的解剖学结构、对侧椎动脉的代偿和Willis环（特别是后交通动脉）的结构等因素应该考虑到术前决策中。

◆ 技术（血管内治疗技术）

椎动脉支架植入术的技术要考虑下列因素：术前的患者选择和管理，解剖特点上和技术细节上的考虑，以及术后的监测评估和药物治疗。对拟行椎动脉血管成形和支架植入术之前3d和治疗当天早上，需要每天使用双抗血小板疗法（氯吡格雷75mg和阿司匹林325mg）治疗，以降低血栓栓塞的风险。对急诊的病例，手术前需要立即给予300mg氯吡格雷和650mg阿司匹林的负荷剂量。

大多数手术在麻醉监护下进行（局麻）。在术中持续进行神经功能评估，对于不合作的患者或者血管解剖极具挑战性的患者可以应用全身麻醉方法。

通常经股动脉穿刺获得动脉通路，对于主动脉弓解剖变异的可以使用桡动脉通路。建立好动脉

通路后，静脉注射50U/kg的肝素，随后每小时注射1000U以保证活化凝血时间大于250s。

首先进行详细的诊断性脑血管造影，尤其要注意双侧椎动脉的颈段，锁骨下动脉起始部，双侧后交通动脉的形态、位置，椎动脉与颈外动脉、颈升动脉、颈后深动脉在枕骨下的吻合情况。使用前后位伴汤氏位造影有助于观察椎动脉的形态起始部。

以0.035英寸的导丝引导6F导引导管或shuttle鞘进入锁骨下动脉。这个传递系统可有效保持支架的位置的稳定性，适用于大多数颅外椎动脉系统使用的支架。如果需要更好的稳定性，则可以把shuttle鞘和导引导管结合使用。或者，可以在锁骨下动脉远端使用0.014英寸或0.018英寸的导丝做辅助导丝（Buddy wire）来增加导管的稳定性。

根据诊断性血管造影，可以选择最好的工作角度。此外，还可获得狭窄处的血管直径，狭窄部位的长度，狭窄区远端的正常椎动脉直径的测量结果（图13-2）。使用"路图"技术，将微导丝和微导管小心地穿过狭窄区。到达远端预定位置后，拔出微导丝，插入0.014英寸的交换长导丝，通常放在同侧或者对侧大脑后动脉（图13-3）。狭窄病变远端

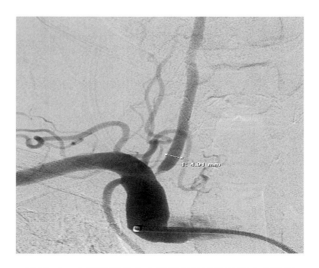

图13-2 血管造影片上电脑测量椎动脉远端（非狭窄区）。同样可以测得狭窄血管的直径和狭窄血管的长度。

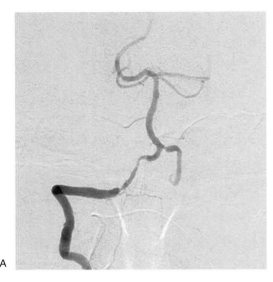

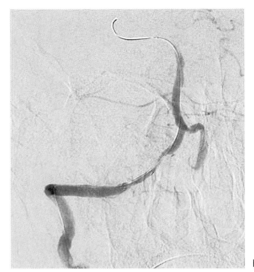

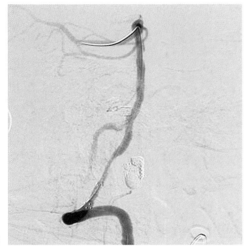

图13-3（A） 前后位的椎动脉造影显示右椎动脉颈段狭窄。血管成形和支架植入术后，前后位（B）和侧位（C）椎动脉造影，所用自膨胀的易弯曲开环支架是专门为颅内动脉粥样硬化设计的。根据颈部椎动脉远端的扭曲程度和血管口径的大小选择支架。注意微导丝的远端位于大脑后动脉。

的导丝应足够长，而且要固定好，并在整个操作全程密切关注，避免（因意外退出狭窄部位后）重新插入危险的狭窄部位，尤其是在球囊扩张以后。

通常使用球囊进行预扩张来保证自膨胀的支架安全地通过狭窄区。球囊的长度应该与狭窄区相匹配，直径应该与80%正常血管直径相当。 在血管成形时，球囊应缓慢扩张，达到额定的压力，以降低在血管被扩张时的血栓栓塞的并发症，球囊抽瘪时也应该在控制下，谨慎地进行。在持续的透视下进行的缓慢的球囊扩张和支架释放，还可以防止在血管内的发生意外的类似"挤西瓜子"（watermelon

seeding）一样的移位。

支架的直径按照100%的椎动脉远端的直径测量。长度要求能够超过整个病变区的近端和远端边缘几毫米。支架的近端需要定位在锁骨下动脉中，以稳定通过椎动脉开口延伸的斑块（图13-1F）。球囊和支架都是"单轨"通道、快速交换的设计使得交换更容易更好控制，在助手帮忙有限的情况下，这种设计更可取。支架的选择很大程度上取决于医生的偏好，但是也受入路的难易和血管的形状制约。虽然球囊扩张的支架（图13-4）有很小的外形（剖面）和大的径向力，但自膨胀的支架通常更适合用于直径

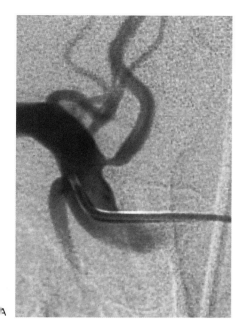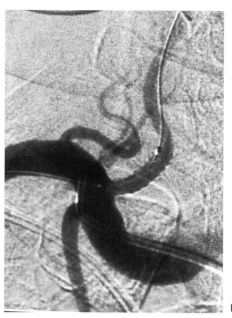

图13-4 使用球囊扩张的冠脉支架的血管成形和支架植入前（A）后（B）的右锁骨下动脉造影。

更大的血管（图13-1F）。由于椎动脉起始部强大的肌层，以及其斑块突入锁骨下动脉，因此需要支架有很大的径向力。

根据支架释放后的残余狭窄情况、远端灌注和血流通过时间，考虑是否行球囊后扩张（图13-5）。对于在支架置入后的血管残余的"细腰"样狭窄，如果是球扩支架，可以将球囊向近端回撤，行扩张，如果是自膨胀式支架，则重新用一个新的球囊进行扩张。球囊应该选择直径大小相当于狭窄区远端椎动脉的100%直径，并且将球囊限制在放过支架的管腔内是非常关键的，这能够防止由于没有保护的内膜形成夹层。球囊直径过大会造成血管的穿孔，或将栓子挤出支架。膨胀过度、超过"爆破"压、压力骤增会使球囊破裂导致血管损伤或者球囊破裂导致的气体栓塞。支架后球囊扩张血管成形术后，非常重要的是，将球囊完全收缩，在透视监视下缓慢地将球囊取出，以免支架与球囊两端翘起的部分（wings）纠缠，被球囊拖拉移位。术后行正侧位，斜位的血管造影检查，行治

疗后的测量和评估有无血管夹层或远端血栓形成。

在手术结束时不再用肝素，因为患者使用了双重抗血小板治疗和静脉抗凝剂，拔除血管鞘后以闭

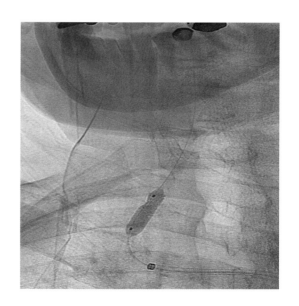

图13-5 位于右椎动脉起源处狭窄的血管成形术后的球囊扩张。膨胀的球囊几乎完全包含在支架不透光的标志中。在支架放置位置的远端区域有一个小的"细腰样"残留狭窄。

合装置封闭血管和手法压迫。患者送至神经重症监护病房检测，或送至监测下的神经/心脏科病床过夜，通常次日可以回家。阿司匹林应该一直应用，按照我们的经验，氯吡格雷通常使用至少3个月。

◆ 并发症及其预防

椎动脉支架植入术的目标是：在技术上取得成功，没有并发症，解决患者的临床症状。为了达到这一目的，有赖于围术期血栓栓塞的预防，防止支架内狭窄和术后的神经症状。

控制围术期血栓栓塞的并发症依赖于在介入前、中、后期血小板的双抗治疗。静脉抗凝和严格的导管冲洗有助于防止原位血栓形成。此外，术中的一些技术上的要领，如球囊缓慢的充盈和收缩；在操作过程中，始终在X线透视下，关注导丝的头端等，这些都能减少机械性血管操作的损害和在狭窄病变或夹层的通过的频率。

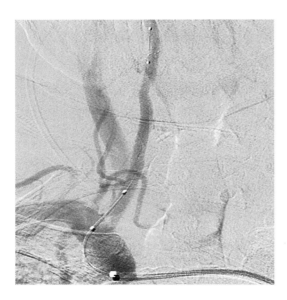

图13-6　锁骨下动脉造影显示位于右椎动脉的微导丝和远端栓子保护装置。该装置放置在较直一段血管的远端，并有足够宽度容纳之。

在颈动脉血管成形和支架植入术中使用远端栓子保护装置已经成为常用的方法，但在颅外椎动脉中则相当少见（图13-6），由于椎动脉口径较小，起始部的夹角和近端血管的扭曲，因此我们很少发现，其获益会超过支架的释放和回收所带来的风险。

由于在单独的球囊血管成形术中，血管的回缩和夹层较常见，因此使用支架被看成是一种安全、更持久的血管重建技术[9-13]。血管成形引起的夹层可以通过支架的植入降低其发生率。纤维保护层和新生内膜组织的生长并越过支架网眼，覆盖粥样硬化的血管壁，可以减少迟发性的血栓形成和栓塞事件[14]。

通过植入支架可以将扭曲的椎动脉起始部拉直，但由于血流动力学改变和血管壁的损伤可能会加速再狭窄。颅外椎动脉支架植入有很高的再狭窄发生率（据一份大宗病报道为10%~43%），但大多没有症状[16]。

椎动脉或颅内动脉症状性动脉粥样硬化的支架植入术（SSYLVIA）的多中心研究中，评估了再狭窄发生率及其与临床症状和特异危险因素的关系，确定糖尿病、术后仍有显著狭窄、治疗前血管尺寸较小、椎动脉开口的位置均是独立的再狭窄的危险因素。研究者还报道了在椎动脉开口处的（支架后）再狭窄率为67%，在PICA之前为25%。所以建议对于开口处的回缩需要一个力度更大的支架[16]。认真的术前选择和严密的术后监测对支架治疗的愈合非常重要。如果有再狭窄，通常发生在手术后的第一年，我们通过非侵入性的影像检查对患者进行监测，但仅对伴随临床症状的再狭窄进行治疗。通常在术后3个月进行首次CTA或MRA检查。

早期椎动脉支架植入术使用的是冠状动脉球囊扩张支架或者其他周围血管支架，不是专门为颅内血管设计的。颈部脑血管的扭曲和导引难度导致了支架植入并发症和支架内再狭窄的发生率比较高。随着技术的进步，采用这一技术成功的病例大大提高。更小和更柔软的自膨胀式支架已经被FDA作为"人道主义豁免"批准用于治疗颅内动脉粥样硬化。小尺寸和开环式的设计使支架足够柔顺地通过扭曲的颈部脑血管，同时可以保证足够的径向力，因此在扭曲血管中减少了对血管壁的损伤的可能性（图13-3）。随着药物洗脱支架的使用，心脏血管成形和支架植入术的支架内再狭窄的发生率已经下降了。这些支架也许可以应用到小而弯曲的椎动脉中。目前的研究正致力于通过使用药物洗脱支架或者对目前的设备进行技术改进，来降低肌内膜（myointimal）增生和导致的再狭窄。

参考文献

[1] Zaytsev AY, Stoyda AY, Smirnov VE, et al. Endovascular treatment of supra-aortic extracranial stenoses in patients with vertebrobasilar insufficiency symptoms. Cardiovasc Intervent Radiol 2006;29(5):731–738

[2] Cartlidge NE, Whisnant JP, Elveback LR. Carotid and vertebral-basilar transient cerebral ischemic attacks: a community study, Rochester, Minnesota. Mayo Clin Proc 1977;52(2):117–120

[3] Adams RD, Victor M, Ropper AH. Principles of Neurology. New York: McGraw-Hill, 1997:793–780

[4] Morris P. Practical Neuroangiography. Philadelphia: Lippincott Williams & Wilkins; 2007

[5] Cloud GC, Markus HS. Diagnosis and management of vertebral artery stenosis. QJM 2003;96(1):27–54

[6] Wehman JC, Hanel RA, Guidot CA, et al. Atherosclerotic occlusive extracranial vertebral artery disease: indications for intervention, endovascular techniques, short-term and long-term results. J Interv Cardiol 2004;17(4):219–232

[7] Imparato AM. Vertebral arterial reconstruction: a nineteen-year experience. J Vasc Surg 1985;2(4):626–634

[8] Spetzler RF, Hadley MN, Martin NA, et al. Vertebrobasilar insufficiency. Part 1: Microsurgical treatment of extracranial vertebrobasilar disease. J Neurosurg 1987;66:646–661

[9] Malek AM, Higashida RT, Phatouros CC, et al. Treatment of posterior circulation ischemia with extracranial percutaneous balloon angioplasty and stent placement. Stroke 1999;30(10):2073–2085

[10] Albuquerque FC, Fiorella D, Han P, et al. A reappraisal of angioplasty and stenting for the treatment of vertebral origin stenosis. Neurosurgery 2003;53(3):607–614

[11] Chastain HD II, Campbell MS, Iyer S, et al. Extracranial vertebral artery stent placement: in-hospital and follow-up results. J Neurosurg 1999;91(4):547–552

[12] Jenkins JS, White CJ, Ramee SR, et al. Vertebral artery stenting. Catheter Cardiovasc Interv 2001;54(1):1–5

[13] Ko YG, Park S, Kim JY, et al. Percutaneous interventional treatment of extracranial vertebral artery stenosis with coronary stents. Yonsei Med J 2004;45(4):629–634

[14] Wakhloo AK, Tio FO, Lieber BB, Schellhammer F, Graf M, Hopkins LN. Self-expanding nitinol stents in canine vertebral arteries: hemodynamics and tissue response. AJNR Am J Neuroradiol 1995;16(5):1043–1051

[15] Mukherjee D, Roffi M, Kapadia SR, et al. Percutaneous intervention for symptomatic vertebral artery stenosis using coronary stents. J Invasive Cardiol 2001;13(5):363–366

[16] SSYLVIA Study Investigators. Stenting of Symptomatic Athlerosclerotic Lesions in the Vertebral or Intracranial Arteries (SSYLVIA): study results. Stroke 2004;35(6):1388–1392

[17] Regar E, Serruys PW, Bode C, et al. RAVEL Study Group. Angiographic findings of the multicenter Randomized Study with the Sirolimus-Eluting Bx Velocity Balloon-Expandable Stent (RAVEL): sirolimus-eluting stents inhibit restenosis irrespective of the vessel size. Circulation 2002;106(15):1949–1956

第14章
治疗性颈内动脉闭塞术

Brian Hoh

◆ 背景

约翰·亨特（John Hunter）被认为是第一个描述使用动脉近端闭塞术治疗动脉瘤的医生。1785年12月12日，亨特通过结扎股浅动脉成功治愈了一个患者的腘动脉瘤。亨特结扎术已经发展为周围动脉瘤的主要治疗手段，同时也应用于治疗脑动脉瘤。随着显微技术和腔内治疗手段的发展，直接夹闭或栓塞术已经发展为脑动脉瘤的首选治疗手段，很大程度上取代了亨特近端闭塞术。但是亨特的方法在某些脑动脉瘤的治疗中仍然起重要作用，其中大型和巨大型颈内动脉瘤是最常用的。颅内外动脉（EC-IC）搭桥手术在其他章节已经讨论，所以，这一章仅讨论作为独立治疗方法的颈内动脉闭塞术。

◆ 适应证

颈内动脉闭塞术最常用于治疗颈内动脉的大型和巨大型复杂脑动脉瘤。其他适应证包括颈动脉创

伤，颈动脉被肿瘤侵袭、包绕等。

颈内动脉的巨大型动脉瘤自然病程的危险性高，5年内40%患者有蛛网膜下腔出血的风险。大型和巨大型颈内动脉瘤也会压迫颅神经，造成颅神经的功能障碍。对于不适合外科夹闭或者栓塞的颈内动脉瘤，颈内动脉闭塞术是有效的治疗手段。

德雷克（Drake）报道了应用近端"亨特式"颈动脉闭塞术治疗160例前循环动脉瘤的患者，90%的患者预后满意。除了4例患者外，其他患者均形成血栓而完全闭塞动脉瘤，仅2例患者出现了血流动力学性缺血性脑梗死。

拉尔森（Larson）等对曾经治疗过的58例颈内动脉瘤（海绵窦内40例，岩段5例，颈段3例，眼段10例）进行长期随访（平均76个月），术前患者表现为占位效应（45例）、血栓栓塞性短暂脑缺血或卒中（6例）、蛛网膜下腔出血（4例）、鼻出血（3例），其中55例成功施行颈动脉闭塞术（其中3例同时行颅内外血管搭桥手术）。术后和长期随访结果，6例短暂性脑缺血症状改善，2例发生延迟性梗

死，1例动脉瘤增大，2例发生延迟性蛛网膜下腔出血，其余3例死于手术。

范·罗伊（Van Rooij）和斯卢佐夫斯基（Sluzewski）报道了应用颈动脉闭塞术治疗的31例海绵窦段动脉瘤伴有颅神经功能障碍患者的治疗效果，19例症状消失；9例改善；3例无变化。

◆ 闭塞耐受性实验

行颈内动脉闭塞术之前，必须测定患者对颈动脉闭塞的耐受性。如果患者不能耐受颈动脉闭塞，则表明需要施行颅内外搭桥手术。检验颈动脉闭塞耐受性的方法仍有争议。方法有以下几种，包括：颈动脉球囊闭塞加低血压和临床测试；颈动脉球囊闭塞加单光子发射计算机断层显像(SPECT)检查；颈动脉球囊闭塞加稳定性氙增强CT检查；颈动脉球囊闭塞加经颅多普勒超声检查；颈动脉球囊闭塞加颈内动脉残端压测量实验；颈动脉球囊闭塞加静脉相时间测定实验。在我们的实践中，通常使用颈动脉球囊闭塞加低血压应激、临床测验和SPECT检查。

◆ 颈内动脉闭塞技术

我们采用的颈内动脉闭塞技术包括以下几个步骤：①通过颈动脉球囊闭塞加低血压应激、临床测验和SPECT检查，确定患者对颈内动脉闭塞的耐受性；②几天后再用弹簧圈栓塞的方法闭塞颈内动脉。闭塞分步骤完成，是为了留出时间进行SPECT评估，并向患者告知SPECT的评估结果，以及选择治疗方案——是单独使用颈内动脉闭塞术，还是同时行颅内外搭桥。

首先应用颈动脉球囊闭塞加低血压、临床测验和SPECT检查，确定患者对颈内动脉闭塞的耐受性。这个过程需要多组人员共同完成：神经介入医生、麻醉师、神经科医生、核医学放射学专家。术前由神经科医生对患者进行神经系统检查，作为比较的基础。闭塞试验在麻醉监护下进行，保持患者清醒。麻醉师必须明白闭塞颈动脉的目的，以及镇静剂或者其他药物会如何干扰临床测验。动脉血压必须监测，可通过桡动脉测定或通过股动脉鞘，颅神经功能障碍必须注意平均动脉压的基线。先进行腹股沟处的局部浸润麻醉，随即使用微穿刺装置股动脉置入导管鞘。如果经桡动脉测压，则选择6F的股动脉鞘；如果经股动脉动脉血压监测则使用7F的股动脉鞘。采用全脑血管造影评估对侧的颈动脉、威利斯（Willis）环的通畅程度，检查颈动脉侧支循环范围。静脉予以全身肝素化，测定活化凝血时间（ACTs），使其达到250～300s。连接肝素化冲洗的6F导引导管放置在被测定的颈内动脉近端稳定的位置。通过0.010英寸的MTI导丝，使用7mm×7mm Hyper Form 闭塞球囊系统（ev3 Endovascular, Inc., Plymouth, MN）完成颈动脉闭塞试验。如果可能把球囊放在预计永久栓塞的位置，或者放置在颈内动脉的岩段。再应用Cadence 1 ml Precision注射器缓慢注射50:50的碘克沙醇（GE Healthcare, Waukesha, WI）320 mg/ml和生理盐水扩张球囊，直到颈内动脉完全阻塞。通过造影确认颈内动脉被球囊彻底闭塞后，由神经科医生进行神经系统检查。如果有神经功能障碍，则迅速将球囊缩小，结束试验，并且认定患者不能耐受颈动脉闭塞。如果患者神经功能仍然正常，则通知麻醉师使患者的平均动脉压降到基础值的66%。在低血压状态下，神经科医生再次进行神经系统检查，如果有神经功能障碍，仍应该迅速缩小球囊，使血压恢复正常，至此试验结束。如果患者神经功能正常，继续将低血压和球囊阻塞维持30min，在此期间神经科医生进行经常性周期性的神经检查。定时造影检查颈内动脉以确定球囊一直完全阻断血流。在低血压和球囊阻塞期间，核医学医生静脉注射30 mCi的technetium-99mbicisate（ethyl cysteinate dimmer; ECD）。低血压和球囊阻塞持续30min后，抽瘪球囊再做一次颈内动脉造影作为最终对照。拔除导管和股动脉鞘，股动脉穿刺处人工按压或闭合装置进行止血。将患者转运到核医学科进行SPECT检查。

然后，在核医学专家的协助下，分析SPECT图像。如果有证据表明灌注量减少，那就可以认为患者不能耐受颈动脉闭塞（图14-1）。需要向患者说明检查结果，并分析其他可选治疗方案。

如果患者可以耐受颈动脉闭塞，下一步就可以行有目的的、经血管内闭塞颈内动脉。以前，这一步骤是采用可解脱的硅胶球囊（Boston Scientific, Natick, MA）完成的，但现在此球囊已经不提供了，目前多使用弹簧圈栓塞永久闭塞颈内动脉。

永久的颈内动脉闭塞是患者在清醒和有麻醉监护的状态下完成的。无论是桡动脉还是股动脉，都可以进行动脉血压的监测。使用局麻药在腹股沟处进行浸润麻醉，利用微穿刺工具构造一个股动脉的开口。静脉内注射肝素使活化凝血时间达到250~300s。

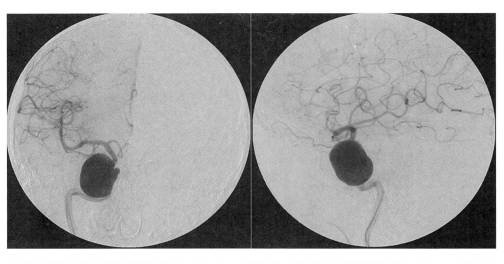

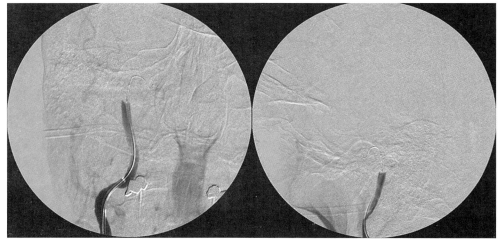

图14-1　54岁女性，突发右侧第四和第六脑神经麻痹。（A）右侧颈内动脉(ICA)数字减影血管造影(DSA)正侧位显示一个颈内动脉海绵窦段的巨大动脉瘤。（B）球囊闭塞试验时右侧颈内动脉造影正侧位。

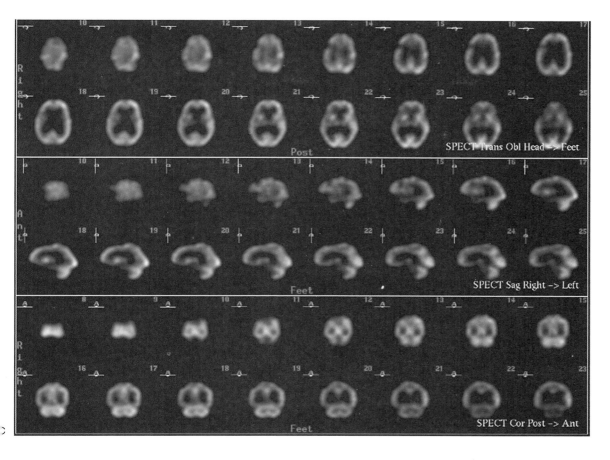

图14-1 （C）注射30 mCi 99m锝比西酯（ethyl cysteinate dimmer; ECD）后的SPECT图像显示右脑大脑半球灌注减少，尤其以大脑中动脉供血区显著。

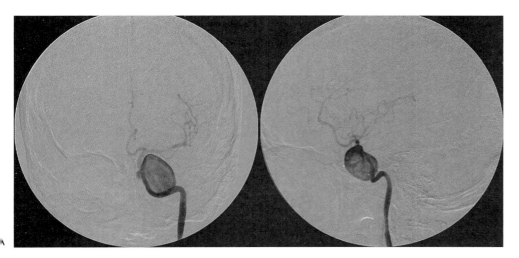

图14-2 49岁女性，新发左侧第六脑神经麻痹。（A）左侧颈内动脉（ICA）数字减影血管造影(DSA)正侧位显示一个颈内动脉海绵窦段的巨大动脉瘤。

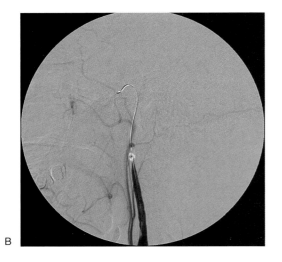

B

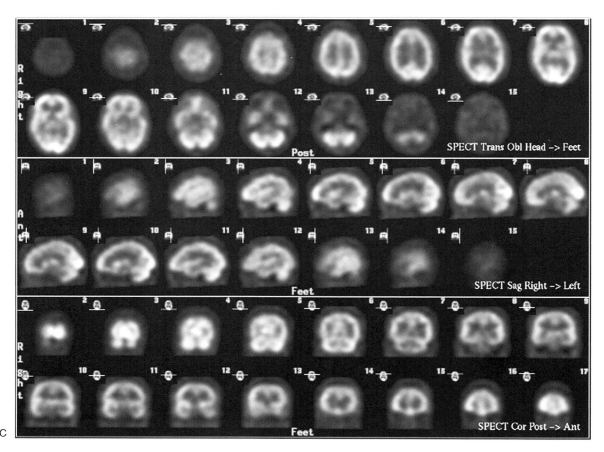

C

图14-2（续） （B）进行左侧颈内动脉球囊闭塞试验时颈内动脉造影侧位所示。（C）注射30毫居里 99m锝比西酯（双半胱乙酯; ECD）后的SPECT图像双侧大脑半球灌注对称。

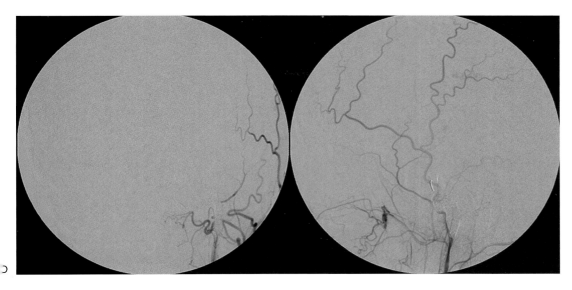

图14-2（续） （D）弹簧圈栓塞后颈总动脉造影正侧位显示左侧颈内动脉完全闭塞。

我们用8F的Merci球囊引导导管放置到颈内动脉的近端，或者放置到颈总动脉。实施弹簧圈闭塞颈内动脉，并在近端采用球囊扩张以预防血栓栓塞。作为防止血栓栓塞形成的措施，尽可能把弹簧圈栓塞的位置设在病变的部位，或者就在颈内动脉的岩段栓塞。弹簧圈可选用直径大的和比较长的，这样的弹簧圈易于相互缠绕固定以防止向远端移位。术中和术后保持高血压和高血容量，在血流动力学上可以增加侧支循环灌注。通过神经系统检查监测患者反应。当颈内动脉内的血流被完全阻塞后，手术就完成了（图14-2）。术后，高血压和高血容量状态维持24h后结束。

◆ 并发症及预防

颈内动脉闭塞术最严重的并发症是血流动力学性脑缺血性卒中，预防此类并发症的最重要的步骤是确定颈动脉闭塞的耐受性，这需要与选择的颈动脉闭塞试验方法有关的专门技术和经验。小组各成员之间的交流与协作很关键，麻醉师必须理解患者

参与的程度，需要在进行球囊阻断颈动脉实验时严格监测患者的神经体征。神经科医生必须了解颈动脉闭塞术的最终目的。核医学专家必须知晓研究中所需要注意的灌注所见。

永久性的颈动脉闭塞是在患者清醒和高血压、高血容量的情况下进行的，如果有任何神经状态的改变，则需要增加高血压和高血容量的程度。我们认为维持高血压和高血容量24h，可促进软膜侧支向颈动脉闭塞区域的灌注。

能够做EC-IC搭桥手术的脑血管外科医生必须可以随时到位，如果患者在术后病情有变化，而对高血压和高血容量的治疗没有效果，应能及时做急诊脑血管重建手术。

血栓栓塞卒中也是治疗性颈动脉闭塞术的并发症，可以在颈内动脉内放置弹簧圈后出现。为了防止血栓栓塞，可予以全身肝素化，使活化凝血时间达到250~300s。另外，可使用球囊引导导管完成颈动脉弹簧圈栓塞。在弹簧圈栓塞时扩张球囊作为近端控制，以降低远端血栓栓塞的危险。

弹簧圈远端移位也有可能发生。我们使用大尺

寸和较长的弹簧圈利于弹簧圈固定，防止移位。使用球囊引导导管来控制近端血流也可以降低弹簧圈移位的风险。

◆ 结语

颈内动脉闭塞术的历史悠久，目前仍是颈内动脉的大型和巨大型复杂脑动脉瘤以及某些颈动脉创伤、颈动脉被肿瘤侵袭、包绕等疾病的有效治疗方法。测量颈动脉闭塞耐受性有几种不同的方法，所选择的方法的技术和经验很重要，多个小组之间的合作与交流也是必不可少的。在进行颈动脉永久性闭塞时，一定要注意几个关键步骤，以避免并发症的出现。

参考文献

[1] Schechter DC, Bergan JJ. Popliteal aneurysm: a celebration of the bicentennial of John Hunter's operation. Ann Vasc Surg 1986;1(1):118–126

[2] Wiebers DO, Whisnant JP, Huston J III, et al. International Study of Un-ruptured Intracranial Aneurysms Investigators. Unruptured intracranial aneurysms: natural history, clinical outcome, and risks of surgical and endovascular treatment. Lancet 2003;362(9378):103–110

[3] Hoh BL, Putman CM, Budzik RF, et al. Combined surgical and endovascular techniques of flow alteration to treat fusiform and complex wide-necked intracranial aneurysms that are unsuitable for clipping or coil embolization. J Neurosurg 2001;95(1):24–35

[4] Drake CG, Peerless SJ, Ferguson GG. Hunterian proximal arterial occlusion for giant aneurysms of the carotid circulation. J Neurosurg 1994;81(5):656–665

[5] Larson JJ, Tew JM Jr, Tomsick TA, et al. Treatment of aneurysms of the internal carotid artery by intravascular balloon occlusion: long-term follow-up of 58 patients. Neurosurgery 1995;36(1):26–30

[6] van Rooij WJ, Sluzewski M. Unruptured large and giant carotid artery aneurysms presenting with cranial nerve palsy: comparison of clinical recovery after selective aneurysm coiling and therapeutic carotid artery occlusion. AJNR Am J Neuroradiol 2008;29(5):997–1002

[7] Standard SC, Ahuja A, Guterman LR, et al. Balloon test occlusion of the internal carotid artery with hypotensive challenge. AJNR Am J Neuroradiol 1995;16(7):1453–1458

[8] Kaminogo M, Ochi M, Onizuka M, et al. An additional monitoring of regional cerebral oxygen saturation to HMPAO SPECT study during balloon test occlusion. Stroke 1999;30(2):407–413

[9] Linskey ME, Jungreis CA, Yonas H, et al. Stroke risk after abrupt internal carotid artery sacrifice: accuracy of preoperative assessment with balloon test occlusion and stable xenon-enhanced CT. AJNR Am J Neuroradiol 1994;15(5):829–843

[10] Mathis JM, Barr JD, Jungreis CA, et al. Temporary balloon test occlusion of the internal carotid artery: experience in 500 cases. AJNR Am J Neuroradiol 1995;16(4):749–754

[11] Sorteberg A, Bakke SJ, Boysen M, et al. Angiographic balloon test occlusion and therapeutic sacrifice of major arteries to the brain. Neurosurgery 2008;63(4):651–660, 660–661

[12] Tomura N, Omachi K, Takahashi S, et al. Comparison of technetium Tc 99m hexamethylpropyleneamine oxime single-photon emission tomograph with stump pressure during the balloon occlusion test of the internal carotid artery. AJNR Am J Neuroradiol 2005;26(8):1937–1942

[13] Abud DG, Spelle L, Piotin M, et al. Venous phase timing during balloon test occlusion as a criterion for permanent internal carotid artery sacrifice. AJNR Am J Neuroradiol 2005;26(10):2602–2609

第15章

急性卒中的脑血管重建

Sabareesh K. Natarajan, Adnan H. Siddiqui, Erik F. Hauck, L. Nelson Hopkins, and Elad I. Levy

◆ 背景

对于急性卒中患者，到目前为止，（美国）FDA认定的唯一的内科治疗仍是对症状出现后3h以内且适合于溶栓的患者静脉应用组织型纤溶酶原激活剂（rtPA）[1, 2]（表15-1）。美国心脏协会/美国卒中协会(AHA/ASA)新的指南建议，对于卒中症状出现3~4.5h的患者，在评估采用静脉rTPA治疗的指征时，可以使用与时间窗是3h的患者一样的标准，但同时还要考虑表15-1中的附加的排除标准（资料来源于欧洲急性卒中协作研究 [ECASS] Ⅲ[2]）。

◆ 不适宜于静脉溶栓治疗或治疗失败的患者

不符合静脉溶栓（IVT）标准的患者、溶栓治疗后神经功能未能改善的患者以及那些神经功能一度好转又恶化的患者（再次梗死的患者）均是行血管

内血管重建治疗的治疗对象，在我们中心，有94例卒中患者在症状出现3h内接受了血管内治疗，这些患者"美国国家卫生研究院卒中量表（NIHSS）"平均为14.7分[3]。这些都是静脉使用rtPA禁忌或治疗失败的患者。有89例患者治疗前血管明显闭塞（心肌梗死溶栓血流分级，即TIMI分级为0或1级），治疗后血管达到部分或完全再通（心肌梗死溶栓血流分级为2~3分）的患者为62例，占70%。5例（5.3%）患者发生术后症状性颅内出血（SICH），其中有3例为单纯的蛛网膜下腔出血。总病死率为26.6%，包括与操作相关，疾病进展或其他并发症。

总体而言，在出院时，36.7%患者的改良Rankin量表评分（mRS）≤2，平均NIHSS评分为6.5，NIHSS评分总体降低8分。

◆ 血管内治疗再通率较高且有助于改善预后

依据"脑缺血机械取栓"试验（MERCI）[4]、Multi

表15-1　卒中症状出现后静脉溶栓的指征

3 h时间窗内进行治疗的条件

治疗开始前3h时间窗的患者

诊断为缺血性卒中并导致明确的神经功能障碍

神经系统症状不能自行消失

神经系统症状非轻症和孤立的

治疗有严重缺陷的患者时需要谨慎

症状不考虑是由蛛网膜下腔出血造成

在过去的3个月内没有头部外伤和卒中

在过去3个月内没有心肌梗死

在过去21d内没有胃肠或者泌尿道出血

在过去14d内没有重大的外科手术

在过去7d内没有在不可压迫部位没有进行动脉穿刺

没有颅内出血

血压没有过度升高(收缩压<185 mm Hg,舒张压<110 mm Hg)

没有活动性出血或者急性外伤(骨折)

没有口服抗凝血药，即使吃了抗凝血药，国际标准化比值INR≤1

如果在48h内接受肝素治疗,活化部分凝血活酶时间必须在正常范围内

血小板计数≥ 100,000 mm³

血糖浓度≥2.7 mmol/L (50 mg/dL)

没有癫痫发作和发作后遗留神经功能障碍

NCCT扫描没有发现多脑叶梗死(低密度>1/3大脑半球)

患者或家庭成员理解治疗的潜在风险和益处

起病后3~4.5h进行治疗的附加标准

小于80岁

如果口服抗凝血药，国际标准化比值INR <1.7

NIHSS基础评分≤25

没有卒中或者糖尿病史

缩略语：ICH，颅内出血；NCCT，非增强计算机断层扫描；NIHSS，美国国立卫生研究院卒中量表；SAH，蛛网膜下腔出血

文献来源：1. del Zoppo GJ, Saver JL, Jauch EC, Adams HP, Jr. Expansion of the time window for treatment of acute ischemic stroke with intravenous tissue plasminogen activator. A Science Advisory from the American Heart Association/American Stroke Association. Stroke 2009; 40:2945–2948; 和Adams HP, Jr., del Zoppo G, Alberts MJ, et al. Guidelines for the early management of adults with ischemic stroke: a guideline from the American Heart Association/American Stroke Association Stroke Council, Clinical Cardiology Council, Cardiovascular Radiology and Intervention Council, and the Atherosclerotic Peripheral Vascular Disease and Quality of Care Outcomes in Research Interdisciplinary Working Groups: the American Academy of Neurology affirms the value of this guideline as an educational tool for neurologists. Stroke 2007;38:1655–1711.

MERCI试验[5]、"脑卒中介入治疗"（IMS）联合分析的I期和II期研究[6]等结果，对于血管内治疗后血管再通的患者（TIMI 为2或3分），其功能恢复（在3个月时，通过对mRS评分≤2分的患者的统计）比血管没有再通的要好，3个月的死亡率明显比血管没有再通的降低。如阿（Rha）和赛弗（Saver）[7]回顾了包括2066例患者的53项研究，发现血管再通的患者对比血管仍闭塞的患者，其术后第3个月功能恢复更佳（mRS评分≤2），血管再通患者的3个月病死率更低。血管内治疗有较高的血管再通率，尤其是机械（取栓）疗法，因此，这些治疗的疗效更好。

◆ 评估缺血半暗带（治疗的靶点）的多模CT影像

CT对比其他半暗带成像技术，优势在于其普及性、成像速度、成本效益和在急诊室易获得等特点。可以使用联合的多模式CT卒中检查方案，包括非增强CT（NCCT）、CT灌注(CTP)和CT血管成像(CTA)可以选择患者进行血管内溶栓治疗。其他学者[8-10]也建议在急性卒中的快速评估中联合使用CTA和CTP成像。CTP成像有助于评估缺血中心区域脑血流量低（CBF；降低>70%），非常低的脑血容量（CBV; <2 mL/100 g）[11]，通过时间明显延长[12-14]，根据我们的经验，基底节区有大面积缺血区和较小的缺血灶的患者患症状性脑内出血的风险较高，预后较差。我们应尽量避免在这些患者中进行血管内溶栓治疗；如果由于因为有较大的半暗带而被迫介入治疗，则避免使用药物溶栓和糖蛋白（GP）IIb / IIIa受体拮抗剂。CTP成像的缺点是辐射暴露、不完全确定性以及后处理软件的定性分析上的差异。

◆ 患者的选择与并发症的预防

更好地选择患者有助于减少包括症状性脑内出血在内的并发症。选择血管内溶栓的三个主要标准是：①对静脉注射tPA有禁忌证，或者初次静脉注射tPA后神经状况没有改善或者先有所改善但随后又恶化；②卒中症状发作后的时间窗（如上所述）；③缺血半暗带-治疗靶点（如上所述）。基于这些理念和我们的经验，对于卒中症状开始3h后的患者以及睡醒时发现的卒中患者（wake-up strokes），在评估和确认为大血管闭塞后，首选机械法血管内重建治疗。经动脉药物溶栓只用于闭塞的部位在血管的远端、机械方法不能达到的病例，或者作为辅助治疗用于在机械法治疗后发生的远端栓塞的病例。

尽管最新的AHA/ASA指南对静脉tPA对用在发作后3~4.5h的卒中患者已经认可[1]，但我们认为所有的急性卒中患者都应该评估是否可以使用经动脉治疗。在我们中心，对于卒中症状出现4.5h的患者，如果是大血管闭塞，而且在临床、影像学以及生理指标上没有症状性脑出血的危险，我们给予"过渡治疗"(bridging therapy，静脉溶栓和动脉溶栓联合治疗)。可以由全剂量静脉注射tPA开始，如果30min内没有明显的改善，准备进行动脉内治疗。基于CTP标准，对于症状性脑出血风险较高的患者，不受时间窗的限制，可以考虑进行机械溶栓，但推迟药物溶栓治疗。

在我们中心，急性缺血性脑卒中患者的治疗策略的选择和在血管重建治疗后的进一步处理，如表15-2所示。重要的是需要记住，CTP只是决策的风险评估工具之一。待整合CTP结果、临床表现、患者因素后，神经介入医生和卒中神经科医生共同讨论，最终决定血管重建和溶栓方式。

◆ 技术

机械溶栓和栓子取出术

机械再通系统根据其处理血栓的位置可分为两大类：近端或远端设备。近端设备作用于血栓近端包括各种抽吸导管。远端装置先到达血栓近端后，通过导丝和微导管前进穿过血栓远端，将输送导管撤回，取栓材料留在血栓远端，并在血栓远端起作用，包括套圈状、篮状和线圈状装置。在动物模型中[15]，近端设备应用更快，并发症发生率较低。远端设备更容易移除血栓物质，但随着这种方法的应用及同时对血栓的压迫造成血栓栓塞和血管痉挛的风险将增加[16, 17]。机械血管重建策略的优点和缺点都总结在表15-3[18]中。目前FDA批准的栓子取出设备是Penumbra取栓设备（近端设备; Penumbra Inc.,

表15-2 在作者的治疗中心实行的,卒中血管重建的治疗方案

所有临床诊断为急性缺血性卒中的患者均给予多模式CT卒中成像检查,包括头颅CT平扫,主动脉弓至头顶的CTA血管造影,全脑CT灌注成像。

出血性卒中排除后,大血管闭塞(颈内动脉颈段、岩段和颅内段;大脑中动脉M1段、M2段,大脑前动脉A1段,椎动脉颅内段,基底动脉,大脑后动脉P1段和P2段)的患者,和(或)对静脉溶栓有禁忌证的患者,需要进行血管内血管重建评估。

症状性脑内出血风险较高的患者:① 基底神经节区缺血灶,和(或)② 通过CTP成像确定有大面积皮质或者皮质下缺血区(>50%的危险区域)

卒中发作症状明确,起病4.5h以内,症状性脑内出血风险不高的患者,可以进行静脉溶栓评估。

大血管闭塞,症状性脑内出血风险低,时间窗在4.5h以内的患者进行桥连治疗(静脉溶栓+血管内血管重建)

根据美国国立卫生研究院卒中量表NIHSS,对于那些静脉溶栓后患者没有改善至少4分,或者虽然改善但随后就恶化的患者,待复查头颅CT平扫排除颅内出血后,需要再一次评估是否进行血管重建。

拟行血管内血管重建的患者,应在使用多模式CT卒中成像权衡再灌注的收益和症状性脑内出血的风险后,小心地选择进行血管造影。

根据血管造影结果选择进行干预的患者,在操作过程中,使用足量的肝素使活化凝血时间维持在250~320s之间。没有服用阿司匹林或者噻氢吡啶的患者在操作之前,需要立刻服用阿司匹林(325mg,如果需要,可选择肠溶片)。

机械血管重建法-运用导丝,Merci设备(Concentric Medical, Mountain View, CA),Penumbra设备(Penumbra Inc., Alameda, CA)是血管内血管重建的首选。

用tPA静脉溶栓可用于现有设备无法到达的栓塞,或者作为机械法重建之后远端栓子的辅助治疗(仅适用于症状性脑内出血风险较低的患者)。

对于用现有的FDA批准的方法不能开通血管,而可以利用(世界卫生组织)"人道主义器械豁免"所认可的支架治疗,或用FDA承认的试验中所采用的支架治疗的患者,Wingspan (Boston Scientific, Natick, MA)或者Enterprise (Codman Neurovascular, Raynham, MA)可以作为紧急救助材料。用支架的患者给予负荷剂量:氯吡格雷(600mg)或噻氯匹定(1g)加阿司匹林(650mg)。

只有血管内血管重建后再见到腔内血栓形成,才使用GP Ⅱb / Ⅲa抑制剂。

患者支架植入后,给予双重抗血小板治疗3个月后,终身服用阿司匹林。其他急性缺血性卒中患者也需要终身服用阿司匹林。

治疗后,患者在重症监护病房观察12~24h,血压维持在150/90mmHg以下,避免再灌注损伤。

所有患者均由同一个卒中神经科团队确定标准化的康复和修复方法。

所有患者都接受标准化的风险处置方案,包括控制高血压、糖尿病和高脂血症;一个锻炼计划;戒烟和治疗肥胖症。

缩写:AHA/ ASA,美国心脏协会/美国卒中协会;BA,基底动脉;CT,计算机断层扫描;CTA,CT血管造影;CTP,CT灌注;FDA,美国食品和药物管理局; GP,糖蛋白;IA,动脉内;IAT,动脉内溶栓治疗;ICA,颈内动脉; IV,静脉注射; IVT,静脉溶栓;MCA,大脑中动脉;mRS,改良Rankin量表;NCCT, CT平扫;NIHSS,美国国立卫生研究院卒中量表;PCA,大脑后动脉; SICH,症状性颅内出血;TPA,组织型纤溶酶原激活剂;VA,椎动脉。

Alameda, CA)和Merci取栓器(远端设备; Concentric Medical Inc., Mountain View, CA)。

微导丝的操作和抓捕器(Snare)

最常见的机械破碎血栓方法是使用微导丝探通血栓。这种技术可能有助于促进药物溶栓治疗。

Merci取栓器

Merci装置是一种由镍钛合金制成的导丝。头端设计成类似"软木塞的开瓶器"的形状,具有柔韧性。可以很容易地通过微导管到达血管梗死的部位的远端。到达远端后,取栓器展开后可恢复到预设的螺旋形状,以抓捕血栓。带"取栓器"的导管从血栓旁边穿过血栓,到血栓远端后,"取栓器"从导管内推出并展开,头端成"软木塞开瓶器"状,将导丝(带动取栓器)缓慢向回撤,抓捕血栓,就像一个开瓶器取一个软木塞一样。然后将近端血流阻断,用取栓器退回到导引导管。目前可以得到的不同型号的产品(图15-1)。第一代设备(X5和

表15-3 机械血管重建的优势和劣势

优点

用于机械溶栓或栓子取出术的设备减少甚至可能避免了药物溶栓的使用，从而降低SICH的发生率。

这些设备可能会延长治疗窗至6~8 h以上。

斑块的机械损毁，可以扩大血块的表面积，以利于内源性和外源性纤维蛋白溶解。

血管再通的时间可能会更快。

机械溶栓的设备可以对对溶栓有抵抗的堵塞血管的栓子或其他物质有效。

机械取栓治疗已成为对药物溶栓禁忌患者的主要选择，如近期手术或止血功能异常[18]，或就诊较晚的患者[4, 5, 20]。

缺点

将设备插入曲折的颅内血管的技术上难度较大

对血管的过度损伤

血栓破碎导致的远端栓塞

缩写：SICH：症状性颅内出血

X6）镍钛合金丝塑成头部尖细的螺旋形线圈状。第二代装置(L4，L5和L6)与第一代不同的是：螺旋状的镍钛合金线圈每圈不是逐渐变小的，并与近端的导丝成90°角，而且还有附着有一个拱形细丝系统。第三代装置（V系列）：螺旋合金圈的螺距是变化的，线性的，也附着有（拱形的）细丝系统。取栓器通过一个2.4F的微导管释放（14X 或 18L，Concentric Medical）。最近，又附加了一个4.3F的导管插入导引导管远端，以提供一个附加的同轴支撑系统，增强了输送能力，同时还可以有吸引血栓的潜在功能。Merci 系统有1.5~3 mm的各种不同的尺寸，根据血管的管径选择不同的尺寸。图15-2中展示了一例患者如何应用Merci取栓器。

Merci设备常规与颈内动脉近端球囊闭塞联用，并通过导引导管吸出血凝块，从而降低远端血栓的风险。一般情况下，使用8F~9F鞘和类似尺寸的球囊导管。在ICA放置球囊导管后，使用带微导丝的微导管插管到闭塞部位。此导管继续前进，穿过血栓。建议向血栓的远端注入造影剂以估计闭塞的长度，并显示远端血管的解剖结构。随后，该装置通过微导管到达血管远端并伸出导管外。导引导管前端的球囊充盈。在取栓器缓慢抽回和移动血栓时，导引导管开始吸引。之后，取栓器和血栓一起退回到导引导管中，球囊随后解除充盈。在临床实践中，整个过程经常被重复多次使血管再通。此外，对于颈内动脉高度狭窄的患者，球囊导管的应用可能会受到限制。

血流再通前，Merci取栓设备通常需要操作3~4个来回。在这个过程常延长患者的再通时间。前面提到的，在Merci装置中附加使用的一个导管到达导引导管远端，这个比导引导管稍小的第三根导管作为新增加的同轴导引导管，可以更接近目标病灶，有利于将取栓器反复接近病灶，更好地以更笔直的方向、距离更短地传递牵拉的力量。

基于多中心Merci临床试验中获得的数据，2004年美国FDA批准了Merci设备。这项研究涉及141例患者（平均年龄60岁，平均NIHSS评分为20），均不适合标准溶栓治疗[4, 20]。Multi-MERCI试验[5]是一项前瞻性、多中心、单组注册研究（无对照组），其中包括164例患者（平均年龄68岁，平均NIHSS评分19），采用不同Merci取栓系统治疗（X5，X6和L5）。在静脉溶栓（使用tPA）后大血管仍持续闭塞的患者也纳入到这项研究中，研究还允许辅助使用动脉溶栓（使用tPA）。使用Merci设备也同样可增加颅内ICA闭塞患者的再通率[21]。两个正在进行的前瞻性随机试验也使用了这种设备，分别是"机械取栓和卒中斑块取栓后的再通试验"（Mechanical Retrieval and Recanalization of Stroke Clots Using Embolectomy trial，MR RESCUE Trial）和"脑卒中的介入治疗Ⅲ期试验"（Interventional Management of Stroke，IMS）[22]。

Penumbra器械

使用血栓近端的设备（如Penumbra）在技术

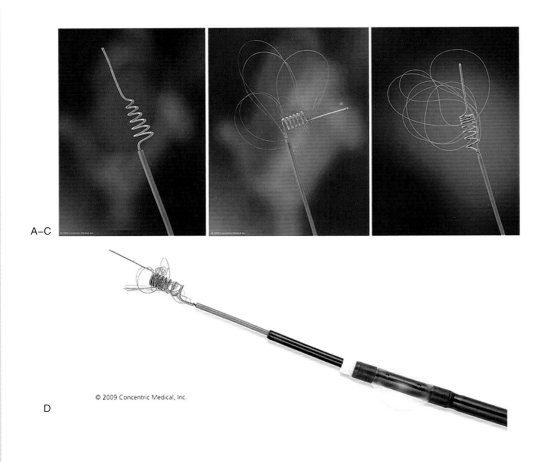

A–C

D

© 2009 Concentric Medical, Inc.

图15-1　各种型号的Merci：器械。（A）X型（B）L型（C）V型。（D）导管系统。（照片由 Concentric Medical, Mountain View CA提供）。

上，相当于经动脉溶栓的操作。当导引导管到位后，这个取栓装置到达血凝块的近端表面。这种方法不需要将装置重复地穿过闭塞部位。Penumbra导管与"Penumbra分离器"和吸引闭塞部位血块的吸引管平行使用。Penumbra导管放置在血管闭塞部位的近端，"Penumbra分离器"在Penumbra导管中推出——收回。其目的是将Penumbra导管清理干净，使导管对血块的吸引保持开放状态而不至于堵塞，它的作用不是清除血块。直接的血栓清除也可以用网环状回收器，它也是Penumbra系统的一部分，回收的时候用球囊阻断近端的血流。微导管（图15-3）和分离器均有各种不同的尺寸和直径，以适应不同的解剖结构。Penumbra系统也可增加一个

Neuron 导管（头端伸出导引导管远端）形成第三个同轴导管。这个导管的作用与在Merci取栓器系统中使用情况一样，在图15-4中介绍了一例急性脑卒中的患者使用Penumbra系统的情况。

一项前瞻性，单组，独立的观察试验已经开展，目的是评估Penumbra系统的效率和安全性[23]。一项前瞻性多中心单组试验中，125例急性脑卒中患者接受Penumbra血管重建，81.6%患者再通等级达到TIMI 2或3，症状性出血（SICH）率为11.2%，只有25%的患者MRS≤2[24]，平均来看，从Penumbra 设备放置在血块附近到血流完全恢复，平均需要40min。

支架辅助溶栓

专门为脑血管设计的自膨胀支架（SESs）已经

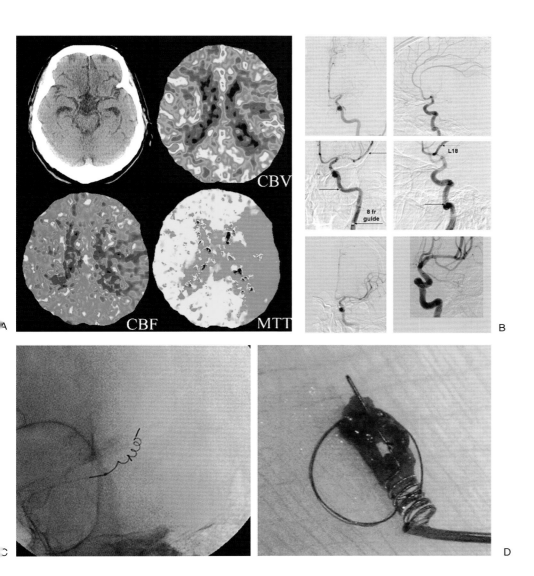

图15-2 一例77岁的男性患者，表现为急性失语和肢体轻瘫。他的NIHSS评分（NIH Stroke Scale Score）为19分。卒中症状起病时间小于3h。既往有严重的心房纤维性颤动、冠状动脉疾病、主动脉瓣狭窄、前泪腺癌、结肠癌、血脂异常、焦虑和慢性疼痛。因为胃肠道严重出血，华法林已经停用7d。头颅CT平扫（A，顶排，左）提示：没有急性低密度和高密度病灶，因为患者有近期出血病史，不能使用静脉注射组织型纤维蛋白溶酶原激活剂。CT灌注（A的其他图像）左侧大脑中动脉（MCA）供血区灌注不足，但脑血容量还是大部分保留的，说明如果MCA可以再通，预后还是可以很好的。患者送至血管造影室，尝试使用Merci取栓器（Concentric Medical, Mountain View, CA），取出血凝块。(B) 血管造影：术前（上排）、术中（中排）、术后

（下排）。选择股动脉入路，使用8F鞘。 最初的血管造影诊断证实左侧M1段闭塞（B，上排）。在左侧颈内动脉（ICA）内，通过一个VTK导管(Cook, Bloomington, IN)和0.038英寸的交换导丝(Terumo, Tokyo, Japan)，插入一个8F的共轴球囊导引导管(Concentric Medical)。远端再插入一个同轴的稍小的导引导管。再插入一个L-18Merci输送导管(Concentric Medical)，并将其穿过病变，一直插到MCA-M2段远端。前后位和侧位血管造影显示病变的长度（B，中排，右列）。将V2.5-Merci取栓装置置入病变的远端、接触血栓。（C） 此时，通过球囊导管闭塞ICA，血流开始逆向被吸入导引导管。(D) 当血流逆行时，斑块被移动并取出来。复查的血管造影显示TIMI为3分（心肌梗死溶栓血流分级）（B，下排）。患者在造影手术台上症状就恢复。第二天症状完全好转（NIHSS 0）

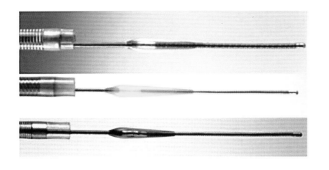

在临床上应用。将这些支架送到颅内动脉狭窄部位的成功率> 95%，安全性也进一步提高，因为它们比球扩的冠脉支架释放时压力低得多[25]。关于支架辅助的血运重建治疗急性缺血性卒中的优缺点总结于表15-4。支架治疗卒中技术，血管再通可瞬间完成，治疗后早期再闭塞的概率减少。静脉溶栓和动脉溶栓的再狭窄率分别为34%和17%，预后差与再狭窄率相关[26]。

图15-3 Penumbra设备。从底部到顶部，尺寸依次为026，032，041。（照片由 Penumbra Inc., Alameda, CA提供）

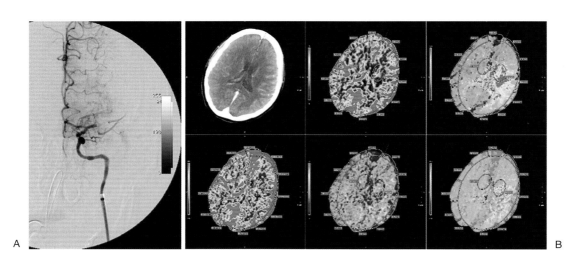

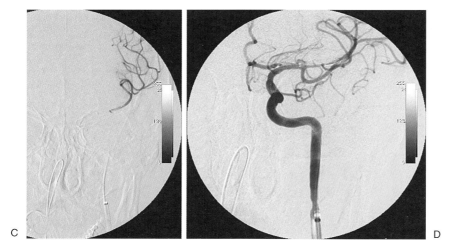

图15-4 （A）选择性左侧颈内动脉（ICA）血管造影提示：大脑中动脉（MCA）分叉部闭塞。（B）CT灌注（CTP）图像显示左侧MCA供血范围中的最小的中心坏死区［脑血容量（CBV）下降］和半影区（提高的脑血流量、平均通过时间和达峰时间）。（C）微导管穿过血栓后，选择性造影显示M2段。（D）Penumbra装置（Penumbra Inc., Alameda, CA）置于MCA的位于上面的分支，左ICA选择造影显示该分支显影良好。

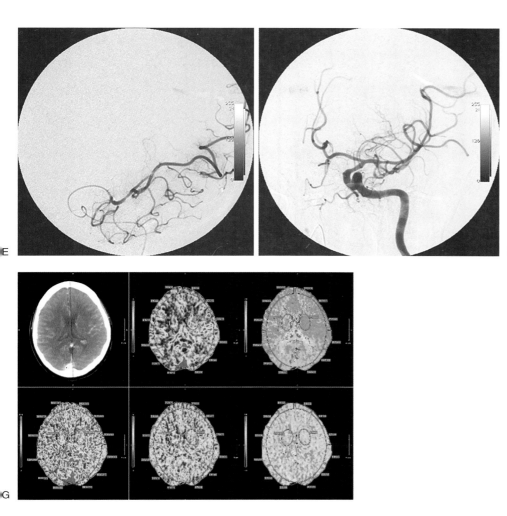

图15-4（续） （E）Penumbra装置（Penumbra Inc., Alameda, CA）置于MCA的位于下面的分支，经该分支造影示血流良好。最终的血管造影显示MCA分叉部血流再通，TIMI为3分（心肌梗死溶栓血流分级）。（G）再通后CT灌注图像显

示：脑血流量、平均通过时间和峰值图均恢复正常。（来自：Natarajan SK, Siddiqui AH, Hopkins LN, Levy EI. 血管内溶栓治疗：药物和机械溶栓. Bendok BR, Batjer HH, Naidech AM, Walker MT, eds.出血性和缺血性卒中：外科手术、介入、影像学和药物治疗. New York: Thieme; 在印刷中）。

所选择支架的长度应覆盖病变两端正常血管至少2mm。最佳直径应与正常血管的直径相匹配。如果血管逐渐变细，支架的尺寸应与较大直径相匹配。标准股动脉或桡动脉穿刺置导管鞘后，一根6F（或更大）的引导导管置于目标血管的病变近端。为了尽量最小限度的使远端栓子脱落，支架穿过闭塞部位的方法与Merci的操作类似。首先，一根0.014英寸的可导引导丝轻柔地向前通过血块。然后一个微导管通过导丝到达病变远端血管。接下来微血管造影

证实微导管已经到达闭塞远端，通过微导管置入了一根交换导丝并固定在栓子远端。然后，撤除微导管，支架的输送导管沿交换导丝到达病变远端。为了尽量减少碎片的释放，支架首先在病变远端释放（以捕获任何之后可能在支架与血管壁之间释放的碎片），然后通过闭塞部位释放，最后于闭塞近端完全释放（图15-5）。急性缺血性中风患者支架辅助血管重建术的应用如图15-6所示。

一些回顾性病例研究系列报道了应用 SESs 成

优点

立即恢复闭塞血管血流

再通率高

治疗后早期再闭塞的机会减少

再通时间可能会更快

带有径向膨胀力的支架例如 Wingspan 支架（Boston Scientific，Natick，MA）用于动脉粥样硬化性血栓病变已被证实是安全的

缺点

栓子栓塞于正常颅内血管导致的卒中占很大比例，在这种情况下，需要的是栓子清除术而不是一个永久支架

支架的置入和释放可能只能在脑Willis环的近端血管，而不是在远端血管

植入支架后，患者需要双重抗血小板治疗3个月；这有可能增加颅内出血率和使卒中恢复期患者万一需要有创操作时变得复杂。

缩写：ICH，颅内出血。

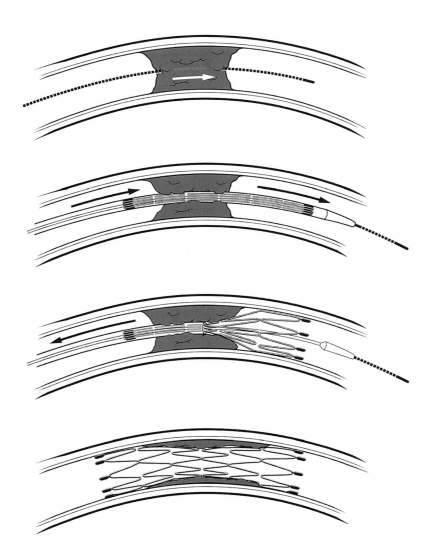

图15-5　Wingspan支架（Boston Scientific，Natick，MA）再通治疗。由上至下：微导丝穿过闭塞性块栓子；支架穿过栓子；支架释放以便撑起栓子；然后再通（引自：Levy EI, Mehta R, Gupta R, et al.自膨胀支架的急性脑血管阻塞再通、AJNR Neuroradiol2007、28:816-822。经许可后转载）。

第Ⅲ部分　腔内脑血管重建技术

176

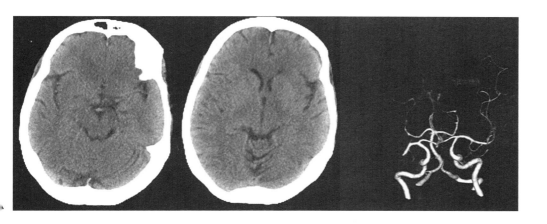

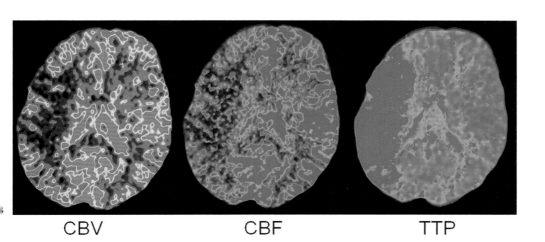

CBV　　　　　　CBF　　　　　　TTP

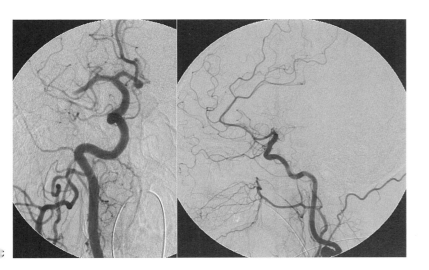

图15-6　61岁女性患者，急性发病，左侧肢体无力，左半边无知觉，来诊时已7h。吸烟，但没有其他同类疾病。检查发现她左侧偏瘫，偏身感觉丧失，构音困难，失语，NIH卒中量表评分（NIHSS）为25。（A）CT平扫（左图和中图）未见出血或早期缺血性改变的征象，右图是三维重建的CT血管成像，显示右侧大脑中动脉（MCA）M1段远端急性闭塞。（B）CT灌注成像（CTP）图像（左到右：CBV，CBF，TTP）显示MCA区域CBV显著减少，基底节区域CBV相对正常。（C）右ICA造影检查（左，前后位；右，侧位）显示MCA-M1远端急性闭塞，豆纹穿支动脉正常。

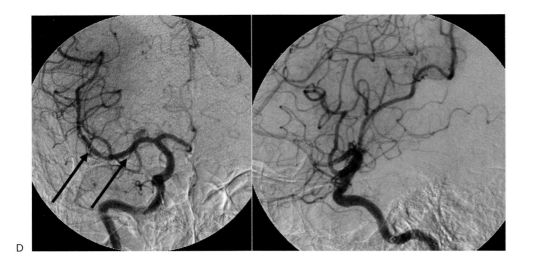

D

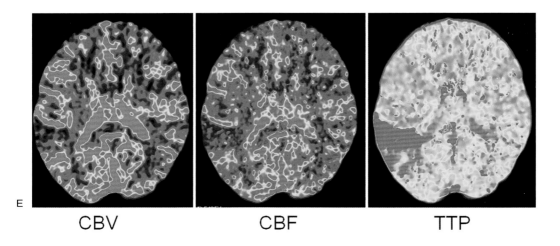

E

CBV　　　CBF　　　TTP

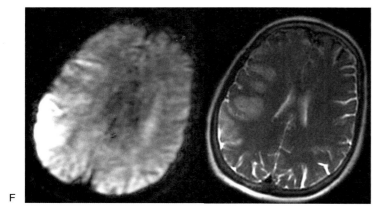

F

图15-6（续）　（D）立即给患者行Wingspan支架辅助血管再通治疗，最后TIMI3级血流恢复（支架植入后即刻血管造影：左，前后位；右，侧位；箭头显示支架近端和远端）。治疗后CTP像（E，从左到右依次为：CBV，CBF，TTP）显示CBV完全恢复，顶叶区域一个小的梗死灶与术后第一天MR DWI像所示一致（F）。术后第二天她的神经功能障碍几乎完全恢复，NIHSS评分为6。CBV，脑血容量；CBF，脑血流量；TTP，达峰时间（引自：Levy EI, Natarajan SK, Siddiqui AH, et al. Current perspective on self-expanding stents for acute ischemic stroke. Endovascular Today 2009;11:47-59. 经许可后转载）。

功治疗急性卒中的病例，相对其他再通方法，此方法再通率较高。在此基础上，在获得 FDA 批准后进行了一项名为"急性缺血性卒中的支架植入辅助血管再通技术"（Stent-Assited Recanalization in Acute Ischemic Stroke）的初步研究[30]，旨在评估针对 IVT 后无效或 IVT 有禁忌的患者应用Wingspan支架再通的效果。术前 NIHSS 评分平均为14。17例患者TIMI 评分 0分，3例患者TIMI 评分1分。20例入组患者中19例植入颅内 SESs。1例患者在将支架输送系统置入闭塞部位，但在释放之前血管就再通了。2例患者因血管扭曲无法进入Wingspan支架，都应用了更易于通过的Enterprise支架（Codman Neurovascular, Raynham, MA）。12例患者辅以其他治疗。100%的患者实现了心肌梗死溶栓血流分级（TIMI）2或3再通；65%的患者治疗后NIHSS评分改善 > 4。1例（5%）发生症状性脑出血，2例发生无症状脑出血。术后1个月的随访评估，12 例/20（60%）mRS≤2，9例（45%）mRS≤1。1个月的病死率为25%。没有患者由于支架置入术死亡，所有死亡均由于起病严重和相关并发症造成的。

基于支架这一层面的治疗

暂时性血管内"旁路"

支架植入后需要积极抗血栓治疗仍然是在急性卒中中使用支架的主要局限性。然而，闭环支架的出现允许血管再通后插入鞘里或移除支架，避免了双重抗血小板治疗，从而降低了梗死后出血的风险。此外，这项技术可消除迟发性支架内狭窄的风险。Kelly[31]和Hauck等[32]报道称，在急性卒中时可使用Enterprise支架作为临时的血管重建通路。在这两组患者中，Enterprise支架部分性的使用了一段时间，随着闭塞血管的成功再通予以收回。

基于支架的血栓取出术

Solitaire FR 血运重建装置（ev3 Endovascular, Inc., Plymouth, MN ）是一个可收回的自膨式血栓取出装置，是基于Solitaire/ Solo支架（ev3 Endovascular, Inc.）开发[33]的。此装置的优点是，它是一个完全可收回的基于自膨胀支架（SES）的装置，既可以用来作为临时血管旁路重建又可作为血栓取出装置。该装置可立即恢复血流，避免了永久性支架的植入，并因此避免了抗血栓治疗的必要和支架内狭窄的风险。另外，如果像动脉粥样硬化血栓病变那样，必须永久放置支架，该支架也可以像弹簧圈一样用通电的方法解脱。我们通过一个犬的颅内卒中模型，兼用软的和硬的凝块，评估该装置的安全性和有效性。该装置容易释放和收回，所有个体中的血流都立即恢复到TIMI 2或3。4个实例中有2个需要对微小的残留凝块进行二次彻底凝块清除。4个实例中有2个观察到有轻度血管痉挛。

颅外段颈动脉血管重建

颈段颈内动脉闭塞的预后依赖于血管的代偿情况，如果颈外动脉—颈内动脉的吻合（如眼动脉）或者Willis环的代偿较好，则颈内动脉近端（颅外段）闭塞相关的卒中预后较好。但是，对于颈动脉颅外段闭塞患者，如果Willis 环发育不全，或者在颈内动脉颅内段—大脑中动脉有多处闭塞，则会出现有严重的卒中，并有急性血管重建治疗潜在的必要。用其他机械取栓装置或导管治疗颅内的血栓时，也会需要颈段血管近端放置支架。而且足够的血流对远端血管通畅性的维持也是必不可少的，尤其是当近端有严重的狭窄，在远端血管再通后的血栓再形成的时候，更为明显。最近系列病例已经显示，对近端颅外ICA阻塞引发的急性缺血性卒中，血管内治疗取得了成功和良好预后[34-38]。颅外支架植入后远端颅内病变可能由闭塞的ICA再通产生的栓子所致，这个可以用球囊导管或导管鞘来暂时阻断血流或通过吸引的方法逆转血流，来预防或尽可能地减少，尤其是当前行的血流刚开始恢复的时候。相关装置：球囊导管，如Concentric导管（Concentric Medical），导管鞘，如Gore flow-reversal装置(W.L. Gore & Associates, Flagstaff, AZ)。术者需要确保球囊引导导管的内径足够大，以容纳所选择的支架系统。

血管内药物溶栓

若要进行IAT，需要将微导管置于血栓近端或直接进入血栓内。将6F或7F长鞘置入股动脉，一根6F或7F的导引导管插入患侧ICA或椎动脉。随后一根微导管在微导丝引导下到达阻塞部位。图15-7提供了1例急性缺血性卒中患者的IAT治疗。表15-5中显示了IAT理论上的优缺点。

"Prolyse在急性脑血栓栓塞的应用试验"（Prolyse in Acute Cerebral Thromboembolism Trial, PROACT -I）评估了急性缺血性卒中动脉内溶栓的安全性和有效性[39]。试验结果支持尿激酶原有促进血管再通、改善神经功能预后和存活率的趋势。PROACT-II[40]是一个大

规模的、多中心、随机（2:1）的三期试验，证明了IAT对M1和M2梗死患者的血管再通率和临床结果有益。对PROACT I和II的Mata分析显示了较好治疗结果的优势比（OR）为2.49（P = 0.022），远高于最初PROACT-II分析的OR（2.13）[41]。对MCA M1和M2阻塞的治疗，这些研究确定了6h内IAT优于抗血栓治疗。随机临床研究尚未证明IAT优于IVT。FDA没有批准尿激酶原，目前无法临床应用。目前的AHA/ASA指南推荐的经动脉采取的tPA溶栓治疗，适应证是：卒中发病6h内，主要的卒中是由于MCA闭塞引起，且不适合于静脉溶栓的患者[1,42]。当然目前这种方法不应排除所有其他符合条件的患者静脉应用tPA。没有IAT对于ICA远端或者后循环阻塞有效的1级数据。

一些血管再通使用增多的特殊情况

觉醒型脑卒中

大约有16%~28%的缺血性卒中患者醒来后出现

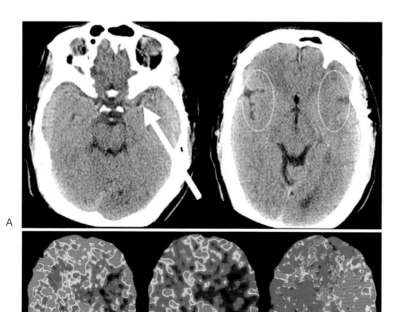

图15-7 46岁男性，发病后5h，右侧乏力，嗜睡，言语不清。来诊时NIH卒中量表得分（NIHSS）为16。（A）头颅CT平扫颅内未见出血，但左侧水肿（箭头显示大脑中动脉闭塞侧，双侧的两个椭圆形状的位置对比，左侧水肿）。（B）CT灌注影像显示左侧大脑半球脑血流量减少，脑血容量（CBV）显著减少。尽管根据我们的研究，CBV下降意味着不可逆的脑梗死，极少有机会恢复。但由于患者很年轻，卒中发作在5h内，决定尝试血管再通。患者被送到血管造影室，进行血管再通。

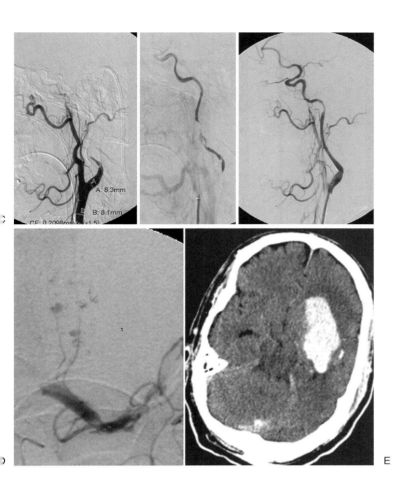

图15-7（续） （C）血管造影检查显示左侧颈动脉夹层伴有M1闭塞。用Wallstent（Boston Scientific，Natick，MA）行颈动脉血管再通后，尝试通过暂时的血管内旁路再通MCA。旁路失败，尽管血流即刻恢复，但几分钟就形成了血栓。这时，距离发病已经7h了。决定使用tPA行IAT。第一次2个单位的瑞替普酶（reteplase）注射后，没有开通，又注入了2个单位。（D）随后的血管造影即刻显示豆纹动脉区的造影剂外渗。斑片状渗出仿佛一束花（"花束征"），这就警告不能再尝试进行血管再通了。（E）术后CT扫描显示梗死区中心变为出血。患者病情稳定，目前正进行康复治疗，并正在从梗死缓慢恢复。本病例告诉我们，发病后6h以上动脉应用tPA要保守一些，要注意可能预示出血的高危信号，就像豆纹动脉区域的造影剂外渗。这个病例证实了：CBV下降对成功血管再通和临床改善是一个不利因素。

表15-5 动脉内药物溶栓的优点和缺点

优点

血管造影评价显示了闭塞的精确部位，侧支循环供应的范围，评估治疗期间血管再通等级

有效的高浓度的血栓溶解剂可直接到达血栓形成部位，从而减少了全身性的副作用

该方法有利于结合机械再通技术

缺点

与静脉溶栓相比，耗时长，开始治疗的时间延误

颈部和脑血管介入操作相关的围介入期的并发症的风险

要求高度专业的中心和人员及经济资源

神经功能障碍[43, 44]。对于苏醒卒中，出现症状的时间被定义为"最后被看到正常的时间"，因为这是患者去睡觉的时间，这些患者通常被列入溶栓治疗时间窗以外，或不适合进入再灌注临床实验。Barreto等[45]报道称，若对醒后卒中的患者进行治疗则会有较好的预后。亚当斯（Adams）等[46]对阿昔单抗治疗急性卒中Ⅱ期试验中的醒后卒中患者进行析因分析（post hocanalysis），认为治疗后效果较差。在我们的病例中，纳塔拉詹（Natarajan）等[47]报道了根据CTP成像结果选择治疗的卒中发作超过8h和觉醒型卒中的30例患者（平均NIHSS：13），联合的血管内血运重建策略使得67%的患者达到TIMI 2 或 3 级再通，症状性脑内出血率为10%。3个月后，20%的患者改善到mRS得分 < 2，病死率为33.3%。Janjua等[48]使用临床弥散扫描与临床症状不匹配条件（NIHSS > 8和弥散加权成像有限异常的患者）评估血管内介入对11例大血管阻塞的发病超过8h的卒中患者，治疗的益处，治疗1周后，所有患者中的72%和成功血运重建患者中的100% NIHSS减少4分以上。

后循环卒中

后循环卒中有些方面不同于前循环：临床症状的演变往往是逐步的，因此对发病症状和治疗时间窗做出精确判断很困难，动脉粥样硬化血栓（不稳定血栓）更常见，再通后再闭塞的风险也较高[49-52]。自然病程显示预后较差，除非实现再通，否则病死率达70%~80%[49, 53]。关于基底动脉闭塞后IAT Meta分析[54]显示血管再通率为64%，没有再通患者病死率为87%，而血管再通患者的病死率降低到37%，具有显著差异（P<0.001）。关于基底动脉闭塞后IVT或IAT的Meta分析显示[55]，血管未再通的情况下，预后良好的可能性为2%，与IVT相比IAT有更高的再通率（65%：53%，P = 0.05），但IAT和IVT后的结果类似。列维（Levy）等[56]对椎基底动脉闭塞

后IAT的预后因素进行了Mata 分析，发现血管再通失败与较高的病死率相关（相对危险度2.34，95%可信区间1.48~3.71）。研究表明可延长治疗时间窗至24h[51, 57, 58]。

颈内动脉远端闭塞

小型回顾性病例研究[59, 60]显示了IAT治疗ICA远端闭塞患者的安全性和有效性，并具有可接受的再通率和预后。由于阻塞块较大，重新疏通远端ICA的效率较低。这类闭塞往往预后不良，因为从A1和M1发出穿支所供应的区域缺血所致。这些穿支本质上是终动脉，其供血区域没有代偿血供。

IVT和IAT过渡治疗

在许多中心，针对前循环可达到的部位的血管闭塞的经动脉溶栓治疗，主要应用于经静脉溶栓后未再通的患者，或直接作为一线的治疗措施。在IMS-Ⅱ的试验中，联合应用静脉溶栓和动脉溶栓的治疗效果与NINDS（National Institutes of Neurological Disorders and Stroke）的试验中的安慰剂组相比有较好的疗效。此外，如果考虑到次要结果指标（mRS评分，NIHSS评分和Barthel指数）进行评价，IMS- Ⅱ试验中的联合治疗比NINDS试验中的静脉溶栓治疗效果要好。在NINDS试验中，血管再通的多数患者仅见于作为"抢救"的经动脉溶栓的患者。静脉溶栓和动脉溶栓之间的"过渡治疗"（bridging therapy），其好处是不耽误静脉治疗，同时筛选出那些对静脉溶栓没有反应，持续存在的大血管的闭塞。在IMS –Ⅲ的试验中，采用了"过渡治疗"（bridging therapy），即开始应该静脉tPA，如果仍有血管闭塞，则应用动脉溶栓（IAT）或血凝块取出[22]。患者随机分成2组，一组为先静脉 tPA，随后动脉溶栓，另一组标准剂量的静脉溶栓（tPA 0.9 mg/kg），两组以2:1的比例。在IVT–IAT组的患者在接受较低剂量的静脉输

表15-6 已发表的重要的介入治疗卒中试验总结（为了便于比较，把静脉用tPA的NINDS试验和ECASS Ⅲ 的数据也列入其中）

研究名称	病例数	研究类型	治疗	时间窗 (h)	平均NIHSS 评分	再通率 (%)	SICH率 (%)	在第3个月时 mRS≤2或 ≤1*率 (%)	第3个月 死亡率 (%)	总体预后
NINDS[62]	333 (168 vs 165)	RCT	IV tPA (0.9 mg/kg) vs 安慰剂	0~3	14 vs 15	NR	6.4 vs 0.6	39 vs 26*	21 vs 24	24h内，两组没有差异（倾向于治疗）
ECASS Ⅲ[67]	821 (418 vs 403)	RCT	IV tPA (0.9 mg/kg) vs 安慰剂	3~4.5	10.7 vs 11.6	NR	2.4%vs 0.2%	52.4vs 45.2*	7.7 vs 8.4	在第90d，治疗组改善显著（p = 0.30） SICH率异显著（p < 0.001） 在第3个月，功能状态明显改善（p = 0.04） SICH率异显著（p = 0.008）
PROACT I[39]	40 (26 vs 14)	RCT	IA r-prourokinase (6 mg) + IV heparin (high or low dose) vs IV heparin (high or low dose)	0~6	17 vs 19	57.7 vs 14.3	15.4 vs 7.1	30.8 vs 21.4*	26.9 vs 42.9	死亡率没有统计学差异（p = 0.68） IAT治疗组的再通率明显优于对照组 SICH发生率没有统计学差异（p = 0.64）

表15-6 已发表的重要介入治疗卒中试验总结（为了便于比较，把静脉用tPA的NINDS试验和ECASS Ⅲ 的数据也列入其中）（续表）

研究	病例数	研究类型	治疗	时间窗（h）	平均NIHSS评分	再通率（%）	SICH率（%）	第3个月时 mRS≤2或≤1率（%）	第3个月时死亡率（%）	总体预后
PROACT II[40]	180 (121 vs 59)	RCT	IA r-prourokinase (9 mg) + IV heparin (low dose) vs IV heparin (low dose)	0–6	17 vs 17	66 vs 18	10 vs 2	40 vs 25	25 vs 27	第3个月时，治疗组预后更好(p = 0.64)再通率高（p < 0.001）；SICH率没有统计学差异（p = 0.06）
MSI[63]	80 (IAT–62)	前瞻性	IV tPA (0.6 mg/kg) + IA tPA (4 mg in clot+9 mg/h (if clot identified by angiography after IVT) + low–dose IV heparin	0–3	18	56	6.30	43, 30*	16%	与NINDS tPA和安慰剂组比较结果；1. 第3个月时，治疗组的预后明显优于NINDS的安慰剂组OR>2；死亡率或SICH的发生率均无明显差别
MS II[61]	81 (IAT–55)	前瞻性	IV tPA (0.6 mg/kg) + IA tPA (22 mg over 2 h using EKOS or normal catheter) (if clot identified by angiography after IVT) + low–dose IV heparin	0–3	19	58	9.90	46	16	与NINDS tPA组与安慰剂组比较结果；1. 第3个月时，治疗组预后明显优于NINDS试验的对照组 OR >2.7

表15-6 已发表的重要介入治疗卒中试验总结（为了便于比较，把静脉用tPA的NINDS试验和ECASS III的数据也列入其中）（续表）

研究	病例数	研究类型	治疗	时间窗(h)	平均NIHSS评分	再通率(%)	SICH率(%)	第3个月时mRS≤2或≤1*率(%)	第3个月死亡率(%)	总体预后
										2. 再通组与非再通病例相比较，预后更好 (p = 0.046) 3. 死亡率和SICH的发生率无明显差别
MERCI[4,20]	141	前瞻性	IA Merci 第一代 + IAT, no IVT	0~8	20	60.3（48 只用该材料）	7.80	36	34	第3个月时，和没有再通的患者相比血管再通的患者恢复功能恢复更佳 (p = 0.01)
Multi MERCI[5]	164	前瞻性	IA Merci 第一代和第二代 + IAT + IVT allowed	0~8	19	68（55 只用该材料）	9.80	36	26	第2代设备的血管再通率更高
Penumbra[66]	125	前瞻性	IA Penumbra + IAT	0~8	17	81.6（只用该材料）	11.20	25	32.80	新的治疗方案与以往的机械取栓相比，血管再通率更高。

缩写：ECASS：欧洲急性卒中协作研究；h：小时；IA：动脉内；IAT：动脉内溶栓；IMS：卒中介入治疗；IV：静脉内溶栓；IVT：静脉溶栓；MERCI：脑缺血机械取栓；mRS：改良Rankin量表；NINDS，国家神经疾病与中风研究所；NR，无报道；PROACT，Prolyse急性脑血栓栓塞；OR，优势比；RCT，随机对照试验；tPA，重组组织型纤溶酶原激活剂；SICH，症状性颅内出血。

注：治疗组与对照组随机对照试验的结果。

注tPA（0.6mg/kg，最多60mg）40min，然后立即进行血管造影。如果治疗的血栓消失了，则不再进行动脉内给药。如果发现仍有血栓，神经介入医生会根据使用者的偏好选择的EKOS微导管(EKOS Corp., Bothell, WA)或Merci取栓器动脉内注入tPA。研究者目前正在研究与Penumbra系统混合作为另一种机械方法的选择。动脉内可给予tPA的最大剂量为22mg。动脉内治疗必须在发病5h内开始，发病后7h内必须完成。主要预后评价指标是在90d临床良好结果（mRS评分≤2）。主要的安全评价指标是在3个月的病死率和随机化后24h内的症状性出血。试验开始于2006年7月。计划中的样本量为900例患者。联合IVT和IAT（IMS I[63]和IMS II[64]）的试验小结在表15-6中[65]。

IAT与IVT比较

有两个不同的治疗中心比较了IVT和IAT治疗的患者的预后和并发症。根据CT扫描中MCA的高密度—提示M1闭塞作为选择患者（治疗的）依据[66]。55例患者使用了尿激酶（UK）进行IAT治疗，59例患者使用tPA进行IVT。虽然在IAT组的治疗时间（平均244min）显著长于在IVT组（平均156min），研究结果显示，动脉使用UK组的良好预后的比例（53%）明显高于静脉溶栓组（23%；p = 0.001)。此外，同IVT组相比，IAT组的病死率降低（4.7%：23%，P = 0.001）。

◆ 讨论

表15-6列出了已发表的介入治疗卒中的重要结果（为了比较，NINDS62和ECASS III 67两组数据后的总结也在表中列出）。基于此表记录的所有研究，预后好转率波动在25%~45%。因此，尽管再通率进一步提高，结果预后改善微乎其微。这些数据提出了一个

问题，血管再通与良好的预后之间有何关联？我们推测，这取决于血管再通的实际情况。缺血或完全梗死区域血运重建可能会导致出血，这种危险可能会随着治疗的延误而增加。在这些情况下，使用溶栓疗法也将使风险进一步加大，在血运重建率增加的同时SICH率也会增加，正像上面所说的。因此，随着血运重建策略成功改进，由于缺血区的突破性出血导致更多颅内出血的发生。单纯增加血管再通率并不能相应改善预后。最终的预后相对不变的部分原因是，所有上述研究依赖于简单的颅内不增强CT成像。结果，随着再通率的提升，患者的病情先出现好转，但又恶化，这是因为没有选择合适的患者，所有这类研究都如此。我们确信，对脑内大面积的中心坏死或梗死，在血管再通后不会改善结果，反而最终会由于出血导致结果恶化。同样明显的是，绝大多数出现急性缺血性卒中的患者都会有确定的梗死区和不同程度的缺血半暗带。由于核心坏死和半暗带的比例是各不相同的，因此采取介入的危险和获益的比值还不是很清楚。类似地，梗死区与可逆的半暗带的比例将基于不同的侧支循环和不同的阻塞时间而改变。根据我们的经验，我们认为，如果缺血中心区超过50%的危险区域，则血管再通相对的获益就会减少。另外，如果选择的区域是大脑前动脉或大脑中动脉的穿支节段（末梢动脉）供血区域（如基底神经节这个区域），当这些区域成为缺血的中心区域的一部分，则也好像是一个症状性出血的高危区域。

◆ 结论

◆ 血管内治疗卒中后神经功能的结果取决于缺血核心区或脑梗死区体积、血运重建的时间窗、持续的血流恢复能力以及与治疗相关的症状性脑出血的发生率。

◆ 目前对急性缺血性卒中的治疗选择是针对缺血半

暗区早期和持续的血流恢复，增加治疗的时间窗，减少SICH的发生率。

◆ 血管内介入治疗尤其是机械性溶栓，在开通血管方面，比静脉溶栓或经动脉药物溶栓效果更好，而且不会增加与药物溶栓相关的症状性脑出血的危险。

◆ 虽然血管内治疗提高了血管再通率，SICH发生率也增加，导致预后只有轻微改善。

◆ 更好的、重复性好的生理成像的标准和方案、机械血管再通策略的改进、新的溶栓剂等，可使我们在选择能从血管内开通血管治疗获益的患者时，在时间上甚至可以延长到卒中后24~36h。

未来，更好的患者的筛选和神经保护方法的增加，能使得卒中患者在将来有更好的结果。

参考文献

［1］ del Zoppo GJ, Saver JL, Jauch EC, et al. Expansion of the time window for treatment of acute ischemic stroke with intravenous tissue plasminogen activator. A Science Advisory from the American Heart Association/American Stroke Association. Stroke 2009;40:2945-2948

［2］ Hacke W, Kaste M, Bluhmki E, et al. ECASS Investigators. Thrombolysis with alteplase 3 to 4.5 hours after acute ischemic stroke. N Engl J Med 2008;359(13):1317-1329

［3］ Mathews MS, Sharma J, Snyder KV, et al. Safety, effectiveness, and practicality of endovascular therapy within the first 3 hours of acute ischemic stroke onset. Neurosurgery 2009;65(5):860-865

［4］ Smith WS, Sung G, Starkman S, et al. MERCI Trial Investigators. Safety and efficacy of mechanical embolectomy in acute ischemic stroke: results of the MERCI trial. Stroke 2005;36(7):1432-1438

［5］ Smith WS, Sung G, Saver J, et al. Multi MERCI Investigators. Mechanical thrombectomy for acute ischemic stroke: final results of the Multi MERCI trial. Stroke 2008;39(4):1205-1212

［6］ Tomsick T, Broderick J, Carrozella J, et al. Interventional Management of Stroke II Investigators. Revascularization results in the Interventional Management of Stroke II trial. AJNR 2008;29(3): 582-587

［7］ Rha JH, Saver JL. The impact of recanalization on ischemic stroke outcome: a meta-analysis. Stroke 2007;38(3):967-973

［8］ Esteban JM, Cervera V. Perfusion CT and angio CT in the assessment of acute stroke. Neuroradiology 2004;46(9):705-715

［9］ Kloska SP, Nabavi DG, Gaus C, et al. Acute stroke assessment with CT: do we need multimodal evaluation? Radiology 2004;233(1):79-86

［10］ Maruya J, Yamamoto K, Ozawa T, et al. Simultaneous multi-section perfusion CT and CT angiography for the assessment of acute ischemic stroke. Acta Neurochir (Wien) 2005;147(4):383-391

［11］ Tan JC, Dillon WP, Liu S, et al. Systematic comparison of perfusion-CT and CT-angiography in acute stroke patients. Ann Neurol 2007;61(6):533-543

［12］ Hellier KD, Hampton JL, Guadagno JV, et al. Perfusion CT helps decision making for thrombolysis when there is no clear time of onset. J Neurol Neurosurg Psychiatry 2006;77(3):417-419

［13］ Parsons MW, Pepper EM, Chan V, et al. Perfusion computed tomography: prediction of final infarct extent and stroke outcome. Ann Neurol 2005;58(5):672-679

［14］ Wintermark M, Meuli R, Browaeys P, et al. Comparison of CT perfusion and angiography and MRI in selecting stroke patients for acute treatment. Neurology 2007;68(9):694-697

［15］ Gralla J, Schroth G, Remonda L, et al. A dedicated animal model for mechanical thrombectomy in acute stroke. AJNR Am J Neuroradiol 2006;27(6):1357-1361

［16］ Gralla J, Burkhardt M, Schroth G, et al. Occlusion length is a crucial determinant of efficiency and complication rate in thrombectomy for acute ischemic stroke. AJNR Am J Neuroradiol 2008;29(2):247-252

［17］ Gralla J, Schroth G, Remonda L, et al. Mechanical thrombectomy for acute ischemic stroke: thrombus-device interaction, efficiency, and complications in vivo. Stroke 2006;37(12):3019-3024

［18］ Nogueira RG, Smith WS. MERCI and Multi MERCI Writing Committee. Safety and efficacy of endovascular thrombectomy in patients with abnormal hemostasis: pooled analysis of the MERCI and multi MERCI trials. Stroke 2009;40(2):516-522

［19］ Barnwell SL, Clark WM, Nguyen TT, et al. Safety and efficacy of delayed intraarterial urokinase therapy with mechanical clot disruption for thromboembolic stroke. AJNR 1994;15(10):1817-1822

［20］ Gobin YP, Starkman S, Duckwiler GR, et al. MERCI 1: a phase 1 study of Mechanical Embolus Removal in Cerebral Ischemia. Stroke 2004;35(12):2848-2854

[21] Flint AC, Duckwiler GR, Budzik RF, et al. MERCI and Multi MERCI Writing Committee. Mechanical thrombectomy of intracranial internal carotid occlusion: pooled results of the MERCI and Multi MERCI Part I trials. Stroke 2007;38(4):1274–1280

[22] Khatri P, Hill MD, Palesch YY, et al. Interventional Management of Stroke III Investigators. Methodology of the Interventional Management of Stroke III Trial. Int J Stroke 2008;3(2):130–137

[23] Bose A, Henkes H, Alfke K, et al. Penumbra Phase 1 Stroke Trial Investigators. The Penumbra System: a mechanical device for the treatment of acute stroke due to thromboembolism. AJNR 2008;29(7):1409–1413

[24] Penumbra Pivotal Stroke Trial Investigators. The penumbra pivotal stroke trial: safety and effectiveness of a new generation of mechanical devices for clot removal in intracranial large vessel occlusive disease. Stroke 2009;40(8):2761–2768

[25] Henkes H, Miloslavski E, Lowens S, et al. Treatment of intracranial atherosclerotic stenoses with balloon dilatation and self-expanding stent deployment (WingSpan). Neuroradiology 2005;47(3):222–228

[26] Qureshi AI, Siddiqui AM, Kim SH, et al. Reocclusion of recanalized arteries during intra-arterial thrombolysis for acute ischemic stroke. AJNR Am J Neuroradiol 2004;25(2):322–328

[27] Levy EI, Mehta R, Gupta R, et al. Self-expanding stents for recanalization of acute cerebrovascular occlusions. AJNR Am J Neuroradiol 2007;28(5):816–822

[28] Zaidat OO, Wolfe T, Hussain SI, et al. Interventional acute ischemic stroke therapy with intracranial self-expanding stent. Stroke 2008;39(8):2392–2395

[29] Brekenfeld C, Schroth G, Mattle HP, et al. Stent placement in acute cerebral artery occlusion: use of a self-expandable intracranial stent for acute stroke treatment. Stroke 2009;40(3):847–852

[30] Levy EI, Siddiqui AH, Crumlish A, et al. First Food and Drug Administration–approved prospective trial of primary intracranial stenting for acute stroke: SARIS (stent-assisted recanalization in acute ischemic stroke). Stroke 2009;40(11):3552–3556

[31] Kelly ME, Furlan AJ, Fiorella D. Recanalization of an acute middle cerebral artery occlusion using a self-expanding, reconstrainable, intracranial microstent as a temporary endovascular bypass. Stroke 2008;39(6):1770–1773

[32] Hauck EF, Mocco J, Snyder KV, et al. Temporary endovascular bypass: a novel treatment for acute stroke. AJNR 2009;30:1532–1533

[33] Yavuz K, Geyik S, Pamuk AG, et al. Immediate and midterm follow-up results of using an electrodetachable, fully retrievable SOLO stent system in the endovascular coil occlusion of wide-necked cerebral aneurysms. J Neurosurg 2007;107(1):49–55

[33a] Natarajan SK, Siddiqui AH, Hopkins LN, et al. Retrievable, detachable stent-platform-based clot-retrieval device (Solitaire™ FR) for acute stroke revascularization: first demonstration of feasibility in a canine stroke model. Vasc Dis Manag 2010;7:E120–E125

[34] Jovin TG, Gupta R, Uchino K, et al. Emergent stenting of extracranial internal carotid artery occlusion in acute stroke has a high revascularization rate. Stroke 2005;36(11):2426–2430

[35] Nikas D, Reimers B, Elisabetta M, et al. Percutaneous interventions in patients with acute ischemic stroke related to obstructive atherosclerotic disease or dissection of the extracranial carotid artery. J Endovasc Ther 2007;14(3):279–288

[36] Dabitz R, Triebe S, Leppmeier U, et al. Percutaneous recanalization of acute internal carotid artery occlusions in patients with severe stroke. Cardiovasc Intervent Radiol 2007;30(1):34–41

[37] Lavallée PC, Mazighi M, Saint-Maurice JP, et al. Stent-assisted endovascular thrombolysis versus intravenous thrombolysis in internal carotid artery dissection with tandem internal carotid and middle cerebral artery occlusion. Stroke 2007;38(8):2270–2274

[38] Miyamoto N, Naito I, Takatama S, et al. Urgent stenting for patients with acute stroke due to atherosclerotic occlusive lesions of the cervical internal carotid artery. Neurol Med Chir (Tokyo) 2008;48(2):49–55, discussion 55–56

[39] del Zoppo GJ, Higashida RT, Furlan AJ, et al. PROACT: a phase II randomized trial of recombinant pro-urokinase by direct arterial delivery in acute middle cerebral artery stroke. PROACT Investigators. Prolyse in Acute Cerebral Thromboembolism. Stroke 1998;29(1):4–11

[40] Furlan A, Higashida R, Wechsler L, et al. Intra-arterial prourokinase for acute ischemic stroke. The PROACT II study: a randomized controlled trial. Prolyse in Acute Cerebral Thromboembolism. JAMA 1999;282(21):2003–2011

[41] Wechsler LR, Roberts R, Furlan AJ, et al. PROACT II Investigators. Factors influencing outcome and treatment effect in PROACT II. Stroke 2003;34(5):1224–1229

[42] Adams HP Jr, del Zoppo G, Alberts MJ, et al. American Heart Association; American Stroke Association Stroke Council; Clinical Cardiology Council; Cardiovascular

Radiology and Intervention Council; Atherosclerotic Peripheral Vascular Disease and Quality of Care Outcomes in Research Interdisciplinary Working Groups. Guidelines for the early management of adults with ischemic stroke: a guideline from the American Heart Association/American Stroke Association Stroke Council, Clinical Cardiology Council, Cardiovascular Radiology and Intervention Council, and the Atherosclerotic Peripheral Vascular Disease and Quality of Care Outcomes in Research Interdisciplinary Working Groups: the American Academy of Neurology affirms the value of this guideline as an educational tool for neurologists. Stroke 2007;38(5):1655-1711

[43] Fink JN, Kumar S, Horkan C, et al. The stroke patient who woke up: clinical and radiological features, including diffusion and perfusion MRI. Stroke 2002;33(4):988-993

[44] Serena J, Dávalos A, Segura T, et al. Stroke on awakening: looking for a more rational management. Cerebrovasc Dis 2003;16(2):128-133

[45] Barreto AD, Martin-Schild S, Hallevi H, et al. Thrombolytic therapy for patients who wake-up with stroke. Stroke 2009;40(3):827-832

[46] Adams HP Jr, Leira EC, Torner JC, et al. AbESTT-II Investigators. Treating patients with 'wake-up' stroke: the experience of the AbESTT-II trial. Stroke 2008;39(12):3277-3282

[47] Natarajan SK, Snyder KV, Siddiqui AH, et al. Safety and effectiveness of endovascular therapy after 8 hours of acute ischemic stroke onset and wake-up strokes. Stroke 2009;40(10):3269-3274

[48] Janjua N, El-Gengaihy A, Pile-Spellman J, et al. Late endovascular revascularization in acute ischemic stroke based on clinical-diffusion mismatch. AJNR Am J Neuroradiol 2009;30(5):1024-1027

[49] Zeumer H, Freitag HJ, Grzyska U, et al. Local intraarterial fibrinolysis in acute vertebrobasilar occlusion. Technical developments and recent results. Neuroradiology 1989;31(4):336-340

[50] Hacke W, Zeumer H, Ferbert A, et al. Intra-arterial thrombolytic therapy improves outcome in patients with acute vertebrobasilar occlusive disease. Stroke 1988;19(10):1216-1222

[51] Becker KJ, Monsein LH, Ulatowski J, et al. Intraarterial thrombolysis in vertebrobasilar occlusion. AJNR Am J Neuroradiol 1996;17(2):255-262

[52] Jahan R. Hyperacute therapy of acute ischemic stroke: intraarterial thrombolysis and mechanical revascularization strategies. Tech Vasc Interv Radiol 2005;8(2):87-91

[53] Archer CR, Horenstein S. Basilar artery occlusion: clinical and radiological correlation. Stroke 1977;8(3):383-390

[54] Smith WS. Intra-arterial thrombolytic therapy for acute basilar occlusion: pro. Stroke 2007; 38(2, Suppl)701-703

[55] Lindsberg PJ, Mattle HP. Therapy of basilar artery occlusion: a systematic analysis comparing intra-arterial and intravenous thrombolysis. Stroke 2006;37(3):922-928

[56] Levy EI, Firlik AD, Wisniewski S, et al. Factors affecting survival rates for acute vertebrobasilar artery occlusions treated with intra-arterial thrombolytic therapy: a meta-analytical approach. Neurosurgery 1999;45(3):539-545, discussion 545-548

[57] Zeumer H, Hacke W, Ringelstein EB. Local intraarterial thrombolysis in vertebrobasilar thromboembolic disease. AJNR Am J Neuroradiol 1983;4(3):401-404

[58] Zeumer H, Freitag HJ, Zanella F, et al. Local intra-arterial fibrinolytic therapy in patients with stroke: urokinase versus recombinant tissue plasminogen activator (r-TPA). Neuroradiology 1993;35(2):159-162

[59] Arnold M, Nedeltchev K, Mattle HP, et al. Intra-arterial thrombolysis in 24 consecutive patients with internal carotid artery T occlusions. J Neurol Neurosurg Psychiatry 2003;74(6):739-742

[60] Jansen O, von Kummer R, Forsting M, et al. Thrombolytic therapy in acute occlusion of the intracranial internal carotid artery bifurcation. AJNR Am J Neuroradiol 1995;16(10):1977-1986

[61] Investigators IMS. IMS II Trial Investigators. The Interventional Management of Stroke (IMS) II Study. Stroke 2007;38(7):2127-2135

[62] National Institute of Neurological Disorders and Stroke rt-PA Stroke Study Group. Tissue plasminogen activator for acute ischemic stroke. N Engl J Med 1995;333:1581-1587

[63] Investigators IMS. IMS Study Investigators. Combined intravenous and intra-arterial recanalization for acute ischemic stroke: the Interventional Management of Stroke Study. Stroke 2004;35(4):904-911

[64] IMS II Trial Investigators. The Interventional Management of Stroke (IMS) II Study. Stroke 2007;38(7):2127-2135

[65] Penumbra Pivotal Stroke Trial Investigators. The penumbra pivotal stroke trial: safety and effectiveness of a new generation of mechanical devices for clot removal in intracranial large vessel occlusive disease. Stroke 2009;40(8):2761-2768

[66] Mattle HP, Arnold M, Georgiadis D, et al. Comparison of intraarterial and intravenous thrombolysis for ischemic stroke with hyperdense middle cerebral artery sign. Stroke 2008;39(2):379-383

[67] Hacke W, Kaste M, Bluhmki E, et al. ECASS Investigators. Thrombolysis with alteplase 3 to 4.5 hours after acute ischemic stroke. N Engl J Med 2008;359(13):1317-1329

第16章

静脉窦血栓再通技术

Gregory J. Velat and J Mocco

◆ 背景

在所有卒中病例的病因中，脑静脉窦血栓形成（CVST）是相对较罕见的，只占了不到1%[1]。虽然CVST实际的发病率无法确知，但根据尸检结果，其发病率范围0.03%~9%[2-5]。有很多种因素被认为与CVST有关：高凝状态、颅内窦腔感染、耳部炎症以及口服避孕药都可能是该病的致病因素。值得注意的是，高达40%的病例都被认为是原发性的[6]。CVST 好发于年轻女性，尤其是产后女性[7, 8]。

头痛是CVST最普遍的症状，估计高达80%的病例中有此症状。其他与颅内压升高有关的症状也较常见，包括伴随或不伴随呕吐的恶心和视觉障碍。还可能因静脉高压、脑梗死或脑出血导致局灶性神经功能缺失或癫痫[9]。

◆ 指征

CVST的自然病程尚不确定，完善的治疗指南还未建立。治疗目标是再通受影响的静脉窦以改善临床体征和症状。继发于静脉高压的颅内高压患者，根据他们的神经功能状态，采用甘露醇、过度通气和/或CSF的改道（引流或分流）。抗惊厥剂控制癫痫的发作。从呼吸和血流动力学的角度来说，一旦患者稳定下来，系统和（或）直接的溶栓就必须开始。神经功能状态快速恶化的患者需要急诊干预。

◆ 技术

系统溶栓

很多文献都描述了使用肝素治疗CVST、解除神经症状的成功疗法。两个小型随机对照试验对CVST患者采用全身肝素化疗法的结果进行了评估[10, 11]。其中一项研究发现，采用系统的肝素抗凝治疗，CVST患者的神经功能在3d、8d、3个月后得到改善的可能性，与对照组相比提升了8倍[11]。在这项研究中，对CVST患者的一个亚组的一项回顾性分析表明，全身肝素化没有增加颅内出血的风险。然而，第二项研究未能证明那些接受了低分子量肝素治疗的患者比对照组患者症状有所改善的[10]。两组都未显示肝素治疗的总体存活率得到提高。脑静脉和硬膜窦血栓的国际研究（The International Study on Cerebral Vein and Dural Sinus Thrombosis，ISCVT)是一项多个国家参加的前瞻性观察性研究，该项研究包括了624例诊断为CVST的患者[12]。虽然治疗方法的选择没有严格的控制，520例（83%）患者都迅速给予抗凝治疗：静脉注射（IV）肝素（64%）或低分子量肝素（35%）。在16个月后的中期随访中，57%的患者无症状，低于32%的患者有轻度或中度症状。在多变量分析中，预后不佳的患者因素包括：就诊时昏迷、大脑深静脉血栓、癌症和中枢神经系统感染。尿激酶及重组组织纤溶酶原激活物（rtPA）溶栓在动物[13]和人类中已有案例报道[14]。尽管有证据表明这些药物对静脉窦再通有效，但在无对照组情况下，增加的出血风险使它们的吸引力打了折扣。

肝素治疗的目标是维持活化的部分凝血活酶时间（APTT）在正常范围的2~2.5倍。一旦患者的神经功能状态稳定，立即进行一个以INR目标在2和3之间的为期6个月的华法林治疗。对于遗传性的血栓形成症倾向患者或复发CVST的患者，建议延长抗凝治疗至6个月以上[15]。

直接溶栓

直接溶栓是全身抗凝无效或神经功能状态迅速恶化的患者的备选方法。各种直接溶栓的方法已经在多个案例系列中得到描述（表16-1）。最早关于直接溶栓的公开报道为中线开颅或经皮穿刺颅骨至上矢状窦持续地局部灌注尿激酶[16]。血管内技术的进步已经基本上避免了直接穿刺静脉窦腔[17]。自从蔡（Tsai）和他的同事的报道后，经股静脉穿刺成为进入颅内静脉窦的首选方法[18]。长时间的局部灌注

尿激酶（美国已经不再供应）或rtPA，经颅内连续的静脉造影证实静脉窦再通。在直接溶栓后，再常规全身应用抗凝6个月。

直接的化学药物溶栓可以通过各种不同机械性溶栓技术来增强疗效。如球囊导管栓子取出术[19-21]、用AngioJet导管系统 (Possis Medical, Minneapolis, MN) 吸除血栓技术（rheolytic therapy）[22-26]、套索设备[27]（snare devices）等都被用来与各种系统性或直接的溶栓治疗方法结合，成功地达到了静脉再通的效果。只有一个关于CVST直接溶栓的前瞻性研究迄今已发表[21]。它综合运用了机械和化学溶栓技术20例，其中12例在治疗之前处于昏迷状态。15例患者接受了直接尿激酶灌注到上矢状窦与直窦，用rheolytic导管吸引血栓，用Fogarty导管行血栓取出。9例患者完全恢复，但6例患者死于和CVST有关的并发症。

操作步骤

系统抗凝治疗是CVST的一线治疗。如果系统溶栓后患者的神经状况恶化，则应该紧急进行直接溶栓，可以联合或不联合机械溶栓。分别进行股动脉（5F）和股静脉(6F)插管。直接溶栓开始之前，建议进行四血管的脑动脉造影来评估静脉窦受累程度。通过一个6F Envoy导引导管（Codman Neurovascular, Raynham, MA）在一个0.035英寸的导丝导引下送至远端的颈部颈内静脉。再通过synchro-2微导丝（波士顿科学公司）将Prowler 14微导管（Codman）送至血栓近端，利用柔和的旋转动作，将微导丝前进穿过血栓，避免血管壁穿孔。如果试图通过血栓时遇到困难，可以选择改用不同的微导管和微导丝。当微导管置于静脉窦栓塞的近端时，便可以开始直接溶栓治疗。建议血栓连续输注rtPA 2mg/h直到静脉窦开通。如果有多个血栓形成的静脉窦，可以选用2个微导管。将微导管和导管鞘保护好后，患者可被送

表16-1　大脑静脉窦血栓形成的直接溶栓疗法

作者, 年份	数量	药剂	剂量	结果
Scott et al, 1988[16]	1	尿激酶	240,000 U/h × 3 h; 60,000 U/h × 8 h	4周时显著神经改善至轻度失语
Higashida et al, 1989[27]	1	尿激酶	1,000 U/h × 2 h	3岁时发育正常
Barnwell et al, 1991[31]	3	尿激酶	58,000 U/h × 4～10 d	2个患者得到临床消退，1个患者CVST部分消退，但临床症状未改善
Tsai et al, 1992[18]	5	尿激酶	200,000～600,000 U	所有患者神经功能恢复
Smith et al, 1994[29]	7	尿激酶	20,000～150,000 U/h × 163 h 88～244 h)	6例神经功能改善，1例硬脑膜动静脉瘘手术治疗
Horowitz et al, 1995[32]	12	尿激酶	50,000～500,000 U bolus 73,600 U/h for 50 h	10例愈合好至非常好，11例达到了功能性静脉窦再通
Barnwell et al, 1995[33]	6	尿激酶	100,000 U bolus 40,000～80,000 U/h for up to 48 h	3例完全恢复，1例失明，2例死亡
Kim & Suh, 1997[28]	9	rtPA	10 mg bolus over 10 min, 50 mg over 3 h, 5 mg continuous infusion for maximum daily dose of 100 mg	所有患者在8～43h内完成了静脉窦血管再通
Rael et al, 1997[34]	1	尿激酶	250,000 U bolus × 2, 80,000 U/h for 165 h	30d内神经功能正常
Phillips et al, 1999[35]	6	尿激酶	200,000～1,000,000 U	所有患者神经功能改善
Frey et al, 1999[30]	12	rtPA	Mean rtPA dose = 46 mg (23～128 mg) Mean infusion time = 29 h (13～77 hour)	9例血流恢复 2例颅内出血增多
Yamini, 2001[36]	1	rtPA	25 mg bolus, 1 mg/min infusion for 19 h	神经功能完全恢复
Wasay et al, 2001[37]	20	尿激酶	250,000 U bolus, 80,000 U/h for 16～18 h	16例神经功能恢复良好 3例轻度和1例中度神经功能缺损
Ming et al, 2002[38]	5	尿激酶	200,000 U/15 min	所有患者得到了很好的临床改善
Stam et al, 2008[21]	20	尿激酶	120,000～600,000 U bolus, 100,000 U/h × 24 h	12例神经功能恢复，2例永久性神经功能障碍，6例患者死亡
Sujith et al, 2008[39]	3	尿激酶	3,000,000～3,600,000 U over 24～48 h	所有患者神经功能改善

缩写：rtPA，重组组织型纤溶酶原激活剂

往ICU并在注入溶栓剂的同时进行反复的神经检查。颅内静脉造影每12h进行一次，直到静脉窦腔完全通畅。患者进行6个月的全身抗凝治疗后，磁共振静脉造影随诊是否有持久性窦的通畅。

典型病例

　　一个45岁的女性有逐渐恶化的头痛和右侧偏瘫。最初的头部CT在左丘脑显示低密度区域，与磁共振(MRI)弥散加权中左尾状核、丘脑和基底节异常信号的部位相一致(图16-1)。

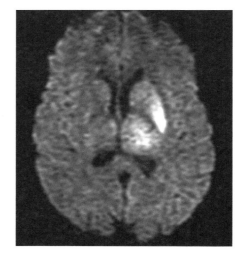

图16-1　弥散加权核磁共振成像显示左侧尾状核、丘脑及基底神经节急性梗死。

最初的MRV显示了在上矢状窦中的血栓。患者神志清醒，右侧轻偏瘫，左上肢可定位敏捷。但她仍然有语言障碍。患者最初被施以全身肝素疗法，但却无法唤醒，只有左侧身体能够屈曲。经过快速序列插管，估计可能有颅内高压用甘露醇。头部CT显示血栓增加，累及了上矢状窦后部以及窦汇。

患者被紧急送入血管造影室实施血管内治疗。通过一个5F鞘放在左股动脉和一个6F鞘放入右股静脉。先通过诊断性动脉造影明确诊断。明确了在上矢状窦后部、窦汇以及左横窦有明显的血栓，再将6F导引导管放在远端右颈内静脉中。

接下来，一个Prowler 14微导管和Synchro-2微管通过右横窦和窦汇后到达上矢状窦后部。通过轻柔的机械性溶栓的方法，将导管、导丝（穿过血栓，译者注）成功置入血栓的近端时，会遇到很多的血栓(图16-2A)。由于大量血凝块的存在，第二个Prowler 14微导管和Synchro-2微导管被置于右横窦近端（图16-2B）。随后rtPA通过微导管，以2mg/h的速度灌输进上矢状窦和右横窦近端。鞘被缝合固定在腹部，患者送回重症监护室进行严密的神经系统检查。在介入治疗几小时后，患者的神经系统检查发现左上肢恢复到可以定位。12h后，静脉造影照片显示了上矢状窦后部和横窦的部分再通（图16-2C）。

窦汇仍有大量血栓，rtPA再灌注12h（rtPA总量达到48mg）。24h的重复静脉造影照片显示了受累窦腔完全再通（图16-2D）。

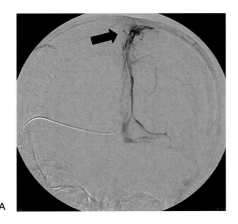

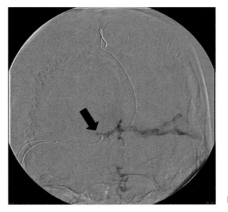

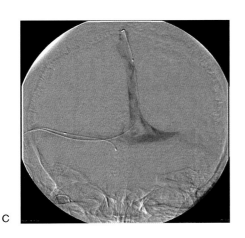

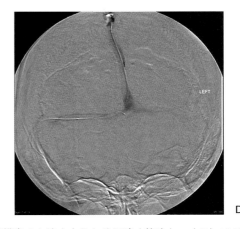

图16-2 （A）静脉造影显示血栓位于上矢状窦后部，导管经右侧横窦和窦汇插管，导管头端（箭头）位于上矢状窦后部的血栓的（血流方向的）近端。(B) 静脉造影显示第二根微导管置于右侧横窦（血流方向的）的近端（箭头）。（C）rtPA灌注12h后，静脉造影显示上矢状窦后部和左侧横窦明显再通。（D）rtPA灌注24h后，静脉造影显示通过上矢状窦后部和左侧横窦的血流明显改善。

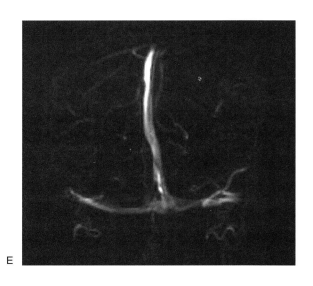

图16-2（续） （E）介入治疗6个月后MR静脉造影显示上矢状窦和左侧横窦血栓完全消失。

此时撤出2个微导管。患者开始治疗性全身肝素疗法，后转换到华法林治疗。患者的神经功能改善，自发性睁眼，左上肢可以灵活定位，右侧偏瘫稳定。她最终拔出插管，出院康复。在6个月的随访中，患者右侧身体的行动力量及部分语言能力有显著的恢复。MRV显示受到影响的上矢状窦和双侧横窦完全再通（图16-2E）。

◆ 并发症及其预防

溶栓治疗脑静脉窦血栓形成的主要危险是颅内出血。相对禁忌证包括颅内出血，近期大型手术，创伤，和活动性胃肠道出血。血管内治疗可并发腹膜后出血[28]，假性动脉瘤的形成[23]，经股动脉穿刺部位感染[29]，和颅内出血的进展。机械性溶栓可能并发静脉窦内皮损伤，并进一步导致血栓的再形成，或导致微血栓的移动和扩散到肺部等[26]。有报道[15]，吸除血栓技术（rheolytic therapy）还可能（因吸出血液过多而）导致贫血。血管内治疗的入路可能因患者的血管解剖和导管的特点而受到限制。如果遇到非常迂曲的血管，可以选择经颈静脉（直接穿刺）入路。对于厚的血栓，可以使用更硬的导管和导丝，但使用必须谨慎。如果经股部或颈部静脉入路均很困难，经颅直接静脉窦插管也是一个可以选择的方法。

参考文献

［1］ Masuhr F, Mehraein S, Einh-upl K. Cerebral venous and sinus thrombosis. J Neurol 2004;251(1):11-23

［2］ Barnett HJM, Hyland HH. Noninfective intracranial venous thrombosis. Brain 1953;76(1):36-49

［3］ Ehler H, Courville CB. Thrombosis of cerebral veins in infancy and childhood: review of literature and report of five cases. J Pediatr 1936;8:600-623

［4］ Erez N, Babuna C, Uner A. Low incidence of thromboembolic disease: an evaluation of obstetric and gynecologic patients in Istanbul. Obstet Gynecol 1966;27(6):833-837

［5］ Towbin A. The syndrome of latent cerebral venous thrombosis: its frequency and relation to age and congestive heart failure. Stroke 1973;4(3):419-430

［6］ Diaz JM, Schiffman JS, Urban ES,et al. Superior sagittal sinus thrombosis and pulmonary embolism: a syndrome rediscovered. Acta Neurol Scand 1992;86(4):390-396

［7］ Ameri A, Bousser MG. Cerebral venous thrombosis. Neurol Clin 1992; 10(1):87-111

［8］ Bousser MG, Chiras J, Bories J, et al. Cerebral venous thrombosis: a review of 38 cases. Stroke 1985;16(2):199-213

［9］ Paciaroni M, Palmerini F, Bogousslavsky J. Clinical presentations of cerebral vein and sinus thrombosis. Front Neurol Neurosci 2008;23: 77-88

［10］ de Bruijn SF, Stam J. Randomized, placebo-controlled trial of anticoagulant treatment with low-molecular-weight heparin for cerebral sinus thrombosis. Stroke 1999;30(3):484-488

［11］ Einhäupl KM, Villringer A, Meister W, et al. Heparin treatment in sinus venous thrombosis. Lancet 1991;338(8767):597-600

［12］ Ferro JM, Canhão P, Stam J, et al, Barinagarrementeria F; ISCVT Investigators. Prognosis of cerebral vein and dural sinus thrombosis: results of the International Study on Cerebral Vein and Dural Sinus Thrombosis (ISCVT). Stroke 2004;35(3):664-670

［13］ Alexander LF, Yamamoto Y, Ayoubi S, et al. Efficacy of tissue plasminogen activator in the lysis of thrombosis of the cerebral venous sinus. Neurosurgery 1990;26(4):559-564

[14] Di Rocco C, Iannelli A, Leone G,et al. Heparin-urokinase treatment in aseptic dural sinus thrombosis. Arch Neurol 1981;38(7):431-435

[15] Einhäupl K, Bousser MG, de Bruijn SF, et al. EFNS guideline on the treatment of cerebral venous and sinus thrombosis. Eur J Neurol 2006;13(6):553-559

[16] Scott JA, Pascuzzi RM, Hall PV, et al. Treatment of dural sinus thrombosis with local urokinase infusion: case report. J Neurosurg 1988;68(2):284-287

[17] Higashida RT, Helmer E, Halbach VV, et al. Direct thrombolytic therapy for superior sagittal sinus thrombosis. AJNR Am J Neuroradiol 1989; 10(5, Suppl)S4-S6

[18] Tsai FY, Higashida RT, Matovich V, et al. Acute thrombosis of the intracranial dural sinus: direct thrombolytic treatment. AJNR Am J Neuroradiol 1992;13(4):1137-1141

[19] Chaloupka JC, Mangla S, Huddle DC. Use of mechanical thrombolysis via microballoon percutaneous transluminal angioplasty for the treatment of acute dural sinus thrombosis: case presentation and technical report. Neurosurgery 1999;45(3):650-656

[20] Soleau SW, Schmidt R, Stevens S, et al. Extensive experience with dural sinus thrombosis. Neurosurgery 2003; 52(3):534-544

[21] Stam J, Majoie CB, van Delden OM, et al. Endo-vascular thrombectomy and thrombolysis for severe cerebral sinus thrombosis: a prospective study. Stroke 2008;39(5):1487-1490

[22] Agner C, Deshaies EM, Bernardini GL, et al. Coronary Angiojet catheterization for the management of dural venous sinus thrombosis. Technical note. J Neurosurg 2005;103(2):368-371

[23] Baker MD, Opatowsky MJ, Wilson JA, et al. Rheolytic catheter and thrombolysis of dural venous sinus thrombosis: a case series. Neurosurgery 2001;48(3):487-493, discussion 493-494

[24] Chow K, Gobin YP, Saver J, et al. Endovascular treatment of dural sinus thrombosis with rheolytic thrombectomy and intra-arterial thrombolysis. Stroke 2000;31(6):1420-1425

[25] Curtin KR, Shaibani A, Resnick SA, et al. Rheolytic catheter thrombectomy, balloon angioplasty, and direct recombinant tissue plasminogen activator thrombolysis of dural sinus thrombosis with preexisting hemorrhagic infarctions. AJNR Am J Neuroradiol 2004;25(10):1807-1811

[26] Zhang A, Collinson RL, Hurst RW, et al. Rheolytic thrombectomy for cerebral sinus thrombosis. Neurocrit Care 2008;9(1):17-26

[27] Newman CB, Pakbaz RS, Nguyen AD,et al. Endovascular treatment of extensive cerebral sinus thrombosis. J Neurosurg 2009;110(3): 442-445

[28] Kim SY, Suh JH. Direct endovascular thrombolytic therapy for dural sinus thrombosis: infusion of alteplase. AJNR 1997; 18(4):639-645

[29] Smith TP, Higashida RT, Barnwell SL, et al. Treatment of dural sinus thrombosis by urokinase infusion. AJNR Am J Neuroradiol 1994;15(5): 801-807

[30] Frey JL, Muro GJ, McDougall CG,et al. Cerebral venous thrombosis: combined intrathrombus rtPA and intravenous heparin. Stroke 1999;30(3):489-494

[31] Barnwell SL, Higashida RT, Halbach VV, et al. Direct endovascular thrombolytic therapy for dural sinus thrombosis. Neurosurgery 1991;28(1):135-142

[32] Horowitz M, Purdy P, Unwin H, et al. Treatment of dural sinus thrombosis using selective catheterization and urokinase. Ann Neurol 1995;38(1):58-67

[33] Barnwell SL, Nesbit GM, Clark WM. Local thrombolytic therapy for cerebrovascular disease: current Oregon Health Sciences University experience (July 1991 through April 1995). J Vasc Interv Radiol 1995; 6(6 Pt 2, Suppl)78S-82S

[34] Rael JR, Orrison WW Jr, Baldwin N, et al. Direct thrombolysis of superior sagittal sinus thrombosis with coexisting intracranial hemorrhage. AJNR Am J Neuroradiol 1997;18(7):1238-1242

[35] Philips MF, Bagley LJ, Sinson GP, et al. Endovascular thrombolysis for symptomatic cerebral venous thrombosis. J Neurosurg 1999;90(1):65-71

[36] Yamini B, Loch Macdonald R, Rosenblum J. Treatment of deep cerebral venous thrombosis by local infusion of tissue plasminogen activator. Surg Neurol 2001;55(6):340-346

[37] Wasay M, Bakshi R, Kojan S, et al. Nonrandomized comparison of local urokinase thrombolysis versus systemic heparin anticoagulation for superior sagittal sinus thrombosis. Stroke 2001;32(10):2310-2317

[38] Ming S, Qi Z, Wang L, et al. Deep cerebral venous thrombosis in adults. Chin Med J (Engl) 2002;115(3):395-397

[39] Sujith OK, Krishnan R, Asraf V,et al. Local thrombolysis in patients with dural venous thrombosis unresponsive to heparin. J Stroke Cerebrovasc Dis 2008;17(2):95-100

第IV部分

神经重症监护

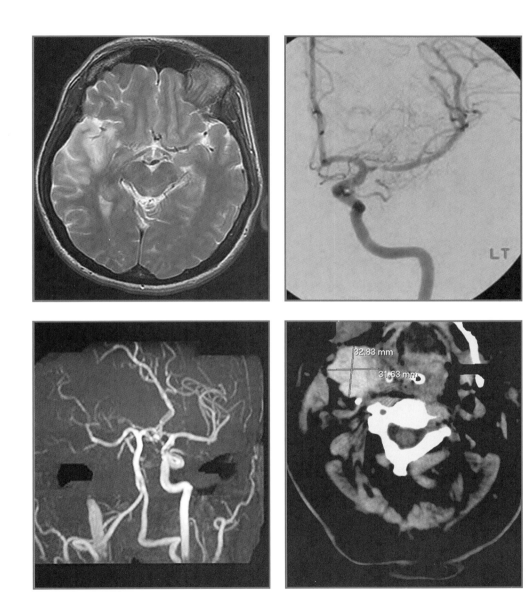

第17章

急性缺血性脑卒中患者的内科处理

Tariq Janjua

◆ "脑细胞死亡比你想象的要快"

急性缺血性卒中的早期处理最好能有一个好的条件和环境，以便对并发症能做到预防、早期发现、和及时处理。急性脑缺血早期阶段不仅包括神经系统一些因素的处理，也包括非神经系统因素的处理。中枢神经系统包括对新恢复的脑重新灌注的保护以及对脑缺血后并发症的预防和治疗。目前，在脑卒中的第一个星期，死亡率最高。曼哈顿的南部卒中研究(NOMASS)显示，急性缺血性脑卒中死亡率接近75%[1]。入院期间意识丧失、椎-基底动脉的问题以及早期小脑幕裂孔疝是高病死率最重要的预兆[2]。年龄的增长也被认为是高并发症和病死率一个独立危险因素（表17-1）[3]。

格拉斯哥昏迷评分（GCS）和美国国立卫生研究院卒中量表评分（NIHSS）是治疗早期阶段病情不稳定的主要评估指标。NIHSS 分值中每增加一分，终点事件将下降 24%[4]。事实上，当NIHSS分值接近并且超过16时，发生并发症的危险是很高的，可以预见最后的神经结果也会很糟糕，如果患者一入院就转入神经监护病房是可以获益的。在这里，专业的神经危重监护技术将有助于紧急控制和先逆转脑水肿和内科并发症。

◆ 急性缺血性脑卒中的早期稳定

多种因素能够影响急性缺血性脑卒中患者的稳定性。发病前如有：高血压、糖尿病、不稳定的冠状动脉疾病、慢性阻塞性肺病（COPD）、肾衰竭以及充血性心衰等症状，必须给予积极重视和及时处理。另外，受累的血管区域对并发症和死亡率有显著的影响，如大脑中动脉梗死可能有致命性的脑水肿和颅内高压的高度风险。后循环的卒中可能原因有后组颅神经受损、脑干呼吸中枢的直接损害或受到压迫，而并发通气障碍。

表17-1　影响急性缺血性脑卒中病死率增加的因素

来诊时意识障碍
后循环急性缺血性脑卒中
脑疝综合征
高龄
急性脑水肿
呼吸衰竭需要气管插管和机械性通气
急性心肌梗死
美国国立卫生研究院卒中量表分值≥16

◆ 脑血管病（介入或手术）干预之前的处理

在争取恢复脑血管灌注的干预之前，必须有维持呼吸道、呼吸和循环的措施。

气道管理和给氧

虽然早期对主要动脉阻塞的再通优先于大多数其他的干预措施，但有气道问题的患者需要立即建立通畅的气道，经常需要气管插管。在插管之前需快速做一个彻底的神经检查因为镇静和肌松会影响对神经功能的记录。在插管之前，患者应该先充分吸氧，并准备两个适宜的吸痰管。大多数患者可能在插管前的6~8 h内已进食，因此用利多卡因快速诱导插管是最适宜的途径。最好避免使用麻痹性药物，它可能会影响对患者神经相关检查的判断。依托咪酯是可选的镇静作用的药物（0.3μg/kg），紧接着注射低剂量的丙泊酚或右美托咪定。气管内插管的放置应该通过胸片来进行客观的确认。如果患者是低血压，呼气末CO_2可能会给一个错误的提示，因为呼气末CO_2下降也可能由于大量肺栓塞导致。

开始通过一个非反复呼吸的面罩或者机械性的通气给予100%纯氧吸入，使血氧饱和度维持在100%，根据氧饱和度，逐步下调吸入氧浓度（Fio_2）。通过血气分析检查来确保氧分压与氧饱和度一致。

循环：脑灌注压和血压

脑灌注压（CPP）依赖于平均动脉压（MAP）。在"曲线下面积"的时候，平均动脉压（MAP）可通过严格地控制血压来维持。我们用尼卡地平或者氯维地平，并且避免心脏收缩压以及平均动脉压（MAP）降低到基线的25%以下。如果脑灌注压低于曲线下面积，可以使用去氧肾上腺素（新福林）、25%白蛋白或者高渗性盐水来维持。在组织型纤溶酶原激活剂（tPA）卒中调查研究中，治疗前血压是病死率增高的主要因素之一，也与脑缺血后出现脑出血的发生率直接相关[5]。根据我们的经验，放置一个动脉导管进行实时监控对于未受控制血压早期处理是非常有用的。

在国际脑卒中试验中（IST），不正常的心脏收缩压和平均动脉压与随诊6个月时不好的结果直接相关的。当血压高于150mmHg时，血压每增加10mmHg早期病死率增加3.8%，当血压低于150mm时，每降低10mmHg早期病死率增加17.9%[6]。图17-1提供了一个我们神经血管部门在急性缺血性脑卒中时用于控制血压的代表性的标准化医嘱套餐。

A. 心脏收缩压（SBP）

保持SBP≥_____mmHg和_____≤mmHg

尼卡地平 gtt 5~15mg对于心脏收缩压≥_____

氯维地平 2~21mg/h对于心脏收缩压≥_____

拉贝洛尔10~20mg 每4~6h静脉注射对于心脏收缩压≥_____

去氧肾上腺素 gtt 25~400 μg 每分钟对于心脏收缩压≤_____

B. 平均动脉压（MAP）

保持MAP≥_____mmHg和_____≤mmHg

尼卡地平 gtt 5~15mg对于平均动脉压≥_____

氯维地平 2~21mg/h对于心脏收缩压≥_____

拉贝洛尔10~20mg 每4~6h静脉注射对于平均动脉压≥_____

去氧肾上腺素 gtt 25~400 μg 每分钟对于平均动脉压≤_____

图17-1　在神经危重监护中的血压控制方案

表17-2 影响急性缺血性脑卒中神经危重治疗的相关因素

> **肺部**
> 慢性阻塞性肺病（COPD）伴有血氧低于基线
> 急性支气管痉挛
> 呼吸衰竭
> 吸入性肺炎
> 有反常栓子的急性血栓栓塞
> 阻塞性睡眠呼吸暂停综合征
> **心脏**
> 心房纤维化伴有快速的心室反应
> 失代偿的充血性心衰竭
> 主动脉狭窄伴有严重的和固定的心排出量
> 抗凝人工心脏瓣膜
> **肾脏**
> 肾移植免疫治疗
> 肾衰竭限制入量
> **代谢性因素**
> 糖尿病伴有酮症酸中毒（DKA）或者高血糖症
> 抗利尿激素分泌异常综合征（SIADH）
> 脑耗盐综合征

缩写：COPD，慢性阻塞性肺病；DKA，糖尿病性酮症酸中毒；SIADH，抗利尿激素分泌异常综合征。

◆ 脑血管病（介入或手术）干预之后的处理

在脑的相关区域恢复再灌注的干预治疗之后，除了继续以上介绍的措施和方案以外，还需要注意以下一些问题。神经危重监护的措施比较复杂，涉及多种病情变化。

控制血糖

患有糖尿病的急性缺血性脑卒中患者会存在难控制的高血糖。高血糖本身的存在就预示着一个不好的愈后。"国际神经疾病和卒中研究所rtPA试验"发现高血糖与差预后直接有关，包括颅内出血（ICH）的高发生率[7]。无论受影响的血管再通与否都会发生[8-10]。所有急性缺血性脑卒中的患者都应该应用血糖控制方案。一般来说，把血糖控制在低的三位数水平非常有必需。应该避免血糖超过140 g/L，因为这可能与出血和脑血管痉挛相关。

液体和电解质

如果没有严重心或肾功能障碍，大多数急性缺血性脑卒中的患者应该静脉补液。应避免由于无法吞咽而发生的脱水。应常规检查血清钠离子浓度，对于脑耗盐综合征，必要时可以使用高渗盐预防脑水肿和癫痫的发生。少数病例会发生抗利尿激素分泌异常综合征，如果有应当积极治疗。

心脏

急性缺血性脑卒中时，在没有任何严重心脏病变的患者身上，也能发现非特异性的ST和T波变化。在严重的卒中患者中，由于产生过多的儿茶酚胺，即使没冠脉疾病心肌酶谱也可能升高。使用β阻滞剂有时会有助于控制心动过速，尽管当心脏指数下降时，必须在保持心率下降和维持脑灌注压需要之间达到平衡。

所有的急性缺血性脑卒中患者，需首先做一个基线心电图（ECG），如果需要的话，24h内复查心电图。年轻的卒中患者，可能会有反常栓子，可以做超声心动图检查，最好做泡沫测试。如果发现患者卵圆孔未闭以及存在肺动脉高压，需要进行下肢扫描寻找有没有任何深静脉栓塞的迹象。同时进行肺部CT血管成像，观察有没有肺动脉栓塞。

急性心肌梗死伴急性缺血性脑卒中往往提示预后危险。这类患者需要特别注意心功能不全，因为心功能不全可能影响脑血流的灌注，有些患者需要行冠脉成形术，并需要大剂量的抗血小板药物。在这些患者中，出血性是一个限制因素。在弗雷明汉（Framingham）研究中，心房纤颤与30d内的急性缺血性脑卒中患者死亡率直接相关，有心房纤颤的患者死亡率是25%，而没有心房纤颤的患者死亡率是14%[11]。在急性缺血性脑卒中患者中，人工瓣膜的问题也会给治疗带来很多困难。在我们的病例中，我们发现，如果确有必要，停用抗凝药物一周或更长是较安全的。连续的心动超声检查可以有助于排除因停用抗凝而导致的潜在的栓子。

与肺相关的问题

应该常规增加供氧量以避免低氧血症。如果患者的意识水平下降，必须避免通气不足。在这种情况下，应该测定二氧化碳分压和胸部拍片以排除有无误吸（aspiration）。患者如果有主要动脉的闭塞和脑干损害，可能需要气管插管。既有利于气道管理，也可以积极治疗进展性低氧血症。能够预料到通气障碍也是治疗的一部分。最好应该有最有经验的人在场以负责处理气道。作为指南，如果GCS低于8分，就应该建议行气管内插管，特别是那些有喘鸣和呼吸费力的患者。

对于急性缺血性脑卒中的患者，要鉴别神经源性肺水肿还是非神经源性肺水肿较为复杂。关于左心室壁的厚度的了解及运动的或其他超声心动图检查可以被用来鉴别是收缩期和舒张期的功能障碍。在这种情况下，应用经动脉测定的心脏排血指数或肺动脉置管可以提供客观数据，以评估肺动脉闭塞压。使用利尿剂应该谨慎，因为它降低心脏充盈压力的同时，也降低了脑灌注压。

体温

大脑的温度，通常要比中心体温高0.5~1℃，这可能显著地影响到脑水肿的发生。所有发热都可能与梗死区域的增加和脑水肿相关。众所周知，硬膜外温度通常比直肠温度高1℃，然而心室内温度较之直肠温度高0.2~0.3℃。因此从灰质到脑的中心存在一个温度梯度[12]。从一个实际的观点看来，温度可以通过血管内或者体表控制。诱导的低体温在不可控制的脑水肿和急性缺血性脑卒中中可能有一定作用[13]。在我们中心，我们积极探索了治疗性的低温对恶性脑水肿的作用。

静脉血栓栓塞

静脉血栓栓塞（VTE）的风险可通过早期患者活动和适宜的预防性干预措施得以降低。每8~12h皮下注射低剂量肝素5000 IU用来预防是必要的。当患者长期卧床时，相应地应用下肢压迫装置有利于预防VTE。中心静脉插管的应用和25%的局部深静脉栓塞发生率有关。对这样的导管应该严格地监测外观，一旦有任何水肿迹象，或多普勒发现局部血凝块形成，就应当采取相应的措施。如果有四肢无力或者瘫痪，就应当尽量避免置管。

◆ 典型病例

颅外动脉夹层

一位52岁的白人妇女，因头疼和言语含混从当地急症室转入。CT扫描发现右大脑中动脉（MCA）供血区域的急性梗死。当时血压是152/90mmHg，四肢肌力是5/5。MRI显示右大脑中动脉（MCA）供血区域急性梗死。MRA提示右侧颈内动脉阻塞，血管造影也证实右侧颈内动脉的夹层，右侧大脑中动脉血栓形成。依据每千克体重控制肝素用量，同时以APTT来进一步监测凝血功能。我们的方法与施温克（Schievink）等人报道类似，他们提出的治疗方案，对颈内动脉夹层治疗有效果[14]。患者7d后出院，继续口服抗凝药物，未遗留任何局灶性神经功能障碍（图17-2）。

脑血管痉挛

由脑血管痉挛引起的迟发性缺血性相关神经

损伤是可以预防的。与血管痉挛相关的病死率约为15%~20%。在有脑血管痉挛的蛛网膜下腔出血的患者中，脑自动调节功能受到损害。脑血流灌注依赖于平均动脉压。为了降低颅内压和增加大脑灌注压，下面这些措施可能会有帮助：头保持中立位，抬高床头（以利静脉回流）、降低脑水肿和减轻脑积水。在动脉瘤处理好以后，在早期就可以升高平均动脉压，使血压达到最理想的水平。升高平均动脉压的药物，我们选择去氧肾上腺素（新福林）。钙离子拮抗剂的作用很明显，但该种类药物会导致平均动脉压下降，反而会影响CPP。考虑到尼莫地平经常会导致平均动脉压的下降，我们不使用尼莫地平，而使用静脉注射低剂量持续性的尼卡地平，可以通过常规盐水和25%白蛋白来扩张血容量。可以行

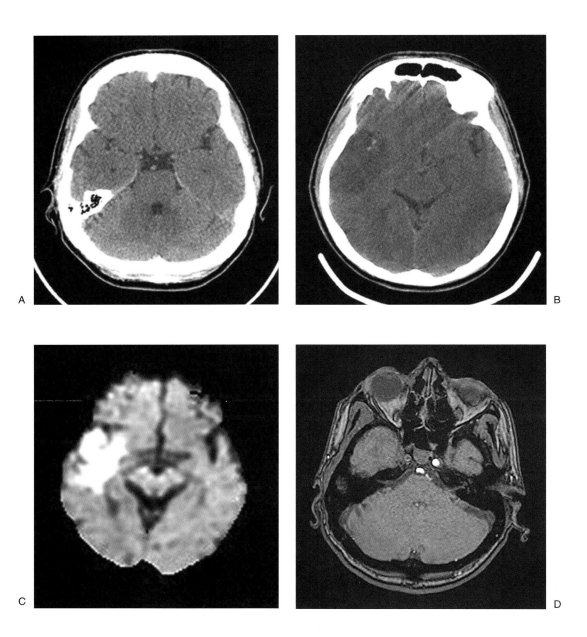

图17-2 （A,B）CT扫描显示右侧大脑中动脉供血区域缺血性梗死。（C）核磁共振证实了CT扫描的发现。（D）核磁血管造影显示右侧颈内动脉闭塞。

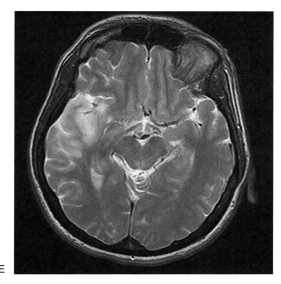

E

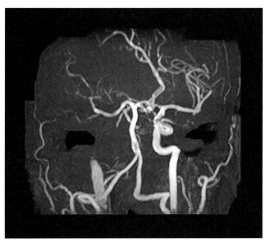

F

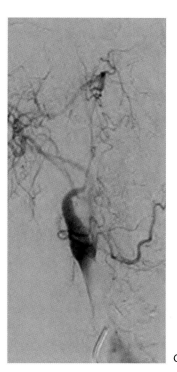

G

图17-2（续）　（E）T2加权相上仍可见脑水肿。（F）核磁血管造影证实了阻塞的右侧颈内动脉。（G）脑血管造影提示右侧颈内动脉近端滞留，这与右侧颈内动脉夹层的影像学表现相符合。

肺动脉闭塞压的测定，或者如果患者在用呼吸机，可以通过在位的动脉通道测定每搏输出量变异。这些都是考虑到了心输出指数和脑血流的关系。通过使用多巴酚丁胺使心脏指数保持在4.0的范围内。

颅内动脉狭窄

　　一位46岁的中年妇女因言语不清入院。MRI和MRA显示在左侧MCA供血区的分水岭区域弥散扫描有点状的增强，同侧MCA的M1段显影不清。脑血管造影提示左侧大脑中动脉M1段狭窄程度达90%。该患者的治疗，主要采取积极的脑灌注，增加MCA区的血供，防止严重脑梗死。治疗方法与治疗蛛网膜下腔出血后脑血管痉挛的3H疗法（高血压、高血容量、血液稀释）类似，不同的是我们没有用钙离子拮抗剂。患者情况稳定后，择期实施了颅外-颅内血管搭桥，一周后出院（图17-3）。

颞动脉炎

　　颞动脉炎是一种中等尺寸动脉的血管病变。这对于50岁以上的脑卒中患者都要考虑。如果血沉加

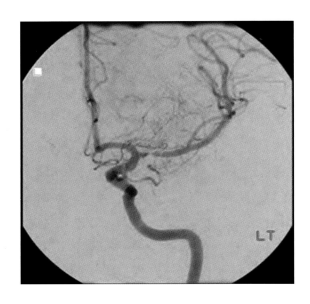

图17-3 左侧大脑中动脉严重狭窄的患者通过颅内外血管吻合最终恢复良好。

快，应该施行颞动脉活检。该类患者即使诊断不明确，我们也应用高剂量的类固醇，因为如果疾病不治疗将会导致急性视力下降。

◆ 避免急性缺血性卒中在rtPA治疗后出血性转化。

不可控的高血压将会直接影响到使用rtPA患者的颅内出血发生率。在rtPA灌注之后，患者应被送到神经监护病房，大多数患者都放置动脉导管来监测控制血压。在使用rtPA之后也会放置一段时间胃管和导尿管。如果是低血压，它会使缺血加重，特别是当对侧血流是梗死区域周围唯一供氧途径时。除了出血的危险，由于谷氨酸盐和钙离子的流入也可能发生缺血再灌注损伤。使用rtPA进行血块溶胞栓之后可能会导致远端的小的栓子。

36h内的主要并发症是出血。原因有两种：颅内的原因（intracranial）和系统性原因(systemic)。

最常见的还是系统性的原因。在NINDS试验[16]中系统性的颅内出血的发生率为6.4%；而在ECASS-II的试验中的发生率为8.8%。缺血的范围（amount）是导致出血性转化的主要因素之一。再通是否直接与出血性转化有关目前还不清楚。其他导致出血性转化的因素是高龄（经常指75岁以上的）、以前有头部损伤或者手术者、不合适的血栓药物的剂量、高血糖症、淀粉样血管病以及未发现的异常血管结构如动静脉畸形或者动脉瘤。这些患者都应送监护病房进行监护。对患者严密观察，及时发现脑出血的表现，如血压突然上升、局部的神经系统缺失、意识的变化等。用GCS评分反复监测评估神经系统变化，必要时，用客观指标测定脑血流。如近红外光谱或经颅多普勒。利用便携式CT可以很方便地在床边进行检查。在用TCD检查时，注意不要出现"收缩期峰值"。对于老年患者，用于治疗头痛的吗啡等药物，能够导致静脉血淤滞、心排血量下降和低血压。 在使用tPA之前和使用tPA之后，血压的控制明显不同。那些血压无法控制的患者，出血率是非常高的。一旦诊断为颅内出血，应该确认不是有多处出血点的那种颅出血。通过降低血压来降低脑压，相对于不降血压又可能会导致出血扩展，这对神经监护医生来说是两难的事情。阻止血肿增大优先于血低流可能导致的梗死。受出血影响最常见的部位包括胃肠、腹膜后、鼻部、和尿道。

表17-3列出了几个处理出血性转化的一般步骤。外科手术只有符合以下几个条件才有考虑：纤维蛋白原水平比较好、合适的凝血功能、完整的风险-获益评估等。神经重症监护人员的作用就是及

表17-3 预防急性缺血脑卒中患者中的出血性转移的步骤

1. 停止tPA的灌注
2. 血压控制
3. 使用冷沉淀物保持纤维蛋白原水平接近350 mg/dL
4. 手术干预

时地配合整个过程。

◆ 未来方向

急性缺血性脑卒中治疗在不断进步。目前建议的重组组织型纤溶酶原激活剂治疗时间窗是4.5h。有一些新的溶栓剂，例如抗XA的药物，正在开发过程中。神经保护性药物的使用正在被评估，更好、更多、更强的多模式监控设备将改变治疗方式。随着研究结果的不断出现，神经危重监护病房的作用将会变得更加明显。

参考文献

[1] Hartmann A, Rundek T, Mast H, et al. Mortality and causes of death after first ischemic stroke: the Northern Manhattan Stroke Study. Neurology 2001;57(11):2000–2005

[2] van der Worp HB, Kappelle LJ. Complications of acute ischaemic stroke. Cerebrovasc Dis 1998;8(2):124–132

[3] Tanne D, Gorman MJ, Bates VE, et al. Intravenous tissue plasminogen activator for acute ischemic stroke in patients aged 80 years and older: the tPA stroke survey experience. Stroke 2000;31(2):370–375

[4] Adams HP Jr, Davis PH, Leira EC, et al. Baseline NIH Stroke Scale score strongly predicts outcome after stroke: a report of the Trial of Org 10172 in Acute Stroke Treatment (TOAST). Neurology 1999;53(1):126–131

[5] Tanne D, Kasner SE, Demchuk AM, et al. Markers of increased risk of intracerebral hemorrhage after intravenous recombinant tissue plasminogen activator therapy for acute ischemic stroke in clinical practice: the Multicenter rt–PA Stroke Survey. Circulation 2002;105(14):1679–1685

[6] Leonardi–Bee J, Bath PM, Phillips SJ, Sandercock PA; IST Collaborative Group. Blood pressure and clinical outcomes in the International Stroke Trial. Stroke 2002;33(5):1315–1320

[7] Bruno A, Levine SR, Frankel MR, et al; NINDS rt–PA Stroke Study Group. Admission glucose level and clinical outcomes in the NINDS rt–PA Stroke Trial. Neurology 2002;59(5):669–674

[8] Alvarez–Sabín J, Molina CA, Montaner J, et al. Effects of admission hyperglycemia on stroke outcome in reperfused tissue plasminogen activator–treated patients. Stroke 2003;34(5):1235–1241

[9] Ribo M, Molina CA, Montaner J, et al. Acute hyperglycemia state is associated with lower tPA–induced recanalization rates in stroke patients. Stroke 2005;36(8):1705–1709

[10] Alvarez–Sabín J, Molina CA, Ribó M, et al. Impact of admission hyperglycemia on stroke outcome after thrombolysis: risk stratification in relation to time to reperfusion. Stroke 2004;35(11):2493–2498

[11] Lin HJ, Wolf PA, Kelly–Hayes M, et al. Stroke severity in atrial fibrillation: the Framingham Study. Stroke 1996;27(10):1760–1764

[12] Mellergård P, Nordström CH. Epidural temperature and possible intracerebral temperature gradients in man. Br J Neurosurg 1990;4(1):31–38

[13] Hemmen TM, Lyden PD. Induced hypothermia for acute stroke. Stroke 2007; 38(2, Suppl)794–799

[14] Schievink WI. Spontaneous dissection of the carotid and vertebral arteries. N Engl J Med 2001;344(12):898–906

[15] Mori K, Arai H, Nakajima K, Tajima A, Maeda M. Hemorheological and hemodynamic analysis of hypervolemic hemodilution therapy for cerebral vasospasm after aneurysmal subarachnoid hemorrhage. Stroke 1995;26(9):1620–1626

[16] The National Institute of Neurological Disorders and Stroke rt–PA Stroke Study Group. Tissue plasminogen activator for acute ischemic stroke. N Engl J Med 1995;333(24):1581–1587

[17] Hacke W, Kaste M, Fieschi C, et al; Second European–Australasian Acute Stroke Study Investigators. Randomised double–blind placebo–controlled trial of thrombolytic therapy with intravenous alteplase in acute ischaemic stroke (ECASS II). Lancet 1998;352(9136):1245–1251

第18章

血管重建手术患者的围手术期处理

Tariq Janjua

脑血流（CBF）受损的患者需要通过手术或血管内治疗的方法促进血管再通。在治疗过程中，应争取使脑灌注压（CPP）和脑的局部代谢满足要求，这里需要的是一个综合的团队的努力。熟知多种技术和药物对取得好的治疗效果是重要的，在治疗过程中，维持足够的CPP对避免脑缺血性损伤至关重要。大脑灌注压是由多因素决定的，其中最重要的是下面详细叙述的平均动脉压（MAP）（表18-1）。在那些病弱的患者中，危险的血流动力学不稳定在任何阶段都可能发生，包括诱导麻醉之前和诱导过程中、甚至在手术期间和在手术后。（表18-2）。

表18-1 脑血流的生理属性

平均动脉压: 灌注压
ΔP: P1（入口压力）– P1（出口压力）
R: 血流阻力
F: 流量
CPP = MAP – ICP

缩写：MAP: 大脑中动脉压；CPP: 大脑灌注压；ICP: 颅内压

表18-2 围术期高血压

术前和诱导期
术中
康复期
手术后24~48 h期间

◆ 术前准备

血压和脑灌注压

正如上面提到的，对于这类患者，维持足够的CPP是避免缺血性脑损伤最重要的因素。在我们中心，对这些患者，都会放置一个动脉通路以方便所有操作。按照常规，应用药物使动脉收缩压（BP）和平均动脉压最优化，以维持正常的脑灌注压。在操作中，我们通常使用氯维地平或尼卡地平加新福林(Bayer Consumer Health, Morristown, NJ)来维持最理想的MAP。如果需要，多巴胺可能被用来治疗心动过缓，同时多巴酚丁胺可用来治疗较低的心指数。通过动脉插管，用flotrac设备（Edwards life sciences，Irvine, CA）测定心脏指数。

气道管理和给氧

在手术或者血管内治疗的血管再通手术过程中，去处理气道可能会不方便，因此，在手术开始之前就必须确保一个安全通畅的气道。

电解质

在血管再通手术之前要检查和纠正钠、钾、钙、磷和镁的失衡并纠正。钠离子保持在一个比较高的正常水平用来限制围术期癫痫发作，并降低脑水肿的风险。选择的液体一般是常规的盐溶液（钠离子浓度为154mmol/L），而不是林格液（浓度有132mmol/L）[1]。除了钠离子，镁离子在维持神经元的兴奋性方面也非常重要。检查和纠正镁离子浓度，最好用一个标准的补液方案来使镁维持在一个正常的高值。

心脏因素

考虑到时间限制的问题，尽可能进行心脏功能评估，以降低手术期间突发心脏的并发症。在神经血管手术之前应用β阻滞剂时，由于该药有降心率的作用，并最终可降低心输出指数，因此该类患者应密切监护。这可能导致大脑灌注压和CPP的降低（表18-3）。颈动脉内膜切除术和颅内外搭桥手术中，常用阿司匹林来降低手术后卒中的危险。如果有冠状动脉疾病的病史，β阻滞剂的使用是必要的。

表18-3 心指数与大脑灌注压的关系

CPP ∝ CI
CPP = MAP − ICP
Where MAP = { (CI × BSA) × SVR} + CVP
Therefore, CPP = [{ (CI × BSA) × SVR} + CVP] − ICP

简称：α，正比；CI，心指数；CPP，大脑灌注压；MAP，平均动脉压；ICP，颅内压；BSA，体表面积；SVR，全身血容量阻力。

特殊情况处理

血管重建手术期间怀孕是有相当棘手的。如果准备行血管再通手术，应对患者做好充分的防护措施。并要和患者讨论长时间射线下暴露的危险与获益的关系。如果患者有可能有明显的静脉内造影剂过敏反应史，应准备好类固醇使用方案。静脉的管道和测定压力的管道要保持有一定的长度。氧饱和度的探头放置在股动脉穿刺侧的下肢，以方便能早期发现下肢血流的障碍。有一路专门用于给药的输液通道，而且要操作方便，工作人员在操作前就以有颜色的带子标记好。

◆ 术中麻醉

麻醉效果

对于那些将要进行脑血管重建手术的患者，可用不同药物来诱导和维持麻醉深度。应该始终知道患者的脑血流量本来就是不充分的，而在手术后又会出现脑灌注增高。硫喷妥钠可以减少心肺搭桥术后神经功能的缺失。这种药物对恶性颅内压的救治是相当有效的，可以降低脑的代谢活动。大多数常规的挥发性麻醉剂同样能降低大脑的代谢活动，异丙酚能够在手术期间降低50%的脑氧代谢率，有助于对抗手术期间血流量的减少[2]。依托咪酯会抑制脑电图的结果，但是不会引起心肌抑制，而前述的其他药物可能会有心肌抑制。理论上，依托咪酯、硫喷妥钠、氯氨酮能够降低急性缺血性脑中风的一氧化氮水平，并降低半暗带区域的血流[3]。另外，依托咪酯还是肾上腺皮质类固醇激素合成的一种强力的抑制剂，这一点对搭桥病人的低血压很重要[4]。

挥发性麻醉药对脑的血管活性有直接影响，必须监测低碳酸血症和血管扩张引起的脑代谢率的下降。对于大多数麻醉药，当最小肺泡浓度（MAC）超过0.6时，麻醉药的直接的血管扩张作用变得更加显著。而当最小肺泡浓度小于0.6时，异氟烷能降低脑氧代谢率，并对脑血流量的影响最低。

血液从脑组织异常的一侧"分流"到正常一侧，可加重术中的脑缺血。在最小肺泡浓度较高的时候，这就更值得注意了。地氟烷对脑血流有相似的作用，在脑血管重建以后，除了刺激交感神经导致血压和脑灌注压升高以外，地氟烷的作用是有益的。七氟烷的血管活性最低，经常使用在儿童。它能导致苏醒期躁动，这种情况可以通过低剂量的异丙酚或右旋美托咪啶控制[5]。

辅助性使用阿片类药物可使手术期间的血压得以控制以及更加快速地从麻醉效果中苏醒过来。阿片类药物还有止痛和止咳效果，在脑部手术中经常使用的药物有舒芬太尼、瑞芬太尼、芬太尼。

经动脉内膜剥脱术（CEA），要求麻醉平稳诱导，以使血压有最小的波动。应避免低碳酸血症，以防止脑血管收缩。因为低碳酸血症会造成"偷流"现象，即血液会从脑组织异常一侧"分流"到正常一侧。如果考虑有高灌注的时候，可通过过度换气降低血流量，尽管还没有研究显示可通过这种方法对预防再灌注有帮助。对烟雾病实施EC-IC搭桥手术时，应该谨慎地保持严格的血碳酸正常，以避免血管收缩以及局部的血液被"偷流"[6]。由于CEA中颈动脉窦的处理导致的心动过缓和低血压，能够通过局部麻醉颈动脉窦得以缓解。在颈动脉血管成形术期间气囊膨胀和血管支架的放置都可以采取同样的方法。可以应用阿托品或格隆溴铵（glycopyrrolate）,可以备用体外起搏器以防这些药物不起作用。CEA手术采用局部麻醉，有几个好处：便于直接的神经系统检查、减少血流动力学的不稳定以及降低了术中转流管的应用。颈动脉手术全身麻醉和局部麻醉试验结果并没有显示两者之间一个明确的区别。麻醉师和医生应该与患者沟通，决定应该使用哪一种麻醉方法[7]。如果用颈丛神经阻滞麻醉，可能的并发症包括喉道神经和舌咽神经损伤，分别导致嘶哑和吞咽困难。其他不常见的并发症是蛛网膜下腔麻醉导致的癫痫，膈神经阻滞导致的长时间使用呼吸机以及交感神经阻滞导致的Honor综合征。

对于神经介入治疗（NIR），镇定效果是不定的[8]。咪达唑仑和伴有低剂量丙泊酚的芬太尼常被应用治疗。丙泊酚可以被右美托咪定和瑞芬太尼所替代。如果患者没有插管，必须密切观察气道变化。

脑灌注压

理想的脑灌注压依赖多方面因素。在开颅期间，当血流被限制时，脑灌注压应该保持稍高一些。长期存在的高血压表明需要一个更高的脑灌注，大概70mmHg或者更高。要避免低血压，缩短脑灌注压低于60mmHg的时间。可以通过α受体阻滞剂如去氧肾上腺素和25%白蛋白提高平均动脉压。

在一般水平上，应该记住颅内压可能受患者体位的影响。俯卧位的话，腹压增高，静脉回流降低，头可能低于心脏的水平。静脉回流的减少也可能是由于颈部的高度旋转和过度屈曲。在正压通气使用呼吸末正压呼吸的时候，手术体位就复杂了。有慢性肺疾患患者的自发性呼气末正压通气将会加剧这种关系的复杂性。在神经血管手术控制机械通气期间，总的呼气末正压通气（内源性和外源性）(intrinsic and extrinsic)对静脉回流的评估比用单个指标评估更好。

$$PEEPt = PEEPe + PEEPi$$

在CEA期间，阻断时间保持在一个最小值。转流的需要可以通过手术期间利用脑电图和经颅多普勒来决定[9]。

脑血流监测

控制动脉内CO_2是一个能够改变脑血流量

（CBF）和脑血容量（CBV）的方法。低碳酸血症会降低脑血流量、脑血容量以及颅内压。但只有当获益大于可能的脑血流降低的危害时，才能使用这一方法。如果运用此方法，一旦目标达到或不再需要了，就应该停止过度通气。低碳酸血症和pH增高对降低癫痫阈值有作用。pH升高后还可导致血脑屏障（BBB）对氨的通透性增加，导致肝脏损害。

监测脑血流（CBV）有多种方法[9]，包括：经颅多普勒、经颅近红外线频谱法(NIRS)、直接用多普勒在搭桥血管的表面上检测，有叠加信号的脑电图（EEG with signal averaging）等。血容量需求以及对低血压或低灌注压的敏感性，可以用"每搏输出量的差异"（stroke volume variation, SVV）来测定，下面是计算公式，可以很容易地通过观察被压低的动脉（压）的波形线来计算[10]。

$$SVV = \frac{SV_{max} - SV_{min}}{SV_{mean}}$$

解释：SV_{max}是最大心搏量，SV_{min}是最小心搏量，SV_{mean}是最大心搏量和最小心搏量的平均值。

凝血系统

静脉空气栓塞（VAE）是血管重建开颅术中可预防的并发症。导致AVE的因素包括心脏和手术部位的高度差以及静脉系统是否开放到空气中等。在颅后窝坐位手术时这是最常见的问题。包括小脑后下动脉的血管重建的手术，完全没有必要使用坐位。

在手术期间，吸气末CO_2分压的降低用来观测空气栓塞。临床检查将会发现支气管收缩伴有血氧下降的症状。少见的情况下，可能会发生气体堵塞，即空气阻塞在右心室出口，同时有心脏停搏。卵圆孔未闭的存在能够突然出现从右到左的分流，会有反常的气体栓塞和卒中表现。如果怀疑有静脉空气栓塞，手术区域要被覆盖一些盐水并通过调整倾斜床位置使心脏高于头。可以进行空气抽吸，可以用一个多腔的中心静脉导管，头端放置在上腔静脉和右心房的交界处下方2cm处，或用一个单腔导管，放置在上腔静脉和右心房的交界处上方3cm进行血管内空气抽吸。同时暂时压迫颈内静脉，呼吸机不使用呼气末正压呼吸。

有一些血管重建手术中有抗凝的临床适应证。全身肝素化一般在CEA横行阻断之前执行。较长的大隐静脉用于颅外到颅内搭桥，可能需要手术期间低剂量的肝素来维持移植物通畅。在血管内手术期间和之后检查活化凝血时间（ACT），使用肝素使活化凝血时间至少达到正常的2倍或者大于250s。在手术结束时，经过外科医生同意后，以鱼精蛋白进行中和。抗血小板药物被用于小的血凝块的处理，这些小凝块可能因为手术期间血小板聚集产生的。2B/3A抑制剂，或别的药物像比伐卢定类的药物也可能被用来治疗急性管腔内的血栓形成[11]。

低温

关于脑血管重建在术中低温的作用仍没有确切的结论。实验和一些临床研究提供了一些关于轻度到中度的低温可以降低脑氧代谢率并最终降低缺血范围的证据。在血管重建手术中，体温的控制是很重要的，围术期体温的上升会导致脑氧代谢率的上升。我们在血管重建手术的围术期，如果没有明显的脑缺血，我们一般选择轻度的低温，而不是采取很激进的降温措施。

◆ 术后管理

所有术后麻醉恢复室都应该有对于收缩压，氧饱和度，平均动脉压和神经检查严格监控的原则。很明显，在患者离开手术室或者导管室之前气道应该是安全的。如果患者意识水平与气道保护不完全一致的话，应该实施一对一的每5~10 min的密切监控。

镇静和气管拔管

如果有呼吸功能异常，或者自然气道没有恢复，或者血压很高或很低，或者有颅内压升高或脑干损伤，手术后机械通气应持续一段时间。如果还处于低体温状态，患者可能会寒颤，这可能增加CO_2产量。当自发的通气不能够维持需求时这将变成一个要处理的问题，例如有慢性肺疾患的患者。我们已经发现在保持紧急拔管的镇静时，右施美托咪定是一个非常有效的药物，可以避免高血压、心动过速、过度咳嗽，预防吻合口裂开和出血。

血压的控制

所有血管重建后的患者都需要维持血容量正常。在低血容量性低血压情况下，我们更倾向于胶体提高低血容量性低血压，选择的药物是25%白蛋白，50 ml或者100 ml每6~8 h。使血细胞比容保持在30%以上或者血红蛋白在100 g/L，既能提高携氧的能力也可提高血压。如果不是出于医源性的目的，任何凝血障碍都要纠正。

电解质

在手术期间和术后，用0.9%盐溶液使钠保持在正常范围的高值，镁应被检测并保持在一个较高的正常水平。这将保持癫痫阈值在一个高的水平，降低局部水肿的危险。在血管重建之后由于新增加的血流，不同区域血糖需求水平是不一样的。我们把血糖控制在100~140的范围内。虽然高血糖可能增加缺血损伤，但低血糖症也同样有危险，最终目标是让血糖指标回归正常。

癫痫的预防

血管重建后脑血流量改善是比较好的情况。但是在慢性缺血性条件下，自身调节受损，由于在基线水平的慢性低血流大脑不能够产生正常生理血管收缩。自身调节的受损可能导致癫痫阈值的降低。我们在围手术期常规采取预防措施以降低癫痫的风险。手术期间，麻醉药的效果将帮助抑制任何癫痫活动，但是在恢复期，苯妥英钠仍然是最好的药物，其次是卡马西平、丙戊酸、左乙拉西坦（开普兰）。一种癫痫新药——拉科酰胺，可以降低急性脑内局部病灶导致的癫痫风险。无论是苯妥因钠还是丙戊酸都是肝酶诱导剂，都可能是导致低钠血症（癫痫的另一个原因）。因为协同的肝毒性，氟烷应该限制使用。如果使用神经肌肉接头阻断药，对瘫痪的影响延长，应该注意该药与抗癫痫药的协同作用[13]。

出院标准

在血管重建之后，因为要持续密切地观测大脑新的血供情况，患者需得到最好的照料。由于复杂的术后护理和监护需求，为达到目标，神经重症监护室必须为最好水平。合适的气道、稳定的血流动力学和神经功能改善是必要的保证，需要通过神经外科培训的训练有素的护士经过多次评估，为患者做好所有出院的准备。

参考文献

［1］ Mack WJ, Kellner CP, Sahlein DH, et al. Intraoperative magnesium infusion during carotid endarterectomy: a double-blind placebo-controlled trial. J Neurosurg 2009;110(5):961-967

［2］ Strebel S, Lam AM, Matta B, Mayberg TS, Aaslid R, Newell DW. Dynamic and static cerebral autoregulation during isoflurane, desflurane, and propofol anesthesia. Anesthesiology 1995;83(1):66-76

［3］ Galley HF, Webster NR. Brain nitric oxide synthase activity is decreased by intravenous anesthetics. Anesth Analg 1996;83(3):591-594

［4］ Absalom A, Pledger D, Kong A. Adrenocortical function in critically ill patients 24 h after a single dose of etomidate.

Anaesthesia 1999; 54(9):861–867

[5] Strebel S, Lam AM, Matta B, Mayberg TS, Aaslid R, Newell DW. Dynamic and static cerebral autoregulation during isoflurane, desflurane, and propofol anesthesia. Anesthesiology 1995;83(1):66–76

[6] Oshima H, Katayama Y, Hirayama T. Intracerebral steal phenomenon associated with global hyperemia in moyamoya disease during revascularization surgery. J Neurosurg 2000;92(6):949–954

[7] Lewis SC, Warlow CP, Bodenham AR, et al; GALA Trial Collaborative Group. General anaesthesia versus local anaesthesia for carotid surgery (GALA): a multicentre, randomised controlled trial. Lancet 2008;372(9656):2132–2142

[8] See JJ, Manninen PH. Anesthesia for neuroradiology. Curr Opin Anaesthesiol 2005;18(4):437–441

[9] Rowed DW, Houlden DA, Burkholder LM, Taylor AB. Comparison of monitoring techniques for intraoperative cerebral ischemia. Can J Neurol Sci 2004;31(3):347–356

[10] Berkenstadt H, Margalit N, Hadani M, et al. Stroke volume variation as a predictor of fluid responsiveness in patients undergoing brain surgery. Anesth Analg 2001;92(4):984–989

[11] Memon MZ, Georgiadis AL, Vazquez G, et al. Safety and efficacy of anti–coagulation with bivalirudin in neuro–endovascular procedures. Stroke 2009;40:13

[12] Choi R, Andres RH, Steinberg GK, Guzman R. Intraoperative hypothermia during vascular neurosurgical procedures. Neurosurg Focus 2009;26(5):E24

[13] Wright PM, McCarthy G, Szenohradszky J, Sharma ML, Caldwell JE. Influence of chronic phenytoin administration on the pharmacokinetics and pharmacodynamics of vecuronium. Anesthesiology 2004;100(3):626–633

第19章

术后并发症及其防治

Edward M. Manno and Tariq Janjua

术后观察和术后并发症的预防是术后监护至关重要的环节。虽然大多数神经外科手术教科书强调手术技巧，却很少涉及术后并发症。但由于病例数庞杂，治疗实际上包括很多问题。在本章，我们将综合讨论关于多数常见的神经血管手术并发症的发病率及其治疗的相关知识。

◆ 颈动脉内膜剥脱术

在美国，颈动脉内膜剥脱术 (CEA) 是脑卒中一、二级预防最常见的手术之一[1]。流行病学研究表明，过高的术后并发症的发病率降低了手术的长期效果[2, 3]。手术技巧的严谨性和对病例的选择得到了相当的重视。尽管如此，仍有许多颈动脉内膜剥脱术术后并发症见诸报道。

◆ 并发症

颅神经功能障碍

颈动脉内膜剥脱术后最常见的并发症是颅神经

功能障碍进一步加重。术后单根颅神经功能障碍的发生率为6%~17%[4]。最常涉及的神经包括面神经、喉返神经和喉上神经、舌下神经、面神经下颌缘支和舌咽神经。北美有症状的颈动脉内膜剥脱试验（NASCET）报道，颅神经功能障碍发生率为7.6%[2]。虽然报道中神经功能障碍的发生率变异较大，但这是由于检测脑神经障碍的程度不同所导致的。如果检查时包括喉镜检查的话，并发症的发生率接近16%[5]。

幸运的是，大多数脑神经功能障碍是临时的，多在3~6个月内恢复。大多数脑神经功能障碍并不被认为是严重的并发症，致伤因素多为牵拉和挤压，而不是神经离断。如果在进行双侧手术时损伤双侧喉返神经或者舌下神经，可能会发生严重的并发症。这可能会严重影响呼吸和气道通畅，导致严重的慢性咳嗽和误吸[4, 5]。在进行分次的双侧手术之前，应使用喉镜来检查这些神经的功能，以确保相关肌肉和神经的功能的完整性[5]。

◆ 颈部血肿

发生伤口血肿的概率约为5.5%。多数血肿都是很小的、不明显的、来源于手术部位的渗血，抗血小板药物和抗凝可能会加重这种出血。动脉缝合部位破裂是罕见的，但一旦破裂将是致命的。据报道，需要再次手术的出血占0.7%~2.5%[6]。任何明显的血肿都需要再次手术探查。对于那些迅速增加的血肿，要紧急抽出，因为这些血肿可能压迫气道。对于这种情况，需要建议床边紧急实施血肿清除，甚至可以在气管插管之前进行[1]。图19-1显示，与颈动脉内膜剥脱术部位邻近的右颈部血肿。患者需要立即行气管切开术并控制出血。

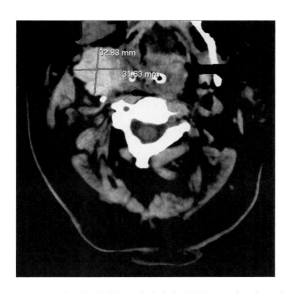

图19-1　在选择性右侧颈动脉内膜剥脱术后，右颈部血肿形成。

◆ 缺血性卒中

手术后卒中是评估CEA的效果的衡量标准。在20世纪70年代和20世纪80年代，多个系列临床研究对颈动脉内膜剥脱术中的手术期间的卒中进行了评估。大多数研究由学术型机构实施，并采用了脑功能监测和转流技术。据报道，卒中发生率在1.6%~6.5%[1]。一般来说，从手术长期获益的角度上讲，无症状患者卒中发生率需要控制在3%以下，而有症状患者的卒中发生率需要控制在6%以下[7]。问题在于，病例总数较少的医疗中心能否符合这些标准[8]。据报道，在对侧颈动脉闭塞、溃疡型斑块以及有卒中病史的患者中，卒中发生率较高[14]。

持续经颅多普勒超声显示，30%的CEA手术在操作中，有远端栓子的征象。大多数被认为是气体栓子，但并没有多少临床意义。然而，这些栓子的存在和出现时间可以为远端血栓栓子的发生提供线索[9]。通常，围术期卒中多发生在部位的准备、颈动脉解剖和操作以及阻断期间。目前已使用脑功能监测、动脉转流以及其他保护性装置来降低手术期卒中的发生率[9]。

大约有一半的卒中发生在术后。其机制可能是继发于急性颈动脉闭塞的栓子，或者源于手术部位剥下的血管内皮造成的微小栓子。也可能会发生脑灌注不足，但其发生率被认为小于端栓子[9]。

外科医生普遍地在术前、术中、术后均给患者使用抗血小板药物。同样，在手术中也会使用肝素，但术后是否继续、中止甚至逆转抗凝治疗，需要视临床实际情况而定[1, 9, 10]。

决定是否需再次探查手术区域很困难，因为不仅许多术后功能障碍可能是暂时的，而且再次手术可能会导致这种情况更加恶化。但当患者麻醉清醒但伴有严重的神经功能障碍时，建议急诊行手术探查[9]。

心肌梗死

颈动脉疾病也标志着可能也有冠状动脉疾病。颈动脉内膜剥脱术后常发生心肌梗死，发生率为2%~3%，占后期死亡原因的40%~50%[9]。患者术后应行心电图（ECG）监测，之后需密切观察与心肌缺血相关体征。对于疑似心肌缺血的患者，心脏生化指标的检测阈值应该降低。

术后高灌注

随着对大脑自我调节规律认识的逐步加深，手术后高灌注的发生率已经很少见。然而，它仍是术后新发生的神经功能变化鉴别诊断的一部分。图19-2显示，1例在颈内动脉支架置入术后出现左侧额叶脑内出血病例。复查血管造影清晰地显示，大脑左侧前动脉的高灌注状态。这个并发症本可以在血管重建后通过小心地控制血压而避免。抗凝和抗血小板治疗需要在密切监测下进行，因为它们对导致大脑高灌注区域再出血起一定作用。

◆ 术后管理

颈动脉内膜剥脱术患者的术后管理面临诸多挑战。血流动力学不稳定是常见的，包括持续高血压、心动过缓和低血压以及正常灌注压突破。需要小心管理血压、体液和电解质，以避免血流动力学大的波动。

CEA术后的患者一般要在麻醉恢复室观察2~3h。术后麻醉缓慢复苏可能有助于调节血压的变化[11]。限制使用镇痛剂，以利于神经系统的观察。患者可

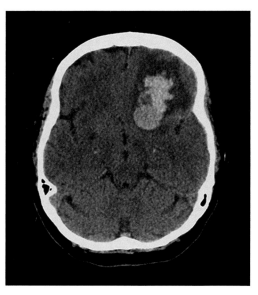

A

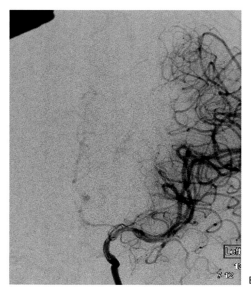

B

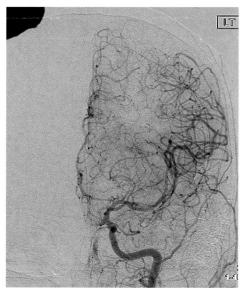

C

图19-2 （A）入院时CT显示左侧额叶出血；（B）5天前曾行左侧颈动脉支架置入术，行支架置入术之前的左侧颈内动脉造影，显示左侧大脑前动脉血流受限；（C）入院时（左侧颈动脉支架置入术后第5天）造影显示左侧大脑前动脉的血流出现。

能需要带气管插管返回重症监护室（ICU），需要密切观察术区出血和肿胀情况。不管是什么原因导致气道偏移，都应及时返回手术室探查。神经系统评估应重点关注局灶性神经功能缺损和（或）精细的颅神经功能障碍。并行12导联心电图检查以及彻底的心脏评估。大多数患者应在重症监护室里过夜。离开重症监护室前，应该重新评估患者的吞咽功能和体位性低血压[11, 12]。

手术后高血压很常见，发生率为50%~60%。术后持续性高血压与预后差有关，也与术前严重的高血压有关[13]。因此，一些专家建议择期手术，推迟到术前高血压得到控制为止[1]。颈动脉重建后普遍存在高血压或低血压，而双侧CEA术后可能出现严重的血压波动[14]。

高血压可能是颈动脉窦神经损伤所致。在这种情况下，这个神经的损伤通过在脑干介导的正常的神经反射弧被"误解"为有持续的血压下降，这样紧接着，诱导高血压的代偿性反射机制将启动。当窦神经功能被保留，术后可能会发生心动过缓和低血压。在这些情况下，由于CEA术后颈动脉窦跨壁压力增加，机体认为出现了持续高血压，随后将启动降低血压的机制[1]。

这个假说已经被几个成功的病例报道所验证，它们都采用窦神经局部麻醉成功治愈了术后高血压[1, 15, 16]。然而，在窦神经横断时，汤尼（Towne）等发现不能够重复出类似的结果[17]。Wade等[18]在一组行CEA手术的患者中发现，随着年龄的增加，窦神经的反应显著降低，老年人严重减弱。最后，兰森（Ransen）等提出，血容量不足是术后低血压的主要因素。因此，仅在出现低血容量情况下，心动过缓才成为一个问题。在大多数情况下，心动过缓很容易纠正[19]。

CEA的术后高血压的治疗仍有些争议。一些作者提出术后短暂的血压增高可以不用非常激进的治疗，以避免血压明显的下降，术后血压下降是有潜在危害的。有人认为术后血压下降在许多种情况下，是神经功能缺失的反应性结果，而不是原因[20]。

但是大多数的人们认为，术后严重的高血压还是应该治疗的，而且要避免血压剧烈波动。高血压不能控制，最可怕的结果是正常灌注压突破，而出现的颅内出血。灌注压持续降低可能会导致颈动脉狭窄侧大脑半球的自我调节功能下调。一旦狭窄被解决，即使在正常血压下，调节功能下调的大脑半球就会发生相对的高灌注压。松特（Sundt）等报道了CEA手术患者，在正常血压下，同侧的大脑血流量显著增加[21]。不到1%的CEA手术患者血流急剧增加，甚至导致颅内出血[1]。危险因素包括术前重度狭窄，术前高血压和持续的术后收缩压持续大于180 mmHg[14]。

CEA术后适度的血压控制是明智的。收缩压（降压控制的幅度，译者注）应该维持在手术前水平的20%以内[1, 11, 12]。术前使用的抗高血压药物应该继续使用。如果需要的话，可静滴硝普钠或者尼卡地平来降压治疗。如果无心动过缓，艾司洛尔静滴可能更好。治疗低血压最好方法是补充血容量。在极少数情况下，可能需要使用去氧肾上腺素或去甲肾上腺素等血管加压类药物。需要在床边备用阿托品或格隆溴铵，以防止术后心动过缓的发生。

颈动脉血管成形术和支架置入术

颈动脉血管成形术和支架置入术的并发症与颈动脉内膜剥脱术类似。据报道，最常见的并发症是术中和术后出现的栓子性脑卒中。几个大型的多中心临床试验针对有症状和无症状的颈动脉狭窄患者，对CEA和放置颈动脉支架做了直接的对比。SPACE（经皮穿刺颈动脉支架置入血管成形术对比颈动脉内膜剥脱术）和EVA-3S（在颈动脉重度狭窄患者中对比颈动脉内膜剥脱术和血管成形术）试验均没有证明颈动脉支架置入优于颈动脉内膜剥脱术[22, 23]。在EVA-3S研究中，在30d的卒中或死亡率方面，支架组比剥脱组上升了2.5%，因此该试验被提前终止了[23]。年龄大于80岁和那些有大脑半球缺血症状的患者卒中风险较高[23]。据报道，颈动脉支架置入患者的两年再狭窄率也高于CEA组[24]。

尽管这样，对于有复发性狭窄、颈部放射史或严重内科并发症的患者，颈动脉支架置入可能是获益的[25, 26]。在这两个临床试验中均证实用支架治疗有较低的并发症[22, 23]。

一些初步研究发现，使用一系列脑保护装置可以降低卒中的风险[27]。现在需要多中心试验进一步证实这些装置的作用。除此以外，通常需要在术前连续使用3d阿司匹林（100–300 mg）和氯吡格雷（75 mg）[28]。

颈动脉血管成形术和/或支架置入术后会出现心动过缓和低血压。有一个样本量超过400例患者的回顾性分析显示，7%的颈动脉支架置入患者中会发生心动过缓（每分钟心跳少于50次）和/或低血压（收缩压低于80 mmHg）[29]。其中2%的患者需要使用升压药治疗[29]。另有报道，颈动脉血管成形术和支架置入术中预防性放置和使用了经皮穿刺的临时心脏起搏器[30]。

治疗性闭塞颈内动脉

治疗性闭塞颈内动脉可用于治疗脑动脉瘤和假性动脉瘤或者颈动脉破裂综合征。如果没有行球囊闭塞临床实验来进行事先评估的话，紧急闭塞颈内动脉将导致卒中发生率和病死率分别高达26%和12%[31]。球囊闭塞临床测试可将卒中发生率降至5%以下[32]。但临床上常使用检测脑血流的附加检测方法，但是这些方法还没有被证实能降低手术并发症的发生率。尽管如此，如果进行球囊闭塞实验发现同侧大脑半球灌注不足时，在颈动脉闭塞之前也经常使用颅外–颅内（EC–IC）搭桥[33]。

颈动脉闭塞后最常见的并发症是缺血性脑卒中。据推测这可能与栓子有关，因为之前的球囊闭塞试验是可以控制患者的脑低灌注风险的。有学者提出，外科手术夹闭血管比球囊闭塞发生卒中的风险更高，这可能是由于对血管的大量操作或者无法给予充足的抗凝治疗[34]。球囊闭塞本身也可能脱落，反而成为一个新的栓塞[35]。

颈动脉闭塞也可能有其他并发症。由于动脉瘤内形成血栓，继之产生局部压迫，脑动脉瘤患者会出现头痛和颅神经功能障碍症状[36]。在颈动脉闭塞后，也可能形成新的动脉瘤。据推测，其机制可能与对侧的颈动脉血流增加有关。最常发生前交通动脉动脉瘤。继而，蛛网膜下腔出血的风险将大大增加[37]。

脑血管搭桥术

脑血管搭桥术常用于治疗脑动脉瘤、烟雾病、颅底肿瘤以及颈动脉和椎动脉的夹闭术[38-40]。常使用大隐静脉和桡动脉作为移植体。桡动脉移植体更容易操作，并且有可能有助于血管的长期通畅性。然而，它们不能应用于高流量搭桥[38-40]。动脉痉挛是主要的并发症，但在移植前通过压力扩张技术扩张血管可以避免该并发症的发生。大隐静脉移植体更为常用，但是大隐静脉移植在技术层面上更具挑战。高流量搭桥时需要使用大隐静脉移植体。然而，局部湍流可能会导致移植体扭曲和闭塞[38-40]。

搭桥术的并发症包括术中及术后出现的移植血管闭塞。如果术中多普勒或直接评估发现移植血管不通畅的话，建议行术中血管造影。如果术中血流量合适，术后会很少发生血管闭塞。谢卡尔（Sekhar）等报道了，术后脑梗死发生率为16%；然而，大多数患者都恢复良好[39]。另外，该手术也可能会发生硬膜外血肿。

术后管理可能包括每8h皮下注射肝素5000U和/或

每日口服阿司匹林325mg。为了预防可能的高血压症状，血压正常的患者，建议收缩压控制在120mmHg以下，而对于高血压患者，建议收缩压控制在140mmHg以下，均维持一周。在行搭桥手术2~3d后，就可以不需要控制血压了[40]。

对于那些烟雾病的儿童患者，已经开展了间接的血管重建方法。包括脑-肌肉血管融合术（EMS）、脑-硬脑膜-动脉血管融合术（EDAS）、脑-肌肉-动脉血管融合术（EMAS）和脑-硬脑膜-动脉-肌肉血管融合术（EDAMS）以及这些手术不同形式的组合。上述手术均有不同程度的成功，虽然有报道认为脑-帽状腱膜-动脉血管融合术（EGS）优于单用脑-肌肉-动脉血管融合术（EDAS）[41]。所有这些手术可能的并发症都包括局灶性癫痫、伤口感染和慢性硬膜下血肿。烟雾病的缺血症状可能因过度换气和低血压而加重，应该在术中和术后加以避免[42]。在儿童患者中进行直接血管搭桥在技术上具有挑战性，但已被证实是可行的[43]。

颅内血管成形术和支架置入术

WASID研究（华法林-阿司匹林治疗症状性颅内动脉狭窄疾病研究）和GESICA研究（症状性颅内粥样硬化性狭窄的研究）都报道了症状性颅内动脉狭窄患者即使内科治疗2年内，也会有13%~14%的卒中发生率[44, 45]。这些事件大多在症状出现的第一个月内发生[45]，所以提出需要积极的早期介入治疗。多个报道提出了进行颅内动脉血管形成术和支架置入术的可行性[46]。GESICA研究也报道了在颅内动脉血流动力学上显著狭窄的患者中伴有更高的神经功能障碍发病率[45]。不幸的是，围术期并发症发生率为14%，随后2年继发性脑卒中发生率只下降至7%，因此难以常规推荐此干预方案[45]。药物洗脱支架可能给支架的常规治疗带来新的获益[47]。

一个关于椎基底动脉支架置入术的回顾性研究显示，椎动脉的并发症发生率为5.5%，而基底动脉的并发症发生率为17.3%。病死率分别是0.3%和3.2%[48]。颈动脉和椎动脉腔内血管成形术研究（Carotid and Vertebral Artery Transluminal Angioplasty Study，CAVATAS）并没有显示出椎动脉狭窄的血管内治疗的优势，不过，此项研究的病例数量相当有限的。除此以外，大多数患者在随访期间有颈动脉供血区域的卒中或者心肌梗死，而不是椎动脉供血区域的卒中[49]。CAVATAS试验中椎动脉再狭窄率较高[50]。由于其再狭窄率较高，所以，椎动脉起源的血管成形术并不太受喜欢[51]。有报道称脑动脉支架置入术后高灌注也是并发症之一[52]。

静脉窦再通

溶栓治疗（伴有或不伴有机械血凝块疏通或取出）已经用于症状恶化的脑静脉窦血栓的患者。一项文献综述回顾了超过100例以上的患者以及1例在充分的抗凝治疗后失败的患者均进行了溶栓治疗[53]。其中有12.2%的静脉窦血栓患者使用了机械疏通或球囊成形治疗。大多数患者是年轻女性，多在72h之内进行治疗。尿激酶是首选的溶栓剂。14%的患者发生了脑出血。再通率最高约为56.5%。70%的患者恢复良好，大多数的死亡病例归因于先前的脑出血或脑疝[53]。一个前瞻性的研究报道，20例患者中12例患者预后较好，而5例患者在溶栓后出现了颅内出血[54]。

动脉血栓切除和栓子切除

血管内机械取栓装置的发展使得在延长的时间窗里仍能争取治疗的机会[55]。脑缺血患者机械栓子清除（MERCI）一期临床试验表明，大血管再通率为45%，如联合动脉内应用组织型纤溶酶原激活剂，血管再通率将增加到64%[55]。而且新一代的装置也在研究之中。多个MERCI试验报道，大血管再通率为

69%。联合溶栓治疗后，再通率增加到69.5%[56]。具有症状的颅内出血发生率为9.8%，手术并发症的发生率为5.5%。资料表明，能够成功再通的患者临床预后可能更好[56]。据报道，新的装置Penumbra系统对脑底部的大的动脉血管再通的甚至有更好的治疗前景。

◆ 展望

血管内治疗作为脑血管疾病治疗的一个重要策略，一直在不断发展。随着设备、器械和技术的发展，并发症将进一步降低。然而，随着这些技术被应用到病情更重的患者身上，介入治疗的发展前景将会变得相对缓和。随后，这些患者的术后管理将变得更加复杂和重要。为了更好地治疗这一日益增加的患者群体，需要进行对照研究，以便提供充分的证据。

参考文献

[1] Hertzer NR. Early complications of carotid endarterectomy: incidence, diagnosis, and management. In: Moore WS, ed. Surgery for Cerebrovascular Disease. New York: Churchill Livingstone; 1987:625–649

[2] North American Symptomatic Carotid Endarterectomy Trial Collaborators. Beneficial effect of carotid endarterectomy in symptomatic patients with high-grade carotid stenosis. N Engl J Med 1991;325(7):445–453

[3] European Carotid Surgery Trialists' Collaborative Group. MRC European Carotid Surgery Trial: interim results for symptomatic patients with severe (70%–99%) or with mild (0–29%) carotid stenosis. European Carotid Surgery Trialists' Collaborative Group. Lancet 1991;337(8752): 1235–1243

[4] Zabramski JM, Green KA, Marciano FF, Spetzler RF. Carotid endarterectomy. In: Carter LP, Spetzler RF, eds. Neurovascular Surgery. New York: McGraw-Hill: 1995:325–357

[5] Hertzer NR, Feldman BJ, Beven EG, Tucker HM. A prospective study of the incidence of injury to the cranial nerves during carotid endarterectomy. Surg Gynecol Obstet 1980;151(6):781–784

[6] Kunkel JM, Gomez ER, Spebar MJ, Delgado RJ, Jarstfer BS, Collins GJ. Wound hematomas after carotid endarterectomy. Am J Surg 1984;148 (6):844–847

[7] Moore WS, Barnett HJM, Beebe HG, et al. Guidelines for carotid endarterectomy. A multidisciplinary consensus statement from the ad hoc Committee, American Heart Association. Stroke 1995;26(1):188–201

[8] Easton JD, Sherman DG. Stroke and mortality rate in carotid endarterectomy: 228 consecutive operations. Stroke 1977;8(5):565–568

[9] Bailes JE, Medary MB. Carotid endarterectomy. In: Winn HR, ed. Youman's Neurological Surgery. 5th ed. Philadelphia: Saunders; 2004: 1621–1644

[10] Dirrenberger RA, Sundt TM Jr. Carotid endarterectomy. Temporal profile of the healing process and effects of anticoagulation therapy. J Neurosurg 1978;48(2):201–219

[11] Gupta S, Matta BF. Anesthesia for carotid surgery. In: Matta BF, Menon DK, Turner JM, eds. Textbook of neuroanesthesia and critical care. New York: Cambridge University Press; 2000:209–226

[12] Baker JD. Perioperative and post operative management of patients undergoing carotid endarterectomy. In: Moore WS, ed. Surgery for Cerebrovascular Disease. New York: Churchill Livingstone; 1987: 619–624

[13] Lehv MS, Salzman EW, Silen W. Hypertension complicating carotid endarterectomy. Stroke 1970;1(5):307–313

[14] Wong JH, Findlay JM, Suarez-Almazor ME. Hemodynamic instability after carotid endarterectomy: risk factors and associations with operative complications. Neurosurgery 1997;41(1):35–41

[15] Cafferata HT, Merchant RF Jr, DePalma RG. Avoidance of postcarotid endarterectomy hypertension. Ann Surg 1982;196(4):465–472

[16] Pine R, Avellone JC, Hoffman M, Plecha FR, Swayngim DM Jr, Urban J. Control of postcarotid endarterectomy hypotension with baroreceptor blockade. Am J Surg 1984;147(6):763–765

[17] Towne JB, Bernhard VM. The relationship of postoperative hypertension to complications following carotid endarterectomy. Surgery 1980;88(4):575–580

[18] Wade JG, Larson CP Jr, Hickey RF, Ehrenfeld WK, Severinghaus JW. Effect of carotid endarterectomy on carotid chemoreceptor and baroreceptor function in man. N Engl J Med 1970;282(15):823–829

［19］ Ranson JHC, Imparato AM, Clauss RH, Reed GE, Hass WK. Factors in the mortality and morbidity associated with surgical treatment of cerebrovascular insufficiency. Circulation 1969;39(5, Suppl 1)I269–I274

［20］ Satiani B, Vasko JS, Evans WE. Hypertension following carotid endarterectomy. Surg Neurol 1979;11(5):357–359

［21］ Sundt TM, Sandok BA, Whisnant JP. Carotid endarterectomy. Complications and preoperative assessment of risk. Mayo Clin Proc 1975; 50(6):301–306

［22］ Ringleb PA, Allenberg J, Brückmann H, et al; SPACE Collaborative Group. 30 day results from the SPACE trial of stent–protected angioplasty versus carotid endarterectomy in symptomatic patients: a randomised non–inferiority trial. Lancet 2006;368(9543):1239–1247

［23］ Mas JL, Chatellier G, Beyssen B, et al; EVA–3S Investigators. Endarterectomy versus stenting in patients with symptomatic severe carotid stenosis. N Engl J Med 2006;355(16):1660–1671

［24］ Eckstein HH, Ringleb P, Allenberg JR, et al. Results of the StentProtected Angioplasty versus Carotid Endarterectomy (SPACE) Study to treat symptomatic stenoses at 2 years: a multinational, prospective, randomised trial. Lancet Neurol 2008;7(10):893–902

［25］ Meschia JF, Brott TG, Hobson RW II. Diagnosis and invasive management of carotid atherosclerotic stenosis. Mayo Clin Proc 2007;82(7):851–858

［26］ Qureshi AI. Carotid angioplasty and stent placement after EVA–3S trial. Stroke 2007;38(6):1993–1996

［27］ Kastrup A, Gröschel K, Krapf H, Brehm BR, Dichgans J, Schulz JB. Early outcome of carotid angioplasty and stenting with and without cerebral protection devices: a systematic review of the literature. Stroke 2003;34(3):813–819

［28］ Mansour MA. Carotid artery stenting in the SPACE and EVA–3S trials: analysis and update. Perspect Vasc Surg Endovasc Ther 2008;20(1): 11–14

［29］ Mlekusch W, Schillinger M, Sabeti S, et al. Hypotension and bradycardia after elective carotid stenting: frequency and risk factors. J Endovasc Ther 2003;10(5):851–859

［30］ Im SH, Han MH, Kim SH, Kwon BJ. Transcutaneous temporary cardiac pacing in carotid stenting: noninvasive prevention of angioplasty–induced bradycardia and hypotension. J Endovasc Ther 2008;15(1): 110–116

［31］ Linskey ME, Jungreis CA, Yonas H, et al. Stroke risk after abrupt internal carotid artery sacrifice: accuracy of preoperative assessment with balloon test occlusion and stable xenon–enhanced CT. AJNR Am J Neuroradiol 1994;15(5):829–843

［32］ Mathis JM, Barr JD, Jungreis CA, et al. Temporary balloon test occlusion of the internal carotid artery: experience in 500 cases. AJNR Am J Neuroradiol 1995;16(4):749–754

［33］ Barnett DW, Barrow DL, Joseph GJ. Combined extracranial–intracranial bypass and intraoperative balloon occlusion for the treatment of intracavernous and proximal carotid artery aneurysms. Neurosurgery 1994;35(1):92–97

［34］ McIvor NP, Willinsky RA, TerBrugge KG, Rutka JA, Freeman JL. Validity of test occlusion studies prior to internal carotid artery sacrifice. Head Neck 1994;16(1):11–16

［35］ Swann KW, Heros RC, Debrun G, Nelson C. Inadvertent middle cerebral artery embolism by a detachable balloon: management by embolectomy. Case report. J Neurosurg 1986;64(2):309–312

［36］ Eskridge JM, Harris AB, Finch L, Alotis MA. Carotid sinus syndrome and embolization procedures. AJNR Am J Neuroradiol 1993;14(4):818–820

［37］ Timperman PE, Tomsick TA, Tew JM Jr, van Loveren HR. Aneurysm formation after carotid occlusion. AJNR Am J Neuroradiol 1995;16(2): 329–331

［38］ Sekhar LN, DuffJM, Kalavakonda C, Olding M. Cerebral revascularization using radial artery grafts for the treatment of complex intracranial aneurysms: techniques and outcomes for 17 patients. Neurosurgery 2001;49(3):646–658

［39］ Sekhar LN, Kalavakonda C. Cerebral revascularization for aneurysms and tumors. Neurosurgery 2002;50(2):321–331

［40］ Sekhar LN, Natarajan SK, Ellenbogen RG, Ghodke B. Cerebral revascularization for ischemia, aneurysms, and cranial base tumors. Neurosurgery 2008; 62(6, Suppl 3)1373–1408

［41］ Kim S–K, Wang K–C, Kim I–O, Lee DS, Cho B–K. Combined encephaloduroarteriosynangiosis and bifrontal encephalogaleo(periosteal) synangiosis in pediatric moyamoya disease. Neurosurgery 2002;50(1): 88–96

［42］ Garg BP, Bruno A, Biller J. Moyamoya disease and cerebral ischemia. In: Batjer HH, ed. Cerebrovascular Disease. Philadelphia: Lippincott–Raven; 1997:489–499

［43］ Golby AJ, Marks MP, Thompson RC, Steinberg GK. Direct and combined revascularization in pediatric moyamoya disease. Neurosurgery 1999;45(1):50–58

［44］ Chimowitz MI, Lynn MJ, Howlett–Smith H, et al; Warfarin–Aspirin Symptomatic Intracranial Disease Trial Investigators. Comparison of warfarin and aspirin for symptomatic intracranial arterial stenosis. N Engl J Med

2005;352(13):1305–1316

[45] Mazighi M, Tanasescu R, Ducrocq X, et al. Prospective study of symptomatic atherothrombotic intracranial stenoses: the GESICA study. Neurology 2006;66(8):1187–1191

[46] Ecker RD, Levy EI, Sauvageau E, Hanel RA, Hopkins LN. Current concepts in the management of intracranial atherosclerotic disease. Neurosurgery 2006; 59(5, Suppl 3) S210–S218

[47] Gupta R, Al-Ali F, Thomas AJ, et al. Safety, feasibility, and short-term follow-up of drug-eluting stent placement in the intracranial and extracranial circulation. Stroke 2006;37(10):2562–2566

[48] Eberhardt O, Naegele T, Raygrotzki S, Weller M, Ernemann U. Stenting of vertebrobasilar arteries in symptomatic atherosclerotic disease and acute occlusion: case series and review of the literature. J Vasc Surg 2006;43(6):1145–1154

[49] Coward LJ, McCabe DJH, Ederle J, Featherstone RL, Clifton A, Brown MM; CAVATAS Investigators. Long-term outcome after angioplasty and stenting for symptomatic vertebral artery stenosis compared with medical treatment in the Carotid and Vertebral Artery Transluminal Angioplasty Study (CAVATAS): a randomized trial. Stroke 2007;38(5):1526–1530

[50] McCabe DJH, Pereira AC, Clifton A, Bland JM, Brown MM; CAVATAS Investigators. Restenosis after carotid angioplasty, stenting, or endarterectomy in the Carotid and Vertebral Artery Transluminal Angioplasty Study (CAVATAS). Stroke 2005;36(2):281–286

[51] Crawley F, Brown MM, Clifton AG. Angioplasty and stenting in the carotid and vertebral arteries. Postgrad Med J 1998;74(867):7–10

[52] Medel R, Crowley RW, Dumont AS. Hyperperfusion syndrome following endovascular cerebral revascularization. Neurosurg Focus 2009;26(3):E4

[53] Hocker SE, Dafer RM, Hacein-Bey L. Successful delayed thrombolysis for cerebral venous and dural sinus thrombosis: a case report and review of the literature. J Stroke Cerebrovasc Dis 2008;17(6): 429–432

[54] Stam J, Majoie CB, van Delden OM, van Lienden KP, Reekers JA. Endovascular thrombectomy and thrombolysis for severe cerebral sinus thrombosis: a prospective study. Stroke 2008;39(5):1487–1490

[55] Gobin YP, Starkman S, Duckwiler GR, et al. MERCI 1: a phase 1 study of mechanical embolus removal in cerebral ischemia. Stroke 2004;35(12):2848–2854

[56] Smith WS, Sung G, Saver J, et al; Multi MERCI Investigators. Mechanical thrombectomy for acute ischemic stroke: final results of the Multi MERCI trial. Stroke 2008;39(4):1205–1212

[57] Bose A, Henkes H, Alfke K, et al; Penumbra Phase 1 Stroke Trial Investigators. The Penumbra System: a mechanical device for the treatment of acute stroke due to thromboembolism. AJNR Am J Neuroradiol 2008;29(7):1409–1413

第 V 部分

疑难复杂病例的处理

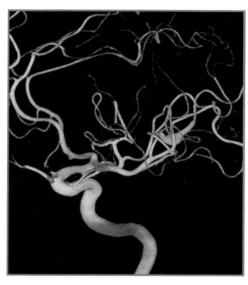

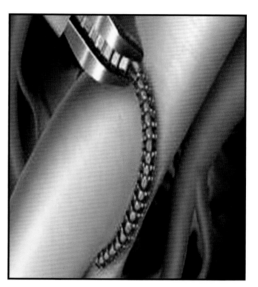

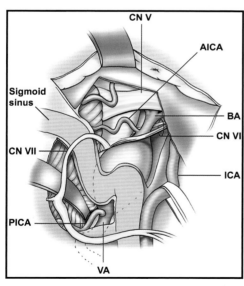

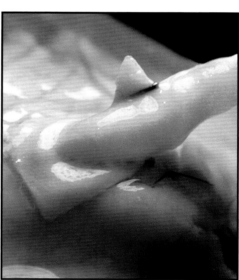

第20章

复杂动脉瘤的血管重建术

Manuel Ferreira, Jr., Dinesh Ramanathan, and Laligam N. Sekhar

血管内技术一直以惊人的速度在持续发展。主要表现在目前的介入方法可以治疗的血管疾病越来越复杂，而且通过外科治疗的动脉瘤的数量逐步减少。如今，既不能弹簧圈栓塞、又不能用支架治疗、也不能用夹闭治疗的动脉瘤已经很少了。对这些少部分的复杂的动脉瘤，可以选择外科血管重建技术，而且治疗的成功率较高[1-5]。

"无法治疗"的动脉瘤有哪些特征？哪些类型的动脉瘤适合采取血管重建技术治疗？

通常，病变是主要载瘤动脉的一部分，表现为梭型动脉瘤、水疱型动脉瘤、巨大动脉瘤、夹层动脉瘤、瘤颈钙化或者动脉粥样硬化，瘤颈过宽或者瘤颈缺失（瘤顶与瘤颈之比小于1.5），有分支起源于动脉瘤，以及有不稳定的瘤内血栓。持续的病理性血流动力学改变会加重以上的病理改变。球囊和支架辅助的弹簧圈栓塞技术有时会对这些类型的动脉瘤有帮助，如果不能，应当考虑血管重建技术[5-7]。

这类血管重建主要有两大技术。第一种是原位搭桥手术，例如侧侧吻合术，插入移植术，嫁接移植术以及直接的端端再吻合术。第二大技术是颅外-颅内（EC-IC）搭桥。这包括高流量和低流量搭桥术。低血流量搭桥采用颈外动脉系统动脉分支（ECA）（颞浅动脉［STA］和枕动脉［OA］）。而高血流量搭桥，我们通常使用桡动脉（RA）以及大隐静脉（SV）作为移植物。

◆ 术前评估和术前准备

我们的患者在术前先使用计算机断层扫描（CT）、CT血管造影（CTA）、磁共振成像（MRI），以及常规的六根血管造影进行术前评估。CT扫描可以明确动脉瘤或载瘤动脉是否存在钙化。CT血管造影可以显示动脉瘤与邻近的骨性结构、脑组织之间关系的解剖学细节。MRI能够以较高的分辨率显示动脉瘤周围的脑组织。此外，磁共振成像还能显示在病变血管内是否存在血栓。通过六大血管造影来评估行血管重建的候选血管，通常需要评估颈外动脉及其分支，尤其是评估颞浅动脉和枕动脉的管径以及行程。当动脉瘤累及颈内动脉（ICA）时，我们做15min的球囊闭塞实验（BTO），同时进行相关的临床检查。当动脉瘤涉及椎动脉时，也需要进行球囊闭塞实验。该实验有发生血管内膜夹层和（或）血栓栓塞的风险。为了降低这一风险，通常使用低压球囊，同时给患者以阿司匹林治疗。

对于高血流量的搭桥手术，我们成功率最高的是使用桡动脉进行自体移植，其次是大隐静脉。只有当桡动脉以及大隐静脉都不能作为候选移植血管时，才选择胫动脉进行移植，但为数不多。通常使用多普勒超声来标记和测量桡动脉的走行和尺寸。其中包括进行艾伦试验（Allen test），检测掌弓血管的通畅性。如果需要的话，超声也可用于标记和测量大隐静脉及胫后动脉。

在我们中心，患者的术前评估通常由多学科的专家、医师合作完成的[8-10]。术前，心内科医师和神经外科麻醉医师组成的小组要对血管重建技术治疗的动脉瘤患者进行术前访视。通过血液学检查，排除凝血功能障碍。需要反复强调的是，积极处理患者术前并存疾病与患者长期预后直接相关。一旦对患者及病变进行了充分的评估，则应由整个医疗小组制定治疗方案。小组成员应包括神经外科医生和助手、麻醉医师、术中监护以及手术室人员。

根据所要替换的血管尺寸，选择相应的搭桥方式。通常移植血管要与被替代血管的尺寸大致相同或是略大于被替代血管。术前需要非常仔细地评估供体以及受体血管的状况及其管径，在此过程中侧支循环的情况也应该进行评估。

至少在术前一周开始给予阿司匹林治疗（325 mg/d）。吸烟患者应当积极戒烟。

◆ 关于麻醉和监护

患者在切开皮肤前应给予围术期抗生素预防。通过监测血压来密切监测患者的全身情况。放置中心静脉导管，以便在整个手术过程中随时评估中心静脉压，通过建立动脉通道密切监测血压以维持理想的体液状态。在整个手术过程中，患者需维持正常的血二氧化碳浓度以及正常的血压，并监测运动诱发电位（MEPs）、体感诱发电位（SSEPs）以及脑电图（EEGs）。如果手术涉及后循环，还要通过SSEPs和脑干听觉诱发反应（BAERs）来监测脑干功能。

在临时血管夹闭阻断时，需要做到的是为被阻断供血而处于危险的脑组织提供保护。这可以通过降低存在危险的脑组织的基础代谢来实现。低温疗法与爆发抑制均被采用以降低脑代谢。低温目前正在做临床研究，这是一个我们中心的随机研究，目前正在进行当中。此外，通过升高患者血压，侧支循环的灌注可以达到最佳化。在动脉临时阻断过程中，患者体温可降至34℃，收缩压上升15%~20%，同时可实施脑电爆发抑制。有多种麻醉药物可被用于爆发抑制，但是一般倾向于使用异丙酚。因为它起效相对较快并且可逆（与巴比妥药物相比）。这种可逆性也有助于术后更及时对患者进行神经系统检查。

若行桡动脉以及大隐静脉搭桥，在临时阻断过程中，给予患者2000~2500U的肝素，预防血栓形成。在手术结束时，并不中和肝素，术后第一天即开始预防深静脉血栓。

检查和评价移植血管及其吻合情况可通过术中微型多普勒以及吲哚青绿（ICG）血管造影来进行评估。联合应用这些技术可避免术中使用血管造影，这些技术能够为手术医师及其医疗小组提供有关移植血管的通畅性、流量是否充足等有价值的数据。如果移植血管存在问题，可以在手术结束之前将其纠正。

◆ 手术技术

颅内-颅外搭桥

低血流量搭桥

颞浅动脉

颞浅动脉可用来作为插入移植血管（如下图所示），或者进行颞浅动脉-大脑中动脉搭桥。颞浅动脉的管径以及位置非常适合与大脑中动脉远端进行吻合。这一特点非常有利于处理大脑中动脉远端（M3或M4段）的动脉瘤。有时候，为治疗后循环动脉瘤，需要将颞浅动脉与小脑上动脉（SCA）之间吻合。使用颞浅动脉额支还是颞顶支作为移植血管可通过术前的动脉造影进行评估。使用多普勒探头在皮肤上标记出颞浅动脉。动脉瘤手术中，通过做皮瓣的方式分离颞浅动脉，因为这样可以更容易地联合颅骨切开术，而且，如果需要的话，可以将颞浅动脉的两个分支都分离出来（图20-1）。在显微镜

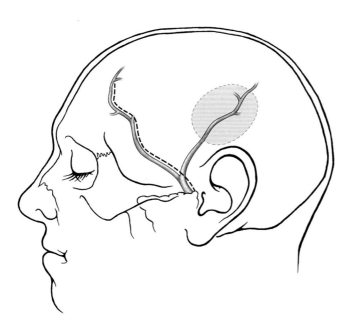

图20-1 颞浅动脉示意图。显示了颞浅动脉的额支及颞顶支的走行方向。阴影部分表示计划开颅的区域，虚线表示临近血管的切口。另一种方法是，在虚线后方设计"问号"切口，可以获取颞浅动脉的全部两个分支。

下，从远端至近端分离动脉。术者应注意保留血管表面紧密附着的组织，以避免血管损伤。可以双极电凝动脉上小分支的远端以阻断血流，而大的分支则应当用微型动脉瘤夹夹闭或者结扎。在进行搭桥之前，移植血管应当置于原位。

吻合血管远端时选择9-0或10-0的尼龙缝线进合缝合（图20-2），采用间断缝合的方法缝合移植血管吻合口的根部。在对侧血管壁缝合一针来避免缝合边缘对位错误。在锚定后的两端之间使用连续缝合，因为较间断缝合更快，在缝合最后一针之前，在移植血管内注入含有肝素的生理盐水，以排出血管内的气体和测试吻合是否成功。当远端的血管吻合完成后，移除受体血管上的临时动脉瘤夹。

枕动脉

枕动脉可用来治疗后循环动脉瘤，通常可以和小脑前下动脉或者小脑后下动脉相吻合，也可以吻合至大脑后动脉远端（PCA；P3或P4段）或者小脑上动脉。有时当枕动脉足够长，且颞浅动脉缺如或者管径过小时，枕动脉可与大脑中动脉相吻合。通过多普勒探头定位并标记枕动脉的位置（图20-3），从乳突至中线做一倒U形皮肤切口，并向下翻开，找到动脉远端并向近端追踪。分离枕动脉最困难的部位在项线处，此处，枕动脉与枕大神经伴行并穿过肌层，到达更为浅表的部位。沿枕动脉可一直追踪至二腹肌切迹处。在技术上，枕动脉的分离较颞浅动脉的分离更为困难。有些患者的枕动脉可能存在某些病变，没有很好的顺向血流，在这种情况下，可以考虑采用桡动脉作为插入移植血管代替。

高血流量搭桥

高血流量搭桥血管主要是用于替代管径较粗的血管（ICA，MCA，优势侧的椎动脉，基底动脉）。

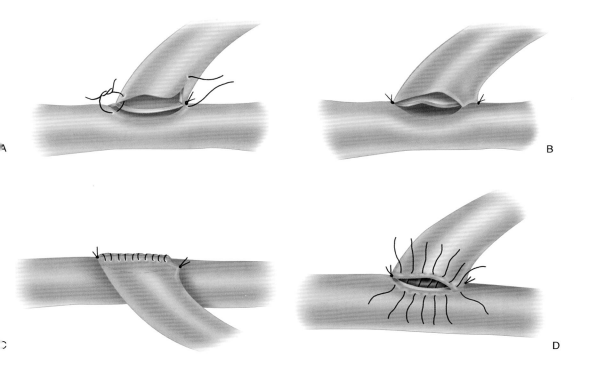

图20-2 端侧吻合术。（A）移植血管的一端已修剪成鱼嘴样。（B）固定吻合口的两端对于确定吻合口的方向非常有帮助。（C）连续缝合内侧壁。（D）间断或者连续缝合外侧壁。

如果患者的侧支循环较差，吻合血管时，在尽可能短的时间内阻断载瘤动脉非常重要。为达到这个目标，需要完备的计划以及娴熟的手术技巧。

桡动脉移植

桡动脉的管径与颅内血管的管径匹配最好，因此，我们小组选择了桡动脉。在双重超声扫描下，桡动脉的管径至少应该是0.23cm，约有20cm长的血管可用，缝合起来要比缝合静脉容易。切口起自腕部桡动脉搏动处，切开皮肤，避免损伤动脉。找到动脉后，从周围的皮下组织中钝性分离动脉。保留与动脉粘连紧密的脂肪与软组织。使用双极电凝动脉周围的静脉丛以及分支的静脉，随后予以锐性切断。保留与动脉伴行的静脉，仅在移植血管的两

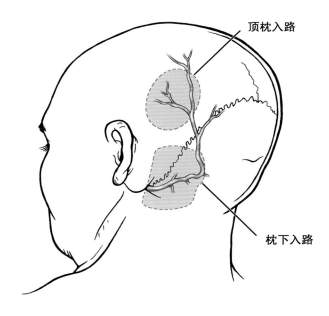

图20-3 枕动脉示意图。显示了枕动脉走行方向。阴影显示了枕部以及枕下的开颅范围，以及与枕动脉的关系。

端予以剥离。小动脉分支使用微型动脉瘤夹在远端夹闭后切断。从腕部至肱动脉处的桡动脉均可以作为移植血管。在进行搭桥之前，应将动脉保留在原位。在切取动脉之前，用手指阻断桡动脉，确认手指脉氧饱和度没有变化。获取桡动脉之后，去除吻合口近1cm的外膜周围，为了避免损伤血管内膜，该操作应当在显微镜下进行。

大隐静脉移植

在桡动脉无法使用时，则可选择大隐静脉作为搭桥血管。在肥胖患者身上，该静脉不容易获取。在双重超声扫描定位下，大隐静脉移的管径要求至少0.25cm，长度至少20cm。缝合大隐静脉比缝合桡动脉困难得多。如果以往发生过血栓或者静脉损伤，那么移植静脉更容易形成血栓。静脉壁上的瓣膜也会增加患者发生血栓栓塞的风险。尽管有这些缺陷，大隐静脉畅通率还是比较好的，年失败率在1%~1.5%[11]。

在触及股动脉搏动的内侧做皮肤切口（图20-4），向远端延伸至大腿的收肌结节。我们使用双重超声标记静脉走行，便于从远端至近端分离静脉。小腿的上部以及大腿的下部的静脉较为理想，因为这段静脉管径较为一致。从皮下组织中钝性分离静脉主干，保留静脉表面粘连的脂肪组织。用微型动脉瘤夹夹闭分支静脉，随后予以锐性切断。使用动脉瘤夹时，应该尽量远离移植血管主干，以免损伤血管内膜。在进行搭桥手术前应将静脉保留在原位。可以使用一根缝线来测量移植血管确切的长度（从吻合口近端到远端的长度），且要考虑到皮下隧道的长度。因为静脉内存在瓣膜，所以移植血管的血流方向应当与预计的血流方向一致。我们没有使用内窥镜来获取血管，因为根据在一组因心脏搭桥取移植物的报道，用内窥镜取血管失败率很高[12]。

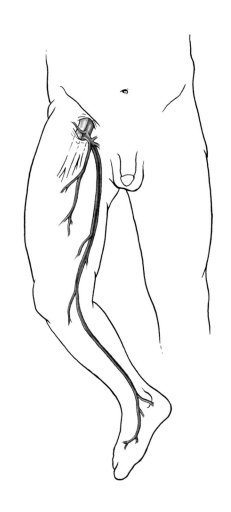

图20-4 大隐静脉。该图显示了大隐静脉从脚踝处至腹股沟走行的全程图，以及汇入股静脉的位置。股静脉位于股动脉的内侧。大隐静脉的管径越到肢体远端管径越小。

原位搭桥技术

侧侧吻合

该技术用于当处理动脉瘤，需要牺牲载瘤动脉时，将其与邻近血管吻合，以重建血流。最常见的部位是大脑前动脉（ACA；A2与A2或者A3与A3）或是邻近两个小脑后下动脉的小脑扁桃体攀。在所有此类病例中，所用到的技术都是相同的。从蛛网膜间隙内仔细分离出动脉，使得待吻合的动脉自

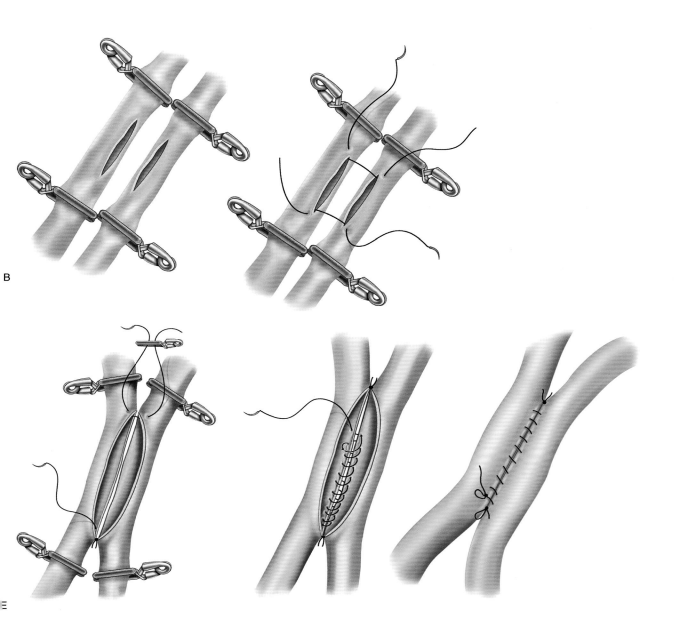

B

图20-5 侧侧吻合术。（A–C）在两根血管上分别放置临时动脉夹，使用间断缝合锚定住吻合口的两端以确定缝合方向（对位良好）。（D）连续缝合吻合口后壁。（E）不同颜色代表从两个极点开始的两个连续缝合的缝线。

然地、无张力地靠在一起。血管下放置橡胶垫，并用临时动脉瘤夹阻断血流，在动脉上方的内侧面分别做一个3~4mm的切口（图20-5），使用9-0或10-0的尼龙缝线间断缝合以固定吻合口的两个点，随后连续缝合动脉后壁，最后连续缝合动脉前壁。

直接重建

当一根受损血管无法移动进行侧侧吻合或者无法利用移植物进行搭桥时，可以将该血管切断并植入邻近的血管。断端修剪成鱼嘴样，然后与同样修剪成鱼

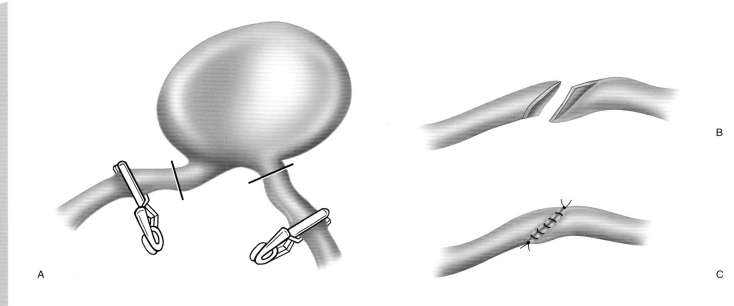

A

B

C

图20-6 端端直接吻合。（A）本例中，动脉瘤包含了载瘤动脉的近端与远端，当长度足够，同时近端及远端均可游离时，可以

直接行端端吻合。（B）两个血管的断端切口必须互补。（C）缝合方法已在上文中叙述。

嘴样切口的受体血管吻合，可以进行端端或者端侧吻合（图20-6），缝合方法与侧侧吻合类似。

插入式迁移移植物

颞浅动脉、枕动脉、桡动脉或是大隐静脉均可用来做该类移植。当上述动脉都不合适时，我们也曾经使用过甲状腺上动脉和舌动脉。当两端的血管

无法进行无张力吻合时，通常可取一段血管进行插入移植（图20-7）。缝合技术同上述的端端吻合术，一侧应当被修剪为鱼嘴样。如果只是单一吻合口的原位搭桥，那么单纯抗血小板治疗就足够，不必静脉运用肝素。

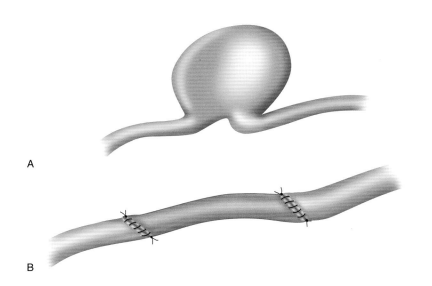

A

B

图20-7 （A）插入式移植血管重建。本例中，动脉瘤同样包含了载瘤动脉的两端（B）当动脉瘤必须切除，但切口末端又不能充分分离时，可以使用迁移移植血管。缝合方法在前文已述。

◆ 颅内-颅外搭桥的手术技巧

在前文中已描述了如何暴露移植血管。使用透X线的头架固定患者头部，这样便于术中进行血管造影。事实上，由于吲哚青绿血管造影的使用，术中已很少进行血管造影。在开颅以及暴露动脉瘤和受体血管的同时，另一组手术医师解剖颈部动脉。

根据特定的动脉瘤以及远端吻合的方式选择相应的开颅方式。颅底的显露对于基底部的手术非常重要，可以尽可能地减少对于脑组织的牵拉，增加手术角度，通常能够减少搭桥手术的时间。

暴露颈动脉时，可在颈部沿皮纹做一斜行皮肤切口，向上延伸至乳突，在血管这一层面，正好在胸锁乳突肌内侧，找到颈动脉鞘。在确定颈动脉分叉处后，分离颈总动脉，颈内动脉以及颈外动脉。为便于放置移植血管，可以切断二腹肌。有时，开颅切口可以与颈部的手术切口连接起来，以便于为移植血管建立隧道。对于行隐静脉搭桥的，通常选择在耳后骨面上用电钻开槽建立隧道的方式。大多数桡动脉都是选择耳前隧道，但是同样需要在颧弓及颞骨上开槽。

此时，颅内的受体血管的暴露也应完成。注意在暴露时应避开存在穿支血管的部位。如果需要的话，血管分叉处可以为受体血管提供更大的操作空间。对于大脑中动脉来说，通常选择M1段分叉处或者较粗大的M2段。当颅内-颅外动脉的暴露都已完成的时候，这时候我们就可以去分离移植血管了（见前文移植血管的选择）。对于桡动脉，可通过压力扩张的方法，使用肝素化生理盐水扩张桡动脉（图20-8），我们发现，这样处理可以防止移植血管痉挛，并且更有利于搭桥。对于大隐静脉移植血管，也可使用肝素化生理盐水以轻柔的压力进行预扩张。尽可能避免使用拉钩。临时夹闭受体血管（参见临时夹闭后的麻醉相关章节），由于反应性脑缺血和电位改变，可以将血压升高。用笔标记出动脉的边缘，使其更加清晰，由于未使用垫片，该方法有助于区分两侧边缘。在手术显微镜下，将桡动脉的一端做椭圆形切口，并修整成鱼嘴样（图

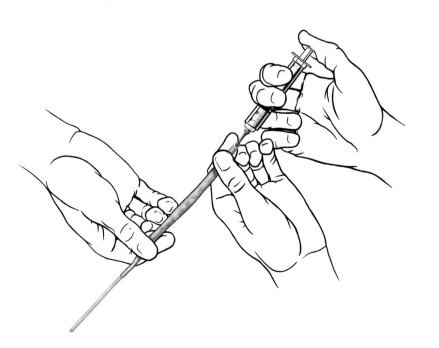

图20-8 压力扩张术。将肝素化生理盐水缓慢地从移植血管的一端注入（图示为桡动脉，其他移植血管也同样适用），与此同时，助手轻柔地挤压移植血管，保持血管有一定张力，依次操作一直持续到血管的末端。所有操作都要求在手术显微镜下完成，以小心地保护血管内膜。

20-9）。切除切缘的血管外膜。使用8-0或者9-0的尼龙缝线进行远端的血管吻合（见图20-2）。首先缝合移植血管的根部，在对侧血管壁缝合一针来避免缝合边缘时吻合对位不良。在固定两端之后使用连续缝合的方法，因为它较间断缝合更快。在缝合最后一针之前使用肝素化生理盐水排除移植血管内的空气。吻合完成之后，先在吻合口近端约1cm处阻断移植血管，再移除受体血管的临时动脉瘤夹。首先移除远端的临时动脉夹（在移去受体血管近端的临时动脉夹之前），检查移植血管内的反流情况。如果发现有较明显的渗血，应当加缝数针。

经过隧道，将移植血管引到显露出颈动脉的区域内，可以使用耳前隧道（桡动脉或大隐静脉）或者耳后隧道（大隐静脉用）。当使用耳后通道时，应使用磨钻在乳突和枕下颅骨上磨出骨槽来容纳大隐静脉。让移植血管穿过隧道的同时还要避免血管扭转的最好方法就是使用肝素化生理盐水预先充盈，并且在通过隧道时将末端捏住。标记好移植血管也能避免该问题的发生。

近端的吻合可以使用端端吻合或者使用端（移植物）侧（颈外动脉或者颈内动脉）吻合技术。在进行端侧吻合时，要使用血管打孔器来制造一个完美的椭圆形切口。打孔器能够整齐的去除动脉壁全层。然后使用7-0的聚丙烯缝线或者8-0的尼龙缝线进行缝合，缝合方法同前。在打结之前，使用肝素化生理盐水对近端的吻合进行冲洗。如果是桡动脉移植血管，可以去除临时动脉瘤夹，让血流反流至移植血管内。如果是大隐静脉，在释放近端动脉瘤夹后，必要时可以开放远端的侧支来排除移植血管内的空气。

当吻合完毕后，使用多普勒超声检查近端的供体血管、整条移植血管以及远端的受体血管。同时进行术中的ICG血管造影，它与超声探测相结合，则便于发现血管移植后存在的问题，此方法

已被证实是非常有用的。手术者应当知道搭桥手术中处理移植物并发症的基本原则（图20-10）。

去除骨瓣上的一小部分骨质以容纳移植血管，避免血管卡压。骨瓣复位后，再次确认移植血管内血流通畅，然后缝合皮肤。

◆ 术后管理

术后，患者应至少在ICU监护观察两天。术后第一天，对患者进行动脉血管造影，以评估移植血管的情况。在患者出院之前，每天要进行例行的经颅多普勒以及双重（duplex）血管超声检查。双重多普勒超声检查是很好的非创伤性检查方法，医生可以即时了解高流量颅内-颅外搭桥移植血管的通畅性以及功能情况。事实上，它可以帮助发现丧失功能的移植血管，以便及时修正。术后每天常规服用阿司匹林进行抗凝治疗。

◆ 避免并发症

1. 梗死：适时的技术，缩短临时夹闭时间，爆发抑制以及麻醉师的重视，所有这些操作都能够降低脑梗死的发生率。

2. 关于移植血管：熟练的缝合技术，建立正确的隧道，以及移植血管的合适长度都可以防止早期移植血管损害的发生。

3. 硬膜外或硬膜下血肿：为了血管重建手术的成功而使用阿司匹林和肝素，但是为防止术后血肿，术中止血非常重要。如果渗血很成问题，可以部分中和肝素。术中留置帽状腱膜下引流。极少数情况下，可以延迟骨瓣复位至一周左右。

4. 移植血管痉挛：通常由于不恰当的操作引起，可以使用前文提到的压力扩张法来避免。如果发生移植血管痉挛，且患者症状明显，则可以进行腔

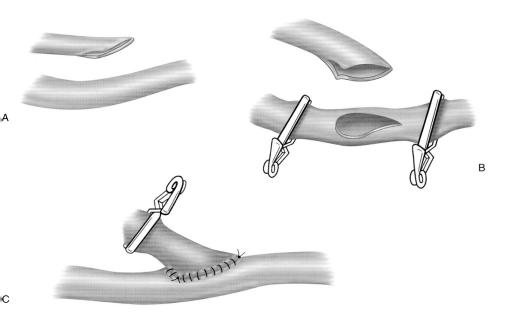

图20-9 桡动脉的端侧吻合术。（A）在桡动脉的一端做鱼嘴样切口。（B）受体血管壁上做泪滴样切口，其大小必须要与桡动脉管径相一致。缝合方法同之前所述的端侧吻合术。

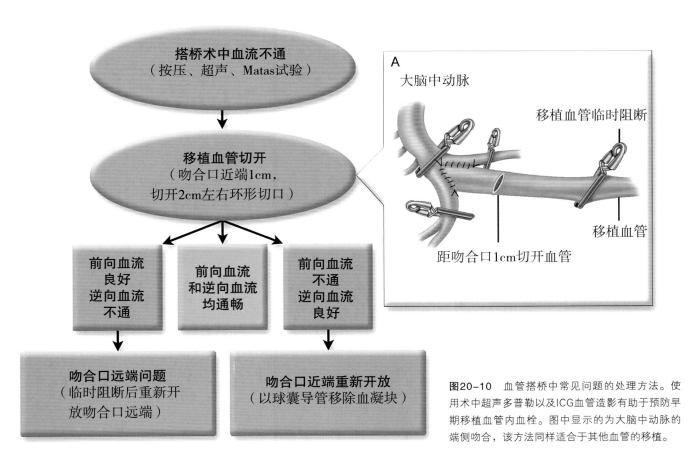

图20-10 血管搭桥中常见问题的处理方法。使用术中超声多普勒以及ICG血管造影有助于预防早期移植血管内血栓。图中显示的为大脑中动脉的端侧吻合，该方法同样适合于其他血管的移植。

内血管成形术。在血管成形时，存在形成血栓以及移植血管破裂的风险。在进行血管成形之前，患者需要开始双抗的抗血小板治疗。

5. 伤口并发症： 获取移植血管的部位及开颅的伤口均可能发生感染或形成血肿，必要时应进行伤口清创。

◆ 病例说明

表20-1列出了在21年里实施的173例（164位患者）血管重建术治疗颅内复杂动脉瘤的情况（表20-1）。下述病例介绍了血管重建技术在治疗复杂动脉瘤当中的运用，此类动脉瘤通常难以通过目前的血管内介入技术治疗。下面列出所有血管部位以及所用搭桥类型，同时也包含了在这段时间内接受血管重建手术的患者的预后，使用改良Rankin量表（mRS）进行疗效评价（表20-2）。

表20-1　复杂动脉瘤的血管重建手术。1988-2009

动脉瘤	血管重建形式					总计
	原位	低流量	高流量			
			RAG	T	SVG	
前循环	15	18	54	2	46	135
后循环	2	13	14	0	9	38
总计	17	31	68	2	55	173

缩写：RAG，桡动脉移植体；T，胫动脉（胫前和胫后）；SVG，大隐静脉移植体。

表20-2　接受血管重建手术的患者的预后，1988-2009

动脉瘤	mRS					总分
	0, 1	2	3	4, 5	6	
前循环	78(61%)	35(28%)	8(6%)	2(2%)	4(3%)	127(100%)
后循环	22(59%)	8(21%)	3(9%)	0	4(11%)	37(100%)
总计						164

缩写：mRS，改良的Rankin量表。

病例一：STA- MCA（M3）搭桥术治疗破裂的梭型动脉瘤

患者，37岁男性，右利手，因突发剧烈头疼（"一生当中最严重的"）以及全身强直-痉挛发作被送入院。患者诊断为蛛网膜下腔出血，Fisher分级2级，Hunt-Hess评分2级。采用左侧开颅切除大脑中动脉M3段的梭型动脉瘤，同时行颞浅动脉-M3段的搭桥（图20-11）。患者术后恢复良好。患者动脉瘤为非霉菌性动脉瘤。

病例二：行颈内动脉-大脑中动脉（M2段）桡动脉搭桥术联合颈内动脉近端闭塞术治疗颈内动脉海绵窦段部分血栓性巨大动脉瘤

患者，51岁女性，右利手，症状为亚急性左眼眼肌麻痹。患者上睑下垂以及眼外肌各方向运动受限，伴同侧三叉神经V1及V2支分布区域感觉消失。患者行左侧额颞-眶联合入路开颅，行颈内动脉至大脑中动脉（M2段）桡动脉搭桥术以及海绵窦内动脉瘤孤立术（图20-12）。移植血管内初始血流良好，但20分钟后，移植血管近端阻塞，遂在近端吻合口行补片成形术，同时给予足量的肝素静滴维持。术后10d患者出现远端血管痉挛以及肢体轻度偏瘫，遂行移植血管的血管成形术。术后8个月随访发现患者眼球运动完全恢复，但滑车神经麻痹仍存，面部感觉也恢复正常。

病例三：包含了A₃段的胼周动脉，行动脉瘤切除联合STA作为移植血管插入吻合到A₃

患者，69岁女性，右利手。因突发剧烈头痛（平生最严重的头痛）入院，检查发现为A2-A3段宽颈动脉瘤。右侧A3段与动脉瘤完全融合。切除动脉瘤，使用颞浅动脉插入替代载瘤动脉（图20-13），患者术后痊愈。

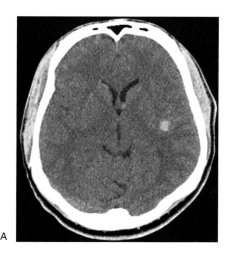

A

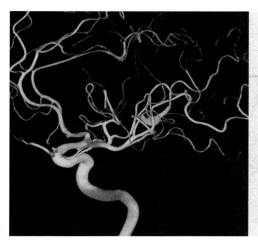

B

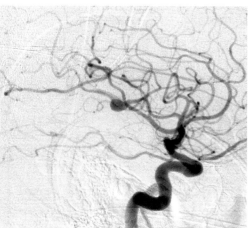

C

图20-11 病例一：STA-MCA（M3）搭桥术治疗破裂的梭型动脉瘤。（A）MRI T2加权相显示大脑中动脉远端动脉瘤破裂。（此处与图不符，译者注）（B,C）左侧颈内动脉血管造影侧位片显示M3段梭型动脉瘤。（D）示意图显示M3段动脉瘤的位置以及STA-M3搭桥技术。（E）术后选择性的左侧颈内动脉造影未见动脉瘤。

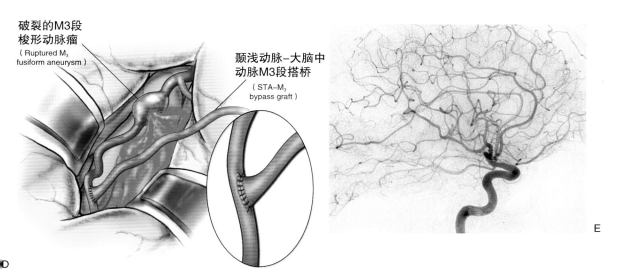

破裂的M3段
梭形动脉瘤
（Ruptured M₃
fusiform aneurysm）

颞浅动脉-大脑中
动脉M3段搭桥
（STA-M₃
bypass graft）

D

E

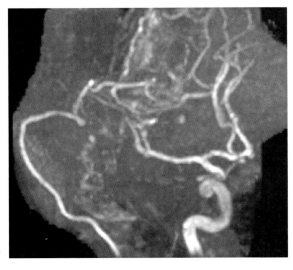
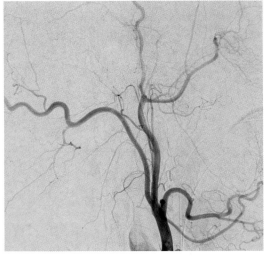

F

G

图20-11（续） （F,G）CTA和选择性的左侧颈外动脉造影显示STA– MCA（M3）搭桥血管血流通畅。

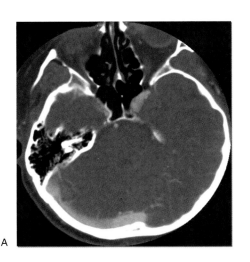

A

图20-12 病例二：颈内动脉–大脑中动脉（M2段）桡动脉搭桥术，联合颈内动脉近端闭塞术治疗颈内动脉海绵窦段部分血栓性巨大动脉瘤。（A）CTA显示左颈内动脉海绵窦段部分血栓性巨大动脉瘤。右侧（B）以及左侧（C）前后位血管造影示左海绵窦段动脉瘤部分充盈，未见明显侧支循环。

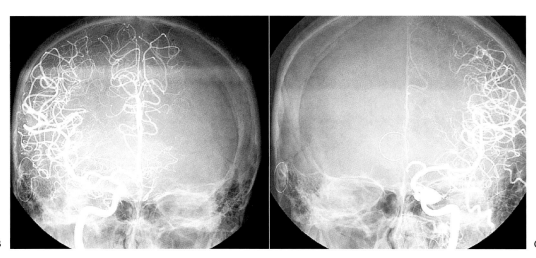

B

C

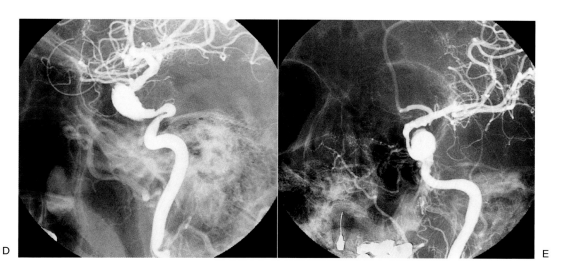

D   E

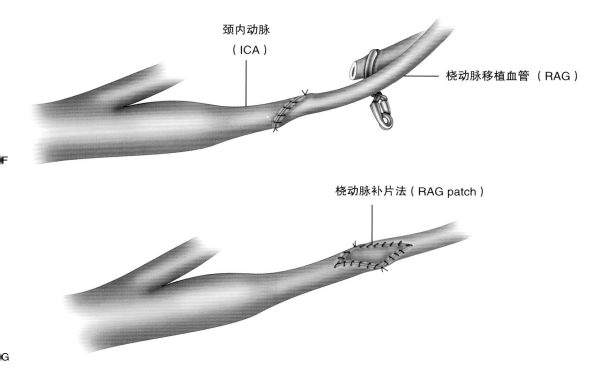

颈内动脉
（ICA）

桡动脉移植血管（RAG）

F

桡动脉补片法（RAG patch）

G

图20-12（续）　侧位片（D）以及斜位片（E）都清楚地显示了动脉瘤的解剖细节，动脉瘤未累及眼动脉。（F）示意图显示ICA与RAG的动脉吻合术。（G）示意图显示术中近端吻合口血栓形成后，取栓后使用桡动脉补片进行修补。动脉瘤夹放置于颈内动脉远端，并未影响颈外动脉。

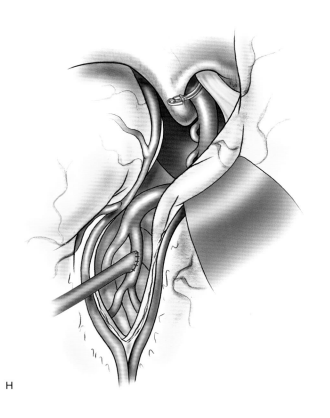

H

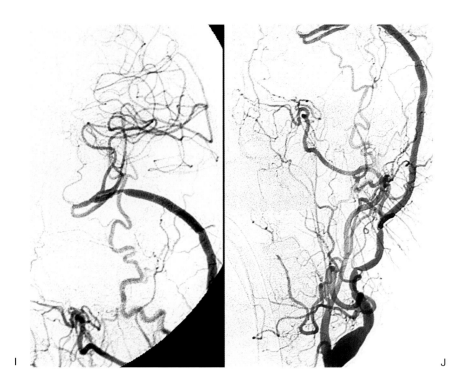

I

J

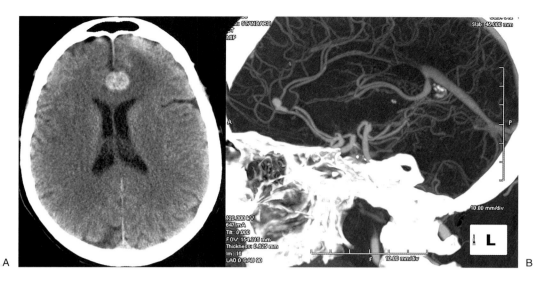

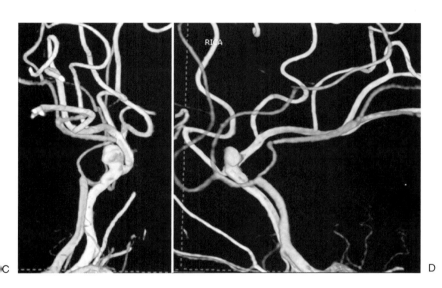

图20-13 病例三：动脉瘤切除术联合颞浅动脉插入移植至大脑前动脉A3段治疗与A3段合并的胼周动脉瘤。（A）CT扫描显示大脑半球间血肿。（B）矢状位CTA显示一宽颈胼周动脉瘤。（C，D）三维重建显示动脉瘤颈部宽大以及A3段与动脉瘤融合。

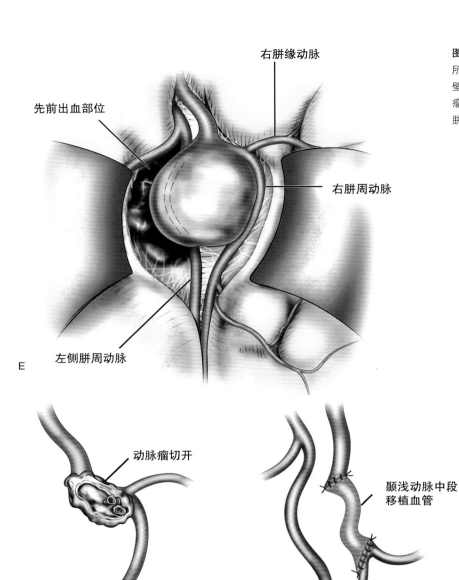

右胼缘动脉

先前出血部位

右胼周动脉

左侧胼周动脉

E

图20-13（续）（E）示意图显示大脑半球间入路所见解剖。右侧的胼周动脉与胼缘动脉均从动脉瘤壁上发出。（F）动脉瘤切除后，见两条动脉近端从瘤顶发出。（G）将颞浅动脉插入移植至A2段以及胼周与胼缘动脉之间。

动脉瘤切开

F

颞浅动脉中段移植血管

G

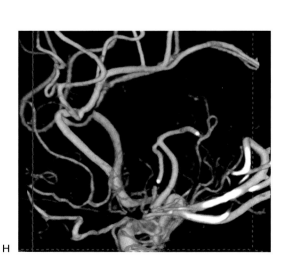

H

图20-13（续）（H）术后血管造影未见动脉瘤，同时移植血管通畅，远端血管显影良好。

病例四：桡动脉作为移植物行大脑中动脉（M2段）-大脑后动脉（P2段）搭桥术联合动脉瘤夹闭治疗弹簧圈栓塞后的复杂基底动脉顶端动脉瘤

患者，45岁，女性，6年前发生巨大基底动脉顶端瘤伴发蛛网膜下腔出血（图20-14）。初始采用弹簧圈栓塞动脉瘤。此后患者曾发生小的穿支动脉卒中表现，但完全恢复。病程中患者一直有动眼神经麻痹症状。此后由于弹簧圈压缩，动脉瘤复发，患者又接

受4次弹簧圈栓塞治疗。1年后血管造影显示新的弹簧圈压缩，并且此次大脑后动脉从动脉瘤颈部发出。患者没有其他新发症状。选择右侧额颞眶颧入路，桡动脉作为移植物行大脑中动脉（M2段）-大脑后动脉（P2段）搭桥术，成功夹闭基底动脉尖端巨大动脉瘤。患者术后出现短暂的左侧偏瘫，后逐渐恢复。随访3年，未见动脉瘤复发。

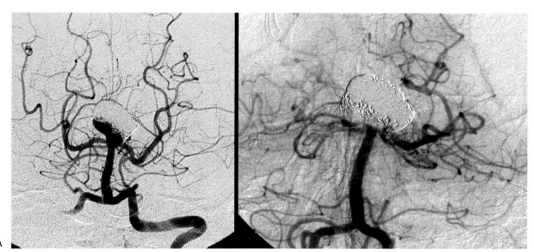

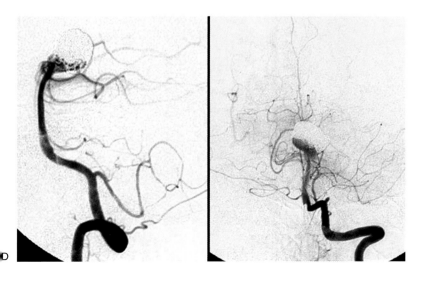

图20-14 病例四：桡动脉作为移植物行大脑中动脉（M2段）-大脑后动脉（P2段）搭桥联合动脉瘤夹闭治疗弹簧圈栓塞后的复杂基底动脉尖端动脉瘤。五年前的前后位动脉造影，显示弹簧圈压缩，动脉瘤复发（A）且再次行弹簧圈栓塞（B）。多次弹簧圈栓塞术后，血管造影显示弹簧圈压缩，且动脉瘤复发。（C）侧位片显示大脑后动脉起源于复发动脉瘤颈。（D）前后位血管造影明确血管情况。

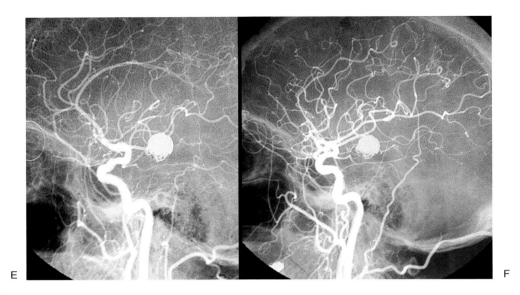

E   F

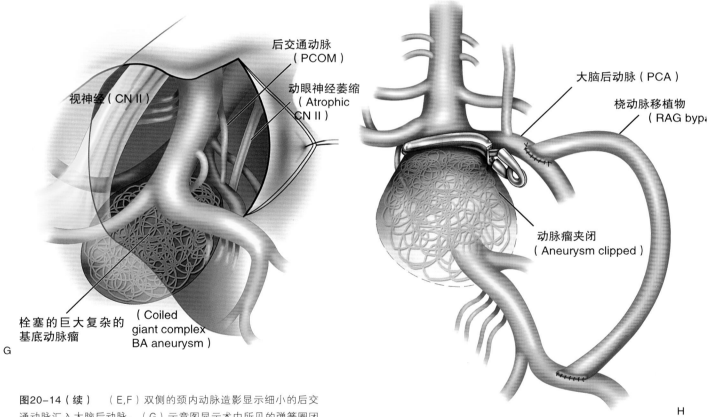

后交通动脉
（PCOM）

动眼神经萎缩
（Atrophic
CN II）

视神经（CN II）

大脑后动脉（PCA）

桡动脉移植物
（RAG byp）

动脉瘤夹闭
（Aneurysm clipped）

栓塞的巨大复杂的
基底动脉瘤

（Coiled
giant complex
BA aneurysm）

G

H

图20-14（续） （E,F）双侧的颈内动脉造影显示细小的后交
通动脉汇入大脑后动脉。（G）示意图显示术中所见的弹簧圈团
周围的解剖。（H）夹闭动脉瘤后，导致右侧大脑后动脉狭窄，
因此以桡动脉为移植物再行M2段–P2段搭桥。

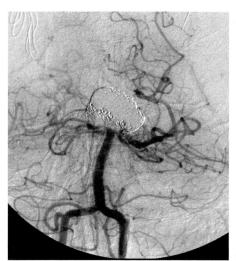

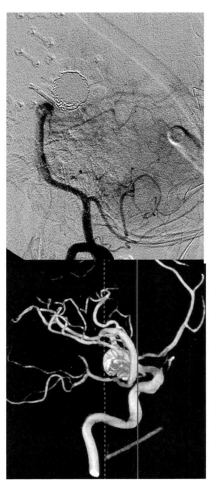

图20-14（续） （I-K）血管造影显示动脉夹的位置，以及造影剂能通过通畅的移植血管注入右侧PCA。

病例五：桡动脉作为移植物行左侧颈外动脉-大脑中动脉M2段上干搭桥术联合M2上干-下干侧侧吻合治疗大脑中动脉分叉处巨大钙化动脉瘤

患者，68岁，女性，右利手，既往心脏病病史，偶然间发现大脑中动脉分叉处一个2.5cm的巨大动脉瘤（图20-15）。大脑中动脉分叉从钙化的动脉瘤颈发出，同时还有穿支血管从M1段和动脉瘤相对的另一侧发出。行左侧额颞眶入路，在左侧颈外动脉-大脑中动脉M2段上干选择桡动脉移植搭桥，同时行M2上干-下干侧侧吻合，最后夹闭从大脑中动脉分叉部

发出的钙化的巨大动脉瘤。患者术后发生一过性房颤，经药物治疗后控制良好。并且恢复至术前水平。

病例六：隐静脉作为移植物行右侧颈段颈内动脉-基底动脉主干搭桥并行椎-基底动脉巨大梭形动脉瘤孤立

患者为15岁健康女性，发现进行性增大的椎-基底动脉巨大梭形动脉瘤（图20-16）。动脉瘤由右侧椎动脉供血，左侧椎动脉延续为小脑后下动脉（PICA以远未显影，译者注）。采取全岩骨切除

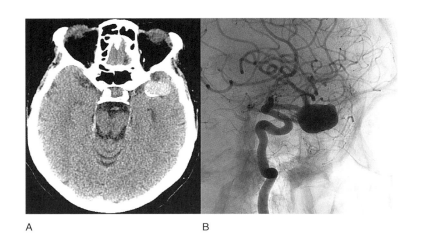

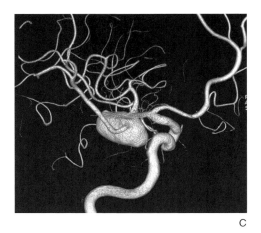

A　　　　　　　　　　　　　　　B　　　　　　　　　　　　　　　C

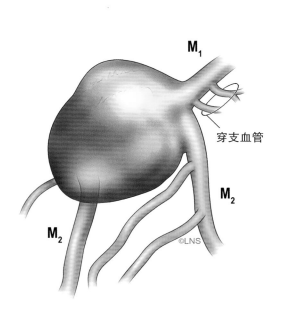

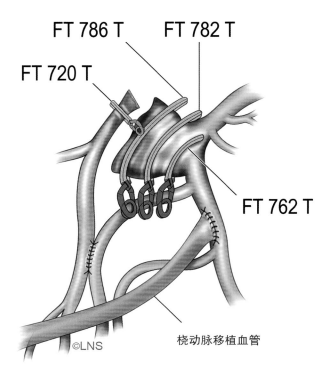

图20-15　病例五：行左侧颈外动脉-大脑中动脉M2段上干桡动脉移植搭桥术联合M2上干-下干侧侧吻合治疗大脑中动脉分叉处巨大钙化动脉瘤。（A）CT显示钙化的动脉瘤壁。（B）血管造影显示位于动脉分叉处的一巨大动脉瘤。（C）三维重建显示动脉瘤的分支血管从动脉瘤发出。（D）示意图显示术中所见的动脉瘤以及穿支血管。注意瘤颈及分支血管上的粥样化改变以及钙化。（E）夹闭动脉瘤，使用桡动脉搭桥和侧侧吻合术重建分支血管。

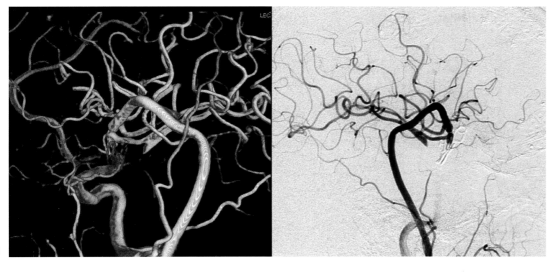

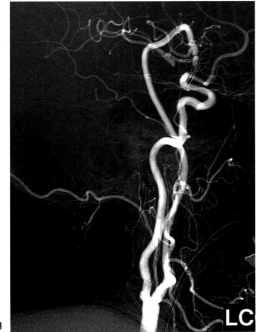

图20-15（续） 术后血管造影显示远端吻合口通畅（F,G），在ECA处的近端吻合口也是通畅的（H）（RAG：桡动脉移植物）。

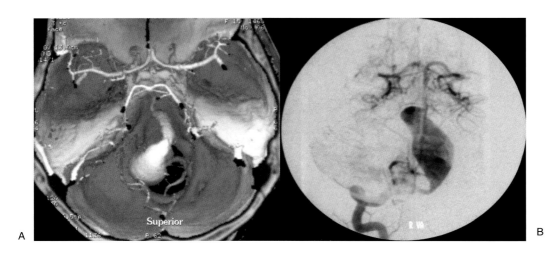

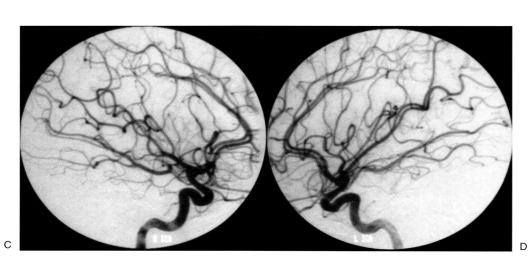

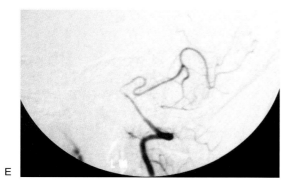

图20-16　病例六：隐静脉作为移植物行右侧颈段颈内动脉–基底动脉主干搭桥并夹闭椎–基底动脉巨大梭形动脉瘤。椎基底巨大梭形动脉瘤在CTA（A）和常规的血管造影均显影（B）。（C,D）颈内动脉造影显示向双侧大脑后动脉供血。（E）左侧的椎动脉造影剂终止于小脑后下动脉（PICA）。

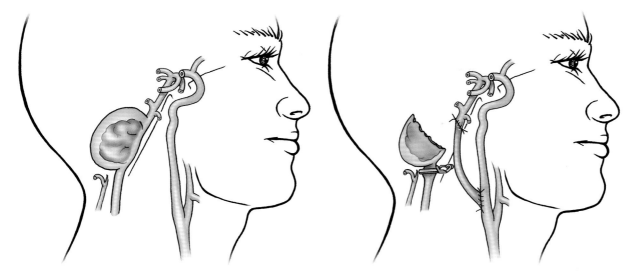

F

G

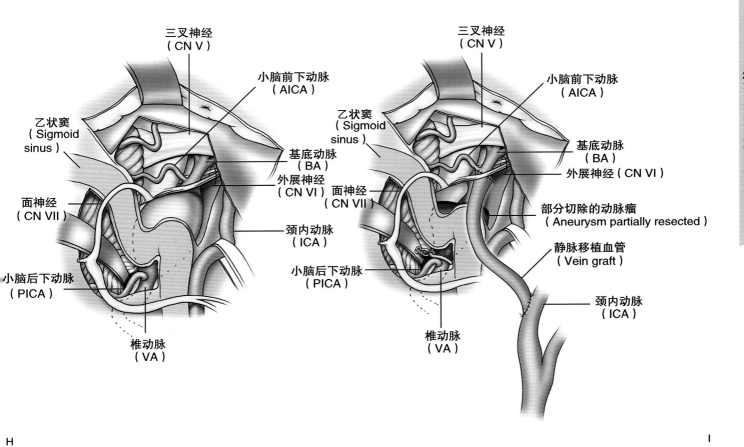

三叉神经
（CN V）

小脑前下动脉
（AICA）

乙状窦
（Sigmoid sinus）

基底动脉
（BA）

外展神经
（CN VI）

面神经
（CN VII）

颈内动脉
（ICA）

小脑后下动脉
（PICA）

椎动脉
（VA）

三叉神经
（CN V）

小脑前下动脉
（AICA）

乙状窦
（Sigmoid sinus）

基底动脉
（BA）

外展神经（CN VI）

面神经
（CN VII）

部分切除的动脉瘤
（Aneurysm partially resected）

静脉移植血管
（Vein graft）

小脑后下动脉
（PICA）

颈内动脉
（ICA）

椎动脉
（VA）

H

I

图20-16（续） 示意图（F-I）显示搭桥之前及之后的术中暴露。

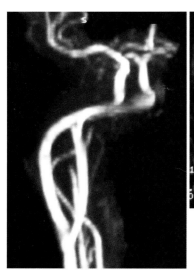
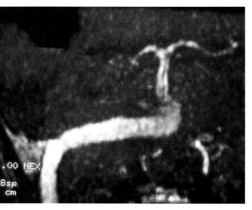
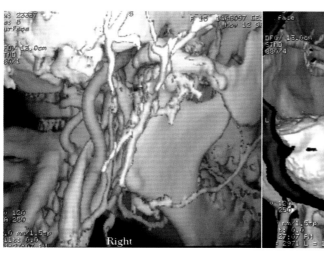
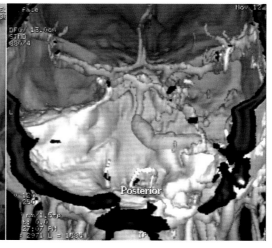

图20-16（续） （J,K）术后MRA显示后循环移植血管通畅，并向后循环供血。（L,M）术后CTA显示移植血管（红色）与骨性结构的解剖关系。CN，颅神经；AICA，小脑前下动脉；PICA，小脑后下动脉；BA，基底动脉；ICA，颈内动脉。

术，经岩入路及远外侧联合入路，同时在低温循环停循环技术下孤立并排空动脉瘤。大隐静脉移植血管近端位于颈内动脉颈段，远端位于基底动脉及小脑前下动脉起始处。随访十年，患者存在右侧面瘫（House-Brackman Ⅱ级）和右侧听力缺失。目前已硕士毕业，且有全职工作。MRA显示后循环供血的移植血管通畅性良好。

◆ 结语

颅内动脉瘤的总体治疗和护理质量以及远期效果在持续改善，动脉瘤治疗的复杂性也在不断提高。介入神经外科为脑血管外科带了革命性的改变。但是，在极度复杂的动脉瘤治疗方面，弹簧圈栓塞以及支架技术仍然不能满足需要。另外，对这些动脉瘤实施（单纯的）夹闭重塑会由于血流灌注不足而给患者带来即刻的或迟发性风险。血管重建技术运用于处理复杂动脉瘤，能够使得以最低的并发症和死亡率治愈这些病人变为可能。

无论处理何种动脉瘤，其自然病程都是至关重要的。当决定要治疗一个动脉瘤的时候。就必须权衡其自然风险与治疗风险。

在一个神经血管治疗中心，为了治疗的安全，在选择方法的时候，需考虑到要有对血管重建有较高造诣的神经血管医生

参考文献

［1］ Sekhar LN, Bucur SD, Bank WO, Wright DC. Venous and arterial bypass grafts for difficult tumors, aneurysms, and occlusive vascular lesions: evolution of surgical treatment and improved graft results. Neurosurgery 1999;44(6):1207–1223

［2］ Sekhar LN, Kalavakonda C. Cerebral revascularization for aneurysms and tumors. Neurosurgery 2002;50(2):321–331

［3］ Sekhar LN, Duff JM, Kalavakonda C, Olding M. Cerebral revascularization using radial artery grafts for the treatment of complex intracranial aneurysms: techniques and outcomes for 17 patients. Neurosurgery 2001;49(3):646–658

［4］ Evans JJ, Sekhar LN, Rak R, Stimac D. Bypass grafting and revascularization in the management of posterior circulation aneurysms. Neurosurgery 2004;55(5):1036–1049

［5］ Spetzler RF, Carter LP. Revascularization and aneurysm surgery: current status. Neurosurgery 1985;16(1):111–116

［6］ Sekhar LN, Stimac D, Bakir A, Rak R. Reconstruction options for complex middle cerebral artery aneurysms. Neurosurgery 2005; 56(1, Suppl):66–74

［7］ Sundt TM Jr, Piepgras DG, Marsh WR, Fode NC. Saphenous vein bypass grafts for giant aneurysms and intracranial occlusive disease. J Neurosurg 1986;65(4):439–450

［8］ Sekhar LN, Natarajan SK, Ellenbogen RG, Ghodke B. Cerebral revascularization for ischemia, aneurysms, and cranial base tumors. Neurosurgery 2008; 62(6, Suppl 3):1373–1408

［9］ Mohit AA, Sekhar LN, Natarajan SK, Britz GW, Ghodke B. High–flow bypass grafts in the management of complex intracranial aneurysms. Neurosurgery 2007; 60(2, Suppl 1):ONS105–ONS122

［10］ Sekhar LN, Natarajan SK, Britz GW, Ghodke B. Microsurgical management of anterior communicating artery aneurysms. Neurosurgery 2007; 61(5, Suppl 2):273–290

［11］ Regli L, Piepgras DG, Hansen KK. Late patency of long saphenous vein bypass grafts to the anterior and posterior cerebral circulation. J Neurosurg 1995;83(5):806–811

［12］ Markar SR, Kutty R, Edmonds L, Sadat U, Nair S. A meta-analysis of minimally invasive versus traditional open vein harvest technique for coronary artery bypass graft surgery. Interact Cardiovasc Thorac Surg 2010;10(2):266–270

第21章

外科血管重建技术的进展

Tristan P. C. van Doormaal, Giuseppe Esposito, Albert van der Zwan, and Luca Regli

◆ 传统的显微血管吻合

1877年，埃克（Eck）前次介绍了血管吻合术[1]。1902年，法国医生卡雷尔（Carrel）第一次开展并发表了使用细针细线和三角固定技术进行动脉端侧吻合[2]。20世纪60年代，神经外科血管搭桥技术有了飞跃的发展，并与外科显微镜技术的发展一起，使得脑的显微血管技术有了长足进步[3]。从那时起，为进行显微血管吻合，通过暂时阻断受体血管并使用连续或间断缝合将供体血管端–侧吻合至受体血管就成为神经外科以及应用显微血管吻合的其他专业进行显微血管吻合的标准技术。

传统微血管吻合技术有几个优势。首先是众所周知的这种吻合长期的可靠性，这在过去的百余年间获得了大量的实验和临床经验。其次，该方法的灵活性相对较好，适应于多种不同的组织条件和不同的部位。最后，缝合材料易于获取，而且价格并不昂贵。然而，传统显微吻合术同样存在一些缺陷。第一，缝合针及通过缝线时会造成潜在的血管壁损

伤，可能会影响局部的愈合反应，会引起炎症反应，血小板聚集，血管内皮功能损伤，内膜增生进而导致血管狭窄。虽然各种不同类型不可吸收的缝合材料，可吸收的缝合材料和无损伤的缝针被运用于血管吻合中，但是血管壁损伤仍不能完全避免[4]。第二，神经经常遇到的吻合深度增加、工作通道狭窄，传统的血管吻合技术上的难度也相应增大。第三，吻合血管时，暂时阻断受体动脉可能会导致其供血区域的缺血[5]。而且，临时动脉夹会损伤受体动脉的血管壁。因此，传统的血管吻合技术显然不是理想的吻合技术。

◆ 理想的显微血管吻合

理想的显微血管吻合技术应当有以下标准：①吻合血管时不会导致受体动脉损伤；②应当相对简单并且迅速地吻合血管。为了满足神经外科的要求，必须要能够在狭窄的工作通道及较深的部位进行血管吻合，并且不能损坏甚至不能触碰到周围的

颅内结构。③该技术应当能够避免一些常见的问题，比如急性期的渗漏或慢性期的假性动脉瘤形成。④最后，该技术必须能够最终使得吻合口重新内皮化，包括最终的血管腔内的部分，而不会引起内膜增生及进而导致的狭窄。

为了开发理想的吻合技术，已经有了很多尝试如：减少缝线甚至不用缝线（"无线缝合"）以及减少临时阻断甚至不阻断受体血管。本章将进一步介绍一些极具魅力的新技术，这些技术部分或完全符合理想的血管吻合技术要求。

◆ 新技术

血管密封胶

一般来说，外科封闭胶的运用比缝合线更为简便快速。但是目前还无法做到单纯使用外科封闭胶进行血管吻合，因为其吻合连接力量太小，会导致渗漏和假性动脉瘤形成。然而，在替代部分缝线或者辅助某些血管吻合器械的运用时，一些血管密封胶是有价值的[6, 7]。缝合过程中，如果有几针缝合需要其他方式的吻合来代替，理论上讲，使用密封胶可以使得该步骤简化并节省手术时间。此外，在某些部位，无法在一个或多象限进行缝线血管吻合时，密封胶使得在这些部位完成血管吻合成为可能。

目前有4类外科密封胶可用于密封血管吻合口。第一类是纤维蛋白。它的优势包括良好的适应性和无毒性。几种纤维蛋白胶已被批准用于颅内手术，比如Tisseel（Baxter Healthcare Corp., Deerfield, IL）和Beriplast（CSL Behring, King of Prussia, PA）。但是，纤维蛋白胶的强度比其他种类的密封胶要低。而且，纤维蛋白密封胶在应用时流动性非常好，可能会在无意中进入吻合口或者流至其他部位。但是，附有血纤维蛋白原和凝血酶的补片（TachoSil, Nycomed, Zurich, Switzerland）避免了这些缺点，并

且有很好的强度。这类密封胶流动性弱，且适应性良好[8]。第二类是含有牛血清白蛋白/戊二醛的密封胶（Bioglue, Kennesaw, GA）。此类密封胶具有较好的适用性和强度，但存在潜在毒性。美国食品与药物管理局（FDA）尚未批准该类密封胶运用于颅内。第三类是聚乙二醇密封胶（DuraSeal, Covidien plc, Dublin, Ireland; CoSeal, Angiotech Pharmaceuticals, Vancouver, British Columbia, Canada）。该类密封胶的优势在于强度和无毒性，而且FDA批准在颅内使用。但由于其黏度低，需不切实际的涂抹，而且，此类密封胶会在使用后24~28h内发生膨胀，所以此类密封胶并不实用。第四类是氰基丙烯酸酯密封胶（OMNEX; Ethicon, Somerville, NJ）。这种密封胶强度高，但是有组织毒性。而且在快速聚合后又不变形，因此应用起来较困难。

总之，最佳的颅内血管吻合密封胶还有待发现。现在最合适的密封胶是附有血纤维蛋白原和凝血酶的补片（TachoSil）。

血管吻合夹

血管吻合夹是取代缝线的另一种选择。目前市场上通常有两种系统，且均已应用于颅脑血管重建。

订书机式的血管吻合器（the vascular closure staple, VCS）系统（United States Surgical Corp., Norwalk, CT)，使用的血管壁钛夹头端是非穿透性的，封装在施夹钳中，自动弹出式，一次一个(图21-1)。针对不同厚度的血管壁，有4种不同尺寸（0.9mm~3.0mm）的夹子可供选择。这些吻合夹以间断的方式夹于外翻的血管缘[9]。这套系统最大优点在于管腔内不残留异物，所以与传统缝合技术相比，减少了血小板聚集和内皮损伤。吻合夹不会穿透血管腔或者影响血管内径。该系统最大的缺点在于，当进行动脉粥样硬化的血管翻转和连接吻合时，尤其在吻合处位置比较深的情况下，技术上极

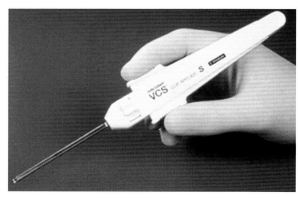

A

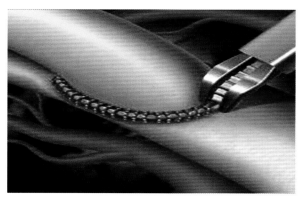

B 示意图

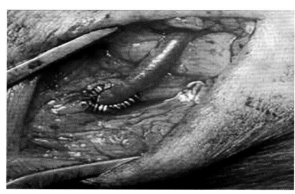

C 术中照片

图21-1 （A）订书机式血管吻合器（VCS）（United States Surgical Corp., Norwalk, CT）.（B,C）端侧VCS血管吻合

具挑战性[10]。术者必须接受过显微外科技术的训练并且了解吻合夹相关的缺点。

镍钛合金U型吻合夹（Medtronic, Inc., Minneapolis, MN）是一种自闭式血管吻合夹（图21-2）。它由4个部分组成：一个自闭式吻合夹、一个释放装置、一个能变形部分和一根缝针。手术中，U型吻合夹的使用方法和用持针器进行传统缝合的方法类似。一旦将吻合夹放置好之后，通过持针器挤压特定的位点就可以激活释放装置。通过使U型吻合夹恢复其预设的闭合形状将血管壁吻合[11]。该装置的优点在于不用打结。研究报道的1例患者，其术后吻合口渗漏极少，术后血管造影和功能的数据也良好[12]。但是，该系统仍然需要像显微缝合那样用针来缝合，即便是最小的U型吻合夹，其缝合针也显得较大。在深部吻合时，释放装置的使用极具挑战性，需要进

行相应的训练。Spyder（Medtronic, Inc.）是一种新研发的工具，能同时自动使用6个U型夹。但是，该设备目前的尺寸对于颅内手术而言仍过于庞大。

激光"焊接"

另一种可能取代缝线的方法是使用激光将组织粘接在一起。这项技术的基本原理是，利用激光诱导的热能量使蛋白间发生粘接。Nd：YAG激光、二极管激光、CO_2激光都曾被用于该用途[10]。其优点在于能够减少甚至不出血，缩短手术时间，而且由于减少了缝线的使用，血管愈合也更快更好。而它主要的缺点是，吻合强度较差，尤其是较粗的血管（因此激光吻合口还是需要多根缝线加固），另外也可能引起热相关的血管壁损伤。解决这些问题比较先进的办法是应用色素基（chromophores）以及附

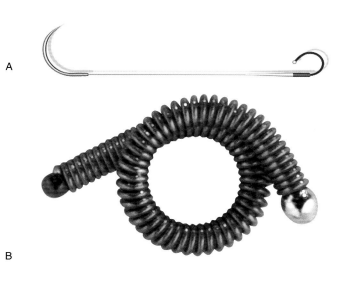

图21-2　（A）使用前的 U型吻合夹　（B）使用后的U型吻合夹
（照片由 Medtronic, Inc., Minneapolis, MN.提供）

加内源性和外源性物质作为焊料。特别是在蛋白质焊料中掺入了吸收激光的色素基，使得热量较少地传导到焊接的区域，减少了周围组织的间接的热损伤[13, 14]。

近年来，又出现了一项新的技术，即将激光连接与局部应用吲哚菁绿联合[15]［微阻断激光血管吻合术（MOLVA）（图21-3）］。该技术确保了受体动脉阻断时间最短，并且使吻合强度增强；术中采用热成像分析来减少热相关的血管壁损伤。激光吻合目前还未应用于患者。

自动端侧吻合系统：C-Port xA系统

C-port xA系统整合了各种必需的功能，可以自动快速地进行端侧吻合术。该系统最初是为进行冠状动脉端侧吻合而研发的（图21-4）。可以将双层血管壁厚不超过1.4mm的移植动脉或静脉连接到该系统，能运用该系统的目标血管的最小管径为1.3mm，血管壁厚至少为0.75mm。受体血管准备（游离）的长度至少为18mm。目标血管应当适合进行传统的微血管吻合且没有动脉粥样硬化。该系统使用CO_2贮

气瓶驱动，使用时，需要短暂的阻断，在10例患者中，平均阻断时间为（16±3.4）min[9]。但是，该系统进行自动吻合的时间只需1min。自动吻合的过程包括环形放置13个吻合夹以完成供体和受体血管之间的端-侧连接。与此同时，安装在砧台内的刀片自动完成动脉切开。吻合完成，退出吻合器，缝合一针或数针以关闭受体血管上为将砧台置入受体血管管腔所做的小切口。该系统的优点在于临时阻断时间短，目前有报道该系统用于尸体模型上的大脑中动脉M2段是可行的。在11例患者中，短期通畅性亦良好[17, 18]。该系统的缺点在于吻合器尺寸相对较大，且外形笔直，影响吻合视野，因此根据其目前的设计，仅适用于M2段。与冠状动脉吻合所不同的是，目前尚没有足够的运用于脑血管重建的经验来评估该系统的并发症发生率和远期的血管畅通情况。

准分子激光辅助的无阻断血管吻合术

准分子激光辅助的无阻断血管吻合术（ELANA）（图21-5）可以在不临时阻断受体动脉的情况下进行端侧吻合。该技术最初就是为了进行颅内血管重建而研发的。所需要的供体血管，无论是静脉还是动脉，其外径最小2mm，最大4mm。首先将一个直径为2.6mm或2.8mm的铂金环通过显微缝合8针，连接至供体血管远端（图21-5A~C），随后再将该环和供体血管一起端-侧缝合至受体血管，同样是显微缝合8针（图21-5D）。再将ELANA 2.0的激光吸引导管插入供体血管管腔，然后用导管末端抵住受体血管侧壁（图21-5E），开放导管内部的吸引2min，最后激活导管外的光纤长于5s。此时，激光将受体血管壁灼穿，并将动脉壁瓣从受体血管上分离下来。而导管内部维持将微小的动脉壁瓣紧密吸附住，防止其迁移至受体血管管腔内（图21-5F）。该技术的优点包括：①无须阻断受体血管；②大量的患者中应用效

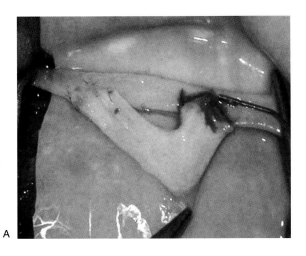

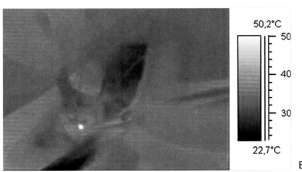

图21-3 （A）吲哚青绿应用于微阻断激光血管吻合术（MOLVA）.（B）MOLVA术中通过二极管激光进行第二次局部加热（From Puca A, Esposito G, Albanese A, et al. Minimally occlusive laser vascular anastomosis [MOLVA]: experimental study. Acta Neurochir [Wien] 2009;151:366. Reprinted with permission.）

果良好（截止到2009年年中，已超过400例）；③远期通畅性良好；④吻合口再内皮化充分[19-22]。缺点在于存在技术上的挑战，过程中不仅包括缝合，还有导管置入，另外准分子激光系统价格高昂。ELANA下一步的发展方向将会集中在无缝线和微创技术。

其他技术

大部分其他显微吻合的新技术都是针对冠状动脉的端侧吻合。人们研发了数种吻合器以减小切口，降低技术要求，使血管吻合质量标准化。这些新技术包括St. Judw 吻合器（St. Jude Medical Inc, St. Paul, MN）、Graft Connector（（Jomed International AB, Helsingborg, Sweden）、磁力血管吻

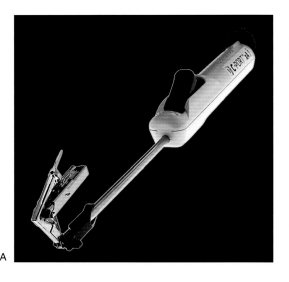

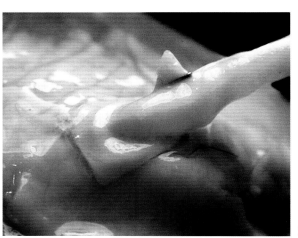

图21-4 （A）C-Port xA吻合器的外观 （B）C-Port血管吻合。（Courtesy of Cardica, Inc., Redwood City, CA.）

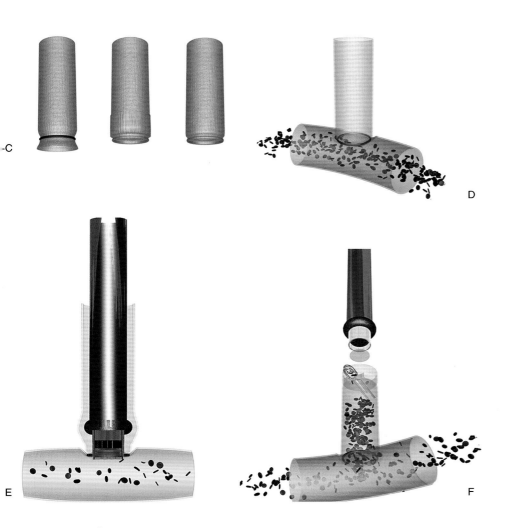

图21-5　准分子激光辅助的无阻断血管吻合术（ELANA）的操作步骤。（A-C）连接铂金环。（D）带有铂金环的供体血管连接至受体动脉。（E）插入激光导管，并通过激光的能量行动脉造口。（F）连同动脉壁瓣将激光导管撤出，在供体血管上放置临时动脉瘤夹以防止血液逆流倒流。手术过程中完全不阻断受体动脉血流。（From van Doormaal TP, van der Zwan A, Verweij BH, Langer DJ, Tulleken CA. Treatment of giant and large internal carotid artery aneurysms with a high-flow replacement bypass using the excimer laser-assisted nonocclusive anastomosis technique. Neurosurgery 2008;62:1414. Reprinted with permission.）

合器（Ventrica, Freemont, CA）、Heartflow 吻合器械（Perclose Inc, Redwood City, CA）、Converge冠脉吻合器（Converge Medical Inc, Sunnyvale, CA）、S2吻合系统（Iitech BV, Amsterdam, The Netherlands）和远端吻合器械（Bypass Ltd, Hertzlia, Israel）[10]。理论上，这些连接器均可用于神经外科。然而实际上，以它们现行的设计均无法满足颅内手术的需要，因此其中任何一种器械尚未运用于颅内血管重建手术。这些设备的最大缺点是缺乏微型化，使用时可视化有限，进而导致在难以到达的手术部位不能达到最佳放置；吻合口渗血；以及内膜增生。

◆ 展望

脑血管重建相关的吻合技术将进一步发展，以满足理想的血管吻合标准：简单、快捷、微创、无阻断而且安全。将使得对受体动脉和周围脑组织操作的影响更小，这也是旁路手术一直密切相关的问题。然而，尽管以后会有越来越多的无缝线、无阻断的方法来进行简单、安全的血管吻合，并不能适用于每个神经外科中心进行的脑血管重建手术。除了吻合方法的建立，神经外科医生应该接受训练，而且应常规进行显微镜下缝合，不仅包括经典的吻合方法，而且还包括控制渗漏和处理其他吻合装置相关问题的预防和处理。为达到该目标，对于专业的神经外科医生而言，在血管外科实验室进行显微外科训练是至关重要的。专业的神经外科中心应当由紧密合作且受训有素的神经外科医生和神经介入专科医生组成。此类中心内的神经外科医生应当熟练掌握各种脑血管重建最先进的技术，而神经介入医生则应当精于各种最先进的血管内治疗技术。同一区域的其他中心应当将患者转诊至该中心，并且在科研及住院医生培训上与该中心密切合作。这可以保证这些高难度的脑血管重建手术由标准相同的经高度训练的神经外科医生常规进行。围手术处理也是按照由麻醉科、神经科、监护、护士和医技人员共同组成的同一团队的指导来进行。而且，这将更能激励在脑血管重建领域中新技术的发展，有利于患者更好的功能预后。

参考文献

[1] Hayden MG, Lee M, Guzman R, Steinberg GK. The evolution of cerebral revascularization surgery. Neurosurg Focus 2009;26(5):E17

[2] Schmitt W. Our surgical heritage. Alexis Carrel (1873–1944). Zentralbl Chir 1983;108(8):495–503

[3] Kriss TC, Kriss VM. History of the operating microscope: from magnifying glass to microneurosurgery. Neurosurgery 1998;42(4):899–907

[4] Zeebregts CJ, Heijmen RH, van den Dungen JJ, van Schilfgaarde R. Non-suture methods of vascular anastomosis. Br J Surg 2003;90(3):261–271

[5] Lavine SD, Masri LS, Levy ML, Giannotta SL. Temporary occlusion of the middle cerebral artery in intracranial aneurysm surgery: time limitation and advantage of brain protection. J Neurosurg 1997;87(6):817–824

[6] Bremmer JP, Verweij BH, Van der Zwan A, Reinert MM, Beck HJ, Tulleken CA. Sutureless nonocclusive bypass surgery in combination with an expanded polytetrafluoroethylene graft: laboratory investigation. J Neurosurg 2007;107(6):1190–1197

[7] Buijsrogge MP, Scheltes JS, Heikens M, Gründeman PF, Pistecky PV, Borst C. Sutureless coronary anastomosis with an anastomotic device and tissue adhesive in off-pump porcine coronary bypass grafting. J Thorac Cardiovasc Surg 2002;123(4):788–794

[8] Aziz O, Athanasiou T, Darzi A. Haemostasis using a ready-to-use collagen sponge coated with activated thrombin and fibrinogen. Surg Technol Int 2005;14:35–40

[9] Kirsch WM, Cavallo C, Anton T, et al. An alternative system for cerebrovascular reconstructions: non-penetrating arcuate-legged clips. Cardiovasc Surg 2001;9(6):531–539

[10] Tozzi P. Sutureless Anastomoses: Secrets for Success. Darmstadt: Steinkopff Verlag; 2007

[11] Baynosa RC, Stutman R, Mahabir RC, Zamboni WA, Khiabani KT. Use of a novel penetrating, sutureless anastomotic device in arterial micro-vascular anastomoses. J Reconstr Microsurg 2008;24(1):39–42

[12] Ferroli P, Biglioli F, Ciceri E, Addis A, Broggi G. Self-closing U-clips for intracranial microanastomoses in high-flow arterial bypass: technical case report. Neurosurgery 2007; 60(2, Suppl 1)E170

[13] Bregy A, Bogni S, Bernau VJ, et al. Solder doped polycaprolactone scaffold enables reproducible laser tissue soldering. Lasers Surg Med 2008; 40(10):716–725

[14] Puca A, Albanese A, Esposito G, et al. Diode laser-assisted carotid bypass surgery: an experimental study with morphological and immunohistochemical evaluations. Neurosurgery 2006;59(6):1286–1294

[15] Puca A, Esposito G, Albanese A, Maira G, Rossi F, Pini R. Minimally occlusive laser vascular anastomosis (MOLVA): experimental study. Acta Neurochir (Wien) 2009;151(4):363–368

[16] Bregy A, Alfieri A, Demertzis S, et al. Automated end-to-side anastomosis to the middle cerebral artery: a feasibility study. J Neurosurg 2008; 108(3):567-574

[17] Hänggi D, Reinert M, Steiger HJ. C-Port Flex-A-assisted automated anastomosis for high-flow extracranial-intracranial bypass surgery in patients with symptomatic carotid artery occlusion: a feasibility study: clinical article. J Neurosurg 2009;111(1):181-187

[18] Dacey RG, Zipfel GJ, Ashley WW, Chicoine MR, Reinert M. Automated, compliant, high-flow common carotid to middle cerebral artery bypass. J Neurosurg 2008;109(3):559-564

[19] van Doormaal TP, van der Zwan A, Verweij BH, Han KS, Langer DJ, Tulleken CA. Treatment of giant middle cerebral artery aneurysms with a flow replacement bypass using the excimer laser-assisted nonocclusive anastomosis technique. Neurosurgery 2008;63(1):12-20

[20] van Doormaal TP, van der Zwan A, Verweij BH, Langer DJ, Tulleken CA. Treatment of giant and large internal carotid artery aneurysms with a high-flow replacement bypass using the excimer laser-assisted nonocclusive anastomosis technique. Neurosurgery 2008; 62(6, Suppl 3)1411-1418

[21] Klijn CJ, Kappelle LJ, van der Zwan A, van Gijn J, Tulleken CA. Excimer laser-assisted high-flow extracranial/intracranial bypass in patients with symptomatic carotid artery occlusion at high risk of recurrent cerebral ischemia: safety and long-term outcome. Stroke 2002;33(10):2451-2458

[22] Brilstra EH, Rinkel GJ, Klijn CJ, et al. Excimer laser-assisted bypass in aneurysm treatment: short-term outcomes. J Neurosurg 2002;97(5): 1029-1035

第22章

血管内重建技术的进展

Ziad Darkhabani, Sabareesh K. Natarajan, Erik F. Hauck, Elad I. Levy, L. Nelson Hopkins, and Adnan H. Siddiqui

过去的20年中，在心内科、神经内科、放射科、神经外科、血管外科医生以及神经科学基础研究人员的共同努力下，神经血管内治疗已经迅速发展为一门独立的医学专业。这些巨大的变革，归功于在材料科学的进步基础上的一系列不断改进的、安全的、有效的新装置和血管内输送材料的发展。对许多适应证，如颈动脉内膜切除术、颅内动脉瘤夹闭术、急性静脉内溶栓治疗急性脑卒中等神经血管内治疗已经成为标准的疗法，替代或补充了传统的金标准疗法。颈动脉支架置入术、颅内动脉瘤弹簧圈栓塞术、动脉内溶栓治疗/取栓术就是这场变革的最经典的代表[1-4]。本章将着重介绍血管内治疗在颅内血管重建治疗脑血管缺血性疾病方面的新的技术进展和前沿技术。

◆ 目前腔内血管重建的局限性

许多腔内血管重建的技术是由外周血管和冠状动脉血管内治疗发展而来。但是，颅内血管与冠脉和外周血管不同，走行迂曲，周围没有支撑结构，而只有脑脊液。动脉壁的构成也不一样，颅内动脉没有滋养血管，没有外弹力膜，几乎没有外膜，中层主要是平滑肌细胞[5-8]。颅内血管影像学显影也受到限制。颅骨使得血管的显影受到影响而显影不清。而且由于血管迂曲，经常需要多个角度才能完全看清楚颅内血管。脑血流的测量也是一个挑战。导管到达颅内血管也因主动脉弓的变异而受到限制（如II 型或 III 型的主动脉弓）。以致经血管内进行颅内疾病的治疗，需要特殊的器械和技术才能完成。该专业的医生需要经历多种截然不同的学习训练，这种在技术要求上的多样化也能反映出以上所说这些局限性特点。

因此新的发展方向之一，就是设计、生产、应用更新的导管，包括到达血管近端（到达主动脉弓、颈总动脉）的材料和到达颅内血管远端（到达颅内的平台导管）的材料。再者，改进现有的技术（如增加灵活性，更柔软），使其运用到颅内（如冠脉支架），也是技术发展的一个方向。

另外，支持血管内治疗和应用的科学证据（前瞻的、多中心的、随机的、对照的试验）还不够。现有的大多数神经血管治疗证据都是来源于回顾性研究，而且多数又是没有对照的自然病例。一方面是新方法的持续的快速变革和发展，但另一方面循证医学则显得滞后。所以目前正在投入很大的努力来增加一级临床证据，以支持血管内技术能够作为多种适应证的标准治疗，包括缺血性疾病（尤其是脑卒中）的颅内血管重建治疗。

血管内重建治疗的局限性还表现在血管内治疗的技术和方法在某些区域还不能应用和被接受。按部就班的现状制约了血管内治疗的实践。很多医院还没有配备基本的设备（如双球管的血管造影设备），无法安全地完成神经血管内操作。这些条件的缺乏，延缓了血管内治疗向全国乃至国际的发展和普及。

总之，目前的血管内治疗技术的一些局限性，包括图像符合要求的可视化、到达颅内的血管入路、将外周的介入材料用于颅内、操作者技术和训练的多元化、科学数据的有效性以及该项技术局部地区的应用等很多问题。但实际上，这一领域未来所面临的唯一的限制将只是"想象力"。

血管内超声

血管内超声（IVUS）属于一种医学影像模式，它采用一个特殊设计的导管，导管的末端安装了一个小型的超声探头，导管近端连接数字式超声设备。IVUS运用超声技术，能够从血管内透过周围的血液观察血管的管壁结构。这种影像模式已经成为冠脉成形和支架置入术中重要的诊断和治疗的辅助手段。IVUS在冠状动脉使用，可以确定心外膜任何一个特殊的一个部位（血管）上滋生的粥样化斑块的数量，也能确定动脉壁内斑块的体积和/或动脉管腔狭窄的程度。尤其在血管影像不可信的情况（比如开口处病变的内腔），或者血管造影无法充分地看清楚的血管节段时（如多根动脉重叠的部

分）更有价值。IVUS还可用于观察血管狭窄治疗后的效果，包括球囊液压充盈治疗（有或无支架）和药物治疗一段时间后的疗效。目前IVUS也越来越多用于探索人体粥样硬化变化过程的"行为"。我们常规用于颈动脉粥样硬化的患者，在颈动脉血管成形和支架治疗前，确定斑块的特点，根据斑块的稳定性推断是高风险或低风险。同样，在颈动脉成形术或支架植入术后，取出近端或远端保护装置之前，IVUS可以观察管腔内是否有栓子，尤其可以评估支架的"栅格压奶酪"现象（cheese grating effect）[9]。我们也曾将其用于颅内血管成形和支架治疗的患者，一个是基底动脉粥样硬化病变高度狭窄行血管成形和支架置入的患者，另一例是动静脉畸形栓塞治疗过程中发生左侧颈内动脉夹层性闭塞后，再行支架置入的患者。这两例，在病变评估、支架选择和支架置入方面，IVUS都提供了重要的信息[10]。但是目前，尽管IVUS的导管直径只有1mm，但进入颅内血管，尤其是进入床突上段的前循环的血管还是有点僵硬。

光学相干断层扫描

（Optical coherence tomography ,OCT）

光学相干断层扫描（OCT）是一种新型的成像系统，其成像原理与超声成像类似，但成像借助于光波，而不是声波。当光束聚焦入组织后，OCT可以检测从模糊不清的组织结构中反射过来的光的信息[11-13]。这项技术是基于弱相干波干涉学理论发展而来。即检测被选择的组织层面中反向离散的近红外线的光子，同时检测从其他层面离散的光子的削减。OCT与直接的反射技术不同，它能探测发生反向离散的层面信息，可以提供活体组织与离散特点相关的三维影像。空间分辨率可以达到接近组织学的标准（5~8微米），相当于光学活检，可以显示组织的横断面的微结构，而且不用造影剂。由于OCT可以通过方法的调整，探测不同深度的信号，

因而与直接反射的方法相比，可以很容易地探测组织深部的情况。采用这种技术的血管内影像主要在冠状动脉方面应用。OCT影像可以识别动脉粥样硬化斑块的结构组成，如富含脂肪的区域、纤维内容、钙化部分、炎性斑块；也已经成功地用于识别薄帽纤维斑块，并鉴别厚帽和纤维斑块[14-18]。OCT还可以用于观察支架释放后尖端位置、支架的贴壁情况、支架内狭窄以及微小的夹层和腔内或附壁的血栓[14-18]。OCT用于神经血管内影像的可行性报告已经有报道，但在此相当新的领域里的进一步的文献尚不多[11, 12]。将来可能会用在包括对动脉粥样硬化的斑块的诊断的显像以及血管内神经介入治疗的显像，如动脉瘤弹簧圈栓塞和支架等领域。和IVUS类似，为颅内操作而设计的柔软的、有追踪功能的OCT输送导管的发展，一定能对颅内和颅外的动脉粥样硬化疾病在血管内的治疗过程有突破性促进。由于高的分辨率，对于颅外的动脉粥样硬化疾病的血管成形和/或支架治疗，OCT可以在斑块的稳定性方面为其提供更多的数据。在经血管内治疗动脉夹层时，能对鉴别是真腔还是假腔有巨大价值，尤其是在采用支架治疗颅内夹层时，如果治疗用的材料误入了假腔可能导致灾难性后果。也正是因为它的高分辨率，这种技术也能够在急性卒中的血管重建过程中，有潜力提供关于颅内动脉粥样硬化斑块的大量信息以及血栓的形态。在支架释放后，OCT还能获得关于支架的贴壁情况和腔内血栓等重要的信息。

MRI引导下的血管内治疗

经皮穿刺血管内介入治疗的安全性很大程度上取决于介入材料和周围组织解剖结构的精确成像。X光透视成像既有较好的即时性，对血管腔内的空间分辨率也较高。但神经血管的X线成像只能显示血管的内腔，而对血管壁和周围组织所能提供的信

息很少。而且患者和检查者都要暴露于射线下，暴露在射线下的影响有短期的和长期的，包括脱发、皮肤烧伤和形成肿瘤等。对于每天都需要暴露于大剂量辐射下的介入治疗医生，控制射线的摄入量尤其重要。

MRI的软组织分辨率可以清楚区分血管腔、管壁以及周围组织，测量血流流速，并且不含有放射性。钆增强剂在血管内停留时间很短，可以在介入手术中使用较大剂量的造影剂。

沃克（Wacker）[19]等利用超顺磁性氧化铁 SHU 555 C造影剂，已经能够在MRI引导下完成猪的2mm管径肾脏、腹部血管的导管插入、血管成形、支架植入术。因此，在介入的方法上发生了根本性的巨大改变，使患者和介入医生们更安全。

然而，MRI引导脑血管介入技术要成为现实依旧存在很多障碍。MRI的硬件和序列设计方面要使患者能接受，而且还必须是实时的。新的介入使用的材料必须能在高场强的环境里显影良好、安全、有效。

◆ 动脉内药物治疗的新进展

急性脑卒中药物溶栓治疗的研究方向集中于各种静脉或动脉注射重组组织型纤维蛋白酶原激活剂（rtPA）。目前，FDA与欧盟仅批准静脉内阿替普酶作为急性脑卒中的标准疗法。但是，静脉rtPA治疗急性脑卒中，由于多种原因疗效并不理想。由于狭窄的干预时间窗与严格的纳入标准，只有很少的患者（约3%）可以接受静脉rtPA治疗[20]。此外，静脉rtPA疗法的血管再通率也获益不多，颈动脉栓塞的再通率为10%，大脑中动脉（MCA）的再通率在30%左右。静脉rtPA的临床疗效与预后也不尽如人意（仅36%患者mRS评分 ≤2）[21]。因此需要开发一种更为有效的治疗方案。单纯动脉溶栓或与静脉rtPA联合治

疗急性血栓性卒中，已经显示出希望[1, 22, 23]。经动脉途径有更好的血管再通率，而且使用的溶栓药物的剂量更低，并可延长治疗的时间窗。目前更新的、实验用的、不同作用机制的多种溶栓药物都在使用和研究中，包括纤溶酶原激活剂、直接的纤溶剂、溶解纤维蛋白原的药物（见表22-1）。

表22-1 可能应用于急性缺血性脑卒中的新的实验性溶栓药物

纤溶酶原激活剂	
孟替普酶（Monteplase）	无相关研究
拉诺替普酶（Lanoteplase）	无相关研究
帕米普酶（Pamiteplase）	无相关研究
葡激酶（Scaphylokinase）	无相关研究
去氨普酶（Desmoteplase）	在一些研究中有希望从吸血蝙蝠唾液中提取，有效且选择性更高
纤溶剂	
V10153	人体重组的纤溶酶原激活到纤溶酶
微纤维蛇毒纤溶酶（Microplasmin Alfimeprase）	从铜斑蛇毒液中分离的纤溶酶
溶解纤维蛋白原药物	
Ancord	马来纹孔蝰蛇毒液分离产物，可抑制纤维蛋白原激活

◆ 新的介入血管重建的技术

急性溶栓加强技术

使纤维蛋白溶解的溶栓加强主要是指超声技术。理论上，超声波可以通过改变斑块的结构暂时提高其渗透性，通过声压的作用，使溶栓药物渗入斑块，以达到加速斑块的溶解的效果。最初的实验是在静脉用rtPA时采用经颅多普勒影像进行的，即"全身用tPA联合经颅多普勒治疗急性脑缺血试验"（CLOTBUST），最初的结果就令人感到很有希望。实验证实了静脉rtPA联合经颅多普勒治疗大脑中动脉闭塞的再通率为49%，而单纯静脉用rtPA

的再通率仅为30%[24, 25]。进一步的研究采用静脉注射全氟丙烷脂质微球（一种在超声作用下可以膨胀的物质，它可以增强超声对血栓的破坏力）[26]。MicroLysUS灌注导管(EKOS; Bothell, WA)是一种可以用来作溶栓的输注导管，在它的远端有超声传感器。在"卒中的介入治疗"（interventional management of stroke, IMS）II期试验中评估了该设备的效果。试验的结果表明：它至少和传统的经动脉输注rtPA行溶栓治疗的微导管一样有效。评估该方法的IMS-III期试验正在进行。OmniWave血管内治疗系统(OmniSonics Medical Technologies, Wilmington, MA)，通过导管内的导丝发出低功率的超声能量，使导丝可以产生"气泡"效应，破坏血栓的纤维蛋白，但不损伤周围的血管壁。OmniWave目前在外周的动脉闭塞的治疗已经被认可。但在急性卒中方面还没有试验过。但是在溶栓和血管再通治疗中，它毕竟是一种对血栓可以产生破坏作用的辅助方法的技术象征。

急性血管闭塞的机械再通装置

机械性血管内取栓（Mechanical thrombectomy）突出的优点是免除了辅助性的药物性溶栓的使用。这个优点使得在卒中发作后的患者，即使超出了静脉或甚至动脉rtPA治疗的时间窗后仍然可以使用单纯的机械技术。目前关于机械性斑块损毁和抽回方面，出现了以下很多的新的技术。一种装置是NeuroJet，是在AngioJet装置的基础上改进、并专门为颅内的血管设计的。（AngioJet装置已经被FDA批准用于外周和颅内循环，这两种装置都来源于Possis Medical, Minneapolis MN)(图22-1)。装置的原理是通过末端喷出高压盐水喷雾并迅速回吸产生文氏管效应（Venturi effect），从而逐渐损毁并吸出栓子。有一项无对照研究报道了AngioJet在急性脑卒中中的应用[27]。但是，由于预实验中出现导管难以在迂曲

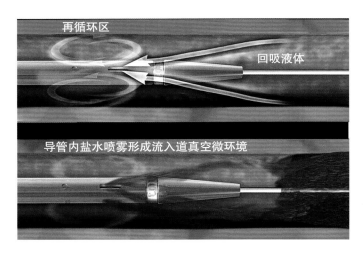

再循环区

回吸液体

导管内盐水喷雾形成流入道真空微环境

图22-1 AngioJet系统在利用盐水的喷射并再吸回导管，在导管头端造成一个低压区，达到吸引的作用（Courtesy of Possis Medical Inc., Minneapolis, MN.）。

的颅内血管中输送和近端的血管损伤的情况，被迫终止了这项研究[28, 29]。其他运用相似原理，最初为颅外的血管设计的器械还有：Hydrolyzer（Cordis Endovascular, Warren, NJ）、Amplatz Thrombectomy Device（Microvena, White Bear Lake, MN），和Oasis Thrombectomy Catheter（Boston Scientific, Natick, MA）等。

F.A.S.T. 导管（Genesis Medical Interventional, Redwood City CA）是一个混合的设备，在斑块远端闭塞，在斑块近端抽吸。这一设备主要用于外周血管治疗，其运用于颅内血管的模型还处于研究阶段。

Vasco 35 导管（Balt Extrusion, Montmorency, France）已在欧洲被批准用于近端的血栓抽吸。Vasco 35导管远端直径4.2 F，并通过20ml注射器产生吸力。与其他设备相比（如Catch 等远端篮式回抽器），Vasco 35仅有39.4%的血管再通率，但却显著减少了远端栓塞与血管损伤的发生[30]。

这一领域的另一项革新是血管内光子声波血管再通系统（EPAR）（EndoVasix, Belmont, CA; now W.L. Gore & Associates, Flagstaff, AZ）（图22-2）。

这套设备通过向导管头端发出的激光束传递光子能量，这种能量产生局部的声波，导致血栓形成微泡沫和乳化作用。不连接吸引系统。在预实验，EPAR取得了61.1%的再通率[31]。但是另一种激光辅助乳化设备的实验却因为难以在脑血管中通过而终止[32]。

颅内血管慢性狭窄的新的支架技术

动脉粥样硬化性血管狭窄是缺血性脑卒中的主要原因，常见于非洲裔美国人、亚裔和拉丁裔患者[33]。即使应用抗血小板和抗凝血治疗，高度脑血管狭窄患者仍有20%的脑卒中发生率[34]。而且颅外−颅内搭桥手术也未被证实对该病有效[35]。颅内血管支架植入术治疗颅内血管狭窄的技术成功率已达到83%~100%，围术期脑卒中病死率为0%~12.5%之间[36-39]。但是中期结果显示有较高的让人失望的再狭窄率[40, 41]。市场上新一代的治疗颅内狭窄的支架（还没最后被确认）或许成为治疗颅内血管狭窄的未来[42]。

改进的球囊扩张式支架

颅内血管狭窄的支架治疗最早采用冠状动脉的球囊扩张支架，这种支架由于比较坚硬，在迂曲的脑血管内受限，因此用于颅内不是很理想。新一代的球囊扩张式支架，例如Pharos（Micrus Endovascular, San Jose, CA）和Boa and Channel（Balt Extrusion, Montmorency, France），已经问世。它被预装在一个可以快速交换的经皮腔内血管成形导管，并且是专门为颅内血管介入治疗设计的。Pharos支架已经在欧洲和拉丁美洲被批准临床使用，但尚未被美国FDA批准。两项关于Pharos支架的研究分别在欧洲和拉丁美洲进行[43, 44]。两项研究都显示Pharos支架治疗颅内血管狭窄是可行的，而且有高的技术成功率和低的

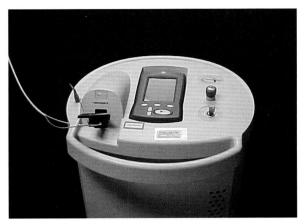

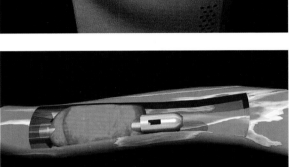

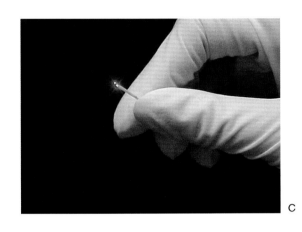

图22-2 血管内光子声波血管再通系统（EPAR）。（A）激光光源与导管。（B）脑血管的图像显示EPAR在血栓内治疗的部位。（C）导管头。（Courtesy of W.F. Gore & Associates Flagstaff AZ.）

再狭窄率。

改进的药物洗脱支架

自膨式裸金属支架，如Wingspan stent (Boston Scientific)，治疗颅内动脉粥样硬化性疾病的支架内再狭窄率为30%~40%[40,41]。在某些特定的血管节段，特别是颈内动脉床突上段，支架内再狭窄的发生率高达66%。针对再狭窄的问题，生物医学的工厂设计新一代的有特殊药物涂层的支架，这些可以被洗脱出来的药物包括：西罗莫司、紫杉醇、ABT578、他克莫司以及依维莫司等。这种药物目的在于早期使活化的内皮细胞再增殖，预防血管平滑肌细胞的增生。因为有可能成为降低血管再狭窄率的有效方法，药物洗脱支架一直受到密切的关注。其中，已经有三种支架被FDA批准应用于冠状动脉狭窄。

首先获批的是2003年西罗莫司Cypher支架（Cordis, Johnson & Johnson, Warren, NJ）。此后，紫杉醇洗脱支架（Taxus; Boston Scientific）和 Xience V 依维莫司洗脱支架也分别在2004年和2008年获批上市。目前我们发现Xience支架治疗椎动脉狭窄的结果非常出色，支架内再狭窄率从裸支架的40%降到20%（降低了50%）。

各种不同的药物洗脱支架已经初露端倪，这些药物包括生长抑制因子（抗有丝分裂的）（如西罗莫司类似物和放线菌素）、抗炎药物（如地塞米松）、促愈合因子（如17p-雌二醇）及免疫抑制的药物。采用质验DNA药物洗脱支架技术是一个新的思路，即希望包被质粒DNA编码，编码内皮生长因子2表达，以显著减少再狭窄率。搭载干细胞的支架也在研究行列。还有更新的进展包括可生物降解的支架，这种技术的目的也是希望能防止长期的和支架相关的并发症[46]。

◆ （脑部）整体再灌注

（脑部）整体再灌注可以通过"3H"疗法（高血压、高血容量、血液稀释）或机械装置（主动脉内球囊闭塞）等手段实现。NeuroFlo设备（Co-Axia, Maple Grove, MN）是一种特殊的双球囊导管，可以分别部分阻断肾动脉上下的主动脉血流，从而在不提高平均动脉压的基础上，提升脑血流灌注。NeuroFlo技术在缺血性脑卒中应用的安全性和有效性试验（The Safety and Efficacy of NeuroFlo Technology in Ischemic Stroke (SENTIS) Trial, SENTIS）是一项多中心的、随机的、前瞻性的III期研究[47]，该研究评估了急性缺血卒中患者在行主动脉部分阻断后脑灌注的增加，并与对照组（常规治疗组）比较。随访的时间为24h和90d。不良事件（致死和非致死）均匀地分布在两组，两组各有16例（34%）。但是治疗组的死亡率(6.4%)比对照组(14.9%)明显低。而且在对照组中有更高的卒中进展率(8.5%)和出血转化率(4.3%)。因此，NeuroFlo系统至今已被证实可安全用于临床，并可能对改善急性卒中人群的生存是有帮助的。

◆ 血流逆转

当使完全闭塞的动脉（如颅内甚至颅外的ICA）恢复血流时，可以采用血流逆转技术。其原理是在实施支架置入的血管再通手术过程中使血流逆转。这种血液分流（血流逆转）包括从颅内到颅外，或从颅内到股静脉，之间通过一个滤器，如Gore血流逆转系统（W.L. Gore & Associates)。在我们中心，我们也曾应用此技术做过两个慢性的多发的急性ICA闭塞实施开放的病例。Terada等人报道了15例采用血流逆转技术的患者[48]。他们在实施血管再通手术过程中，为防止栓子性卒中，采用了Parodi栓子保护系统（W.L. Gore and Associates），即将血流从远端的ICA逆转到颈总动脉。15例ICA闭塞的患者采用了血流逆转技术，14例达到血管再通，其中10例在颈段ICA，4例在岩骨段/海绵窦段。血管再通后，缺血症状得到缓解，而且没有新的治疗相关的缺血症状出现。单光子发射计算机断层扫描（SPECT）的检查结果表明，所有患者之前受损害的脑血流动力学均得到改善。我们建议把这项新技术作为一种改良的近端保护技术，特别是处理较大的血栓。

关于血流逆转的一个更值得关注的理念，实际上是通过一个泵使动脉血（直接）流入静脉，这样本来正常的血流逆向灌注毛细血管床。在一个狒狒实验中，闭塞大脑中动脉后，将导管（一端插入股动脉）另一端插入横窦，通过一个泵（以合适的压力）将来源于股动脉的动脉血灌入横窦[49]。研究人员指出，血管转流可以改善体感诱发电位和减少梗死体积。ReviveFlow（ReviveFlow, Quincy, MA）就是根据这个理念设计的，即用球囊导管闭塞单侧或双侧的颈内动脉和颈内静脉，可以收集颈内动脉中的血液，并泵入闭塞的颈内静脉。这一装置的评估目前还处于临床研究阶段。

◆ 神经保护

神经保护的目的是为了挽救因缺血而处于危险中的神经组织。但这一领域的方法很多都是不确定的。过多的药物在动物实验中被证明有效，却没有一项进入临床初期研究。通过对神经元缺血环境的控制，有希望延长时间窗，以重建血流，尤其是通过药物或介入的方法。一个有希望的治疗策略是心脏骤停时的低温治疗。通过降低体温减少缺血组织氧耗，大脑可以耐受比正常体温时更长的缺血时间。许多针对这一策略的临床研究正在进展中。

另一种策略来自于一项四环素类抗生素米诺环素作用与神经变性疾病的研究。虽然研究开放标记研究并未没有显示出米诺环素可以使肌萎缩侧索硬化和帕金森病患者受益，但是前期的一项研究（开放标记研究）显示，米诺环素可以显著改善急性脑卒中患者3个月时的预后[52]。可能的作用机制是米诺环素抑制了小胶质细胞的激活，从而抑制增强急性脑卒中的继发损伤的某些通路。

表22-2　神经保护策略与药品

药物：	
白蛋白	米诺环素, 抗生素
星形胶质细胞调节剂	中性粒细胞黏附分子拮抗剂
β 受体阻断剂	一氧化氮
钙离子螯合剂	阿片受体拮抗剂
CNS激动剂	渗透性脱水剂
糖皮质激素	氟碳（氧化的碳氟化合物）
成纤维细胞生长因子	磷脂酰胆碱前体
血流增加剂	钾离子通道激动剂
自由基清除剂	前列腺素类
GABA 拮抗剂	5-羟色胺拮抗剂
神经节苷脂	5-羟色胺受体拮抗剂
甘氨酸	5-羟色胺再摄取抑制剂
谷氨酸盐拮抗剂	钠离子通道阻断剂
白介素-1受体拮抗剂	他汀类
离子通道调节剂	血管扩张剂
铁离子螯合剂	
镁离子	

其他策略

血压相关	低体温
血糖控制相关	激光辅助设备
偏侧颅骨切除术	氧疗
血液稀释	中国传统医学
高压氧	扩容

处于研究中的产品（pipline products）
Branosyn (repinotan) (BAY x3702) DP-b99BIII-890-CL
Cerovive (NXY-059) Branosyn (repinotan) (BAY x3702) DP-b99
Citicoline Cerovive (NXY-059) Branosyn (repinotan) (BAY x3702)
ONO-2506 Citicoline Cerovive (NXY-059)
Semax ONO-2506 Citicoline
SUN-N4057 Semax ONO-2506
Tacrolimus SUN-N4057 Semax
Traxoprodil (CP-101606) Tacrolimus SUN-N4057
Traxoprodil (CP-101606) Tacrolimus
Traxoprodil (CP-101606)
BIII-890-CL
DP-b99BIII-890-CL

缩写: CNS, 中枢神经系统; GABA, , γ-氨基丁酸.

◆ **结语**

急性脑卒中是成人常见致死原因的第三名和成人的首要致残原因。到目前为止，FDA批准的血管再通治疗，基于I级证据的只有静脉rtPA治疗。机械材料治疗的证据是基于前瞻性的、无对照的研究（II 级证据），可以用于那些还未接受rtPA治疗，或在rtPA治疗后无改善的患者。但是正如上面介绍的，针对这个脑的最重要疾病的技术革命不断在进行，目的就是使处于半暗带的血管再通。急性脑卒中患者的急诊生理影像的进步，可以帮助我们鉴别哪些患者最可能从介入治疗中获益，哪些患者如果行介入治疗可以伤害最小。精心考虑的药物治疗的进步，对溶栓治疗的安全性是十分关键的。许多新的材料已经初显成效。但是所有这些方法都一律要经过"在迂曲的、有粥样硬化的、不顺从的血管结构内插管"的考验。不难相信，材料科学和生物医学工程的不断发展最终将会为解决这些常见问题提供一个可行的解决方案。但是究竟哪种策略将是最有效的，目前尚不能定论。

参考文献

［1］ Furlan A, Higashida R, Wechsler L, et al. Intra-arterial prourokinase for acute ischemic stroke. The PROACT II study: a randomized controlled trial. Prolyse in Acute Cerebral Thromboembolism. JAMA 1999;282(21):2003-2011

［2］ Molyneux A, Kerr R, Stratton I, et al; International Subarachnoid Aneurysm Trial (ISAT) Collaborative Group. International Subarachnoid Aneurysm Trial (ISAT) of neurosurgical clipping versus endovascular coiling in 2143 patients with ruptured intracranial aneurysms: a randomised trial. Lancet 2002;360(9342):1267-1274

［3］ Molyneux AJ, Kerr RS, Birks J, et al; ISAT Collaborators. Risk of recurrent subarachnoid haemorrhage, death, or dependence and standardised mortality ratios after clipping or coiling of an intracranial aneurysm in the International Subarachnoid Aneurysm Trial (ISAT): long-term follow-up.

Lancet Neurol 2009;8(5):427–433

[4] Zarins CK, White RA, Diethrich EB, Shackelton RJ, Siami FS; CaRESS Steering Committee and CaRESS Investigators. Carotid revascularization using endarterectomy or stenting systems (CaRESS): 4–year outcomes. J Endovasc Ther 2009;16(4):397–409

[5] Glynn LE. Medial defects in the circle of Willis and their relation to aneurysm formation. J Pathol Bacteriol 1940;51:213–221

[6] Lang J. Clinical Anatomy of Brain Stem Vessels. New Haven, CT: Miles Pharmaceutical; 1983

[7] Stephens RB, Stilwell DL. Arteries and Veins of the Human Brain. Springfield, IL: Charles C. Thomas; 1969

[8] Walmsley JG, Canham PB. Orientation of nuclei as indicators of smooth muscle cell alignment in the cerebral artery. Blood Vessels 1979;16(1):43–51

[9] Wehman JC, Holmes DR Jr, Ecker RD, et al. Intravascular ultrasound identification of intraluminal embolic plaque material during carotid angioplasty with stenting. Catheter Cardiovasc Interv 2006;68(6): 853–857

[10] Wehman JC, Holmes DR Jr, Hanel RA, Levy EI, Hopkins LN. Intravascular ultrasound for intracranial angioplasty and stent placement: technical case report. Neurosurgery 2006; 59(4, Suppl 2)E481–E483

[11] Böhringer HJ, Lankenau E, Rohde V, Hüttmann G, Giese A. Optical coherence tomography for experimental neuroendoscopy. Minim Invasive Neurosurg 2006;49(5): 269–275

[12] Boppart SA. Optical coherence tomography: technology and applications for neuroimaging. Psychophysiology 2003;40(4):529–541

[13] Gratton G, Fabiani M, Elbert T, Rockstroh B. Seeing right through you: applications of optical imaging to the study of the human brain. Psychophysiology 2003;40(4):487–491

[14] Jang IK, Bouma BE, Kang DH, et al. Visualization of coronary atherosclerotic plaques in patients using optical coherence tomography: comparison with intravascular ultrasound. J Am Coll Cardiol 2002;39(4): 604–609

[15] MacNeill BD, Lowe HC, Takano M, Fuster V, Jang IK. Intravascular modalities for detection of vulnerable plaque: current status. Arterioscler Thromb Vasc Biol 2003;23(8):1333–1342

[16] Tearney GJ, Yabushita H, Houser SL, et al. Quantification of macrophage content in atherosclerotic plaques by optical coherence tomography. Circulation 2003;107(1):113–119

[17] Yabushita H, Bouma BE, Houser SL, et al. Characterization of human atherosclerosis by optical coherence tomography. Circulation 2002;106(13):1640–1645

[18] Yamagishi M, Terashima M, Awano K, et al. Morphology of vulnerable coronary plaque: insights from follow-up of patients examined by intravascular ultrasound before an acute coronary syndrome. J Am Coll Cardiol 2000;35(1):106–111

[19] Wacker FK, Reither K, Ebert W, Wendt M, Lewin JS, Wolf KJ. MR image–guided endovascular procedures with the ultrasmall superparamagnetic iron oxide SH U 555 C as an intravascular contrast agent: study in pigs. Radiology 2003;226(2):459–464

[20] Barber PA, Zhang J, Demchuk AM, Hill MD, Buchan AM. Why are stroke patients excluded from TPA therapy? An analysis of patient eligibility. Neurology 2001;56(8):1015–1020

[21] Wolpert SM, Bruckmann H, Greenlee R, Wechsler L, Pessin MS, del Zoppo GJ. Neuroradiologic evaluation of patients with acute stroke treated with recombinant tissue plasminogen activator. The rt–PA Acute Stroke Study Group. AJNR Am J Neuroradiol 1993;14(1):3–13

[22] Investigators IMS; IMS Study Investigators. Combined intravenous and intra–arterial recanalization for acute ischemic stroke: the Interventional Management of Stroke Study. Stroke 2004;35(4):904–911

[23] IMS II Trial Investigators. The Interventional Management of Stroke (IMS) II Study. Stroke 2007;38(7):2127–2135

[24] Alexandrov AV. Ultrasound identification and lysis of clots. Stroke 2004; 35(11, Suppl 1)2722–2725

[25] Alexandrov AV, Molina CA, Grotta JC, et al; CLOTBUST Investigators. Ultrasound–enhanced systemic thrombolysis for acute ischemic stroke. N Engl J Med 2004;351(21):2170–2178

[26] Alexandrov AV, Mikulik R, Ribo M, et al. A pilot randomized clinical safety study of sonothrombolysis augmentation with ultrasound–activated perflutren-lipid microspheres for acute ischemic stroke. Stroke 2008;39(5):1464–1469

[27] Bellon RJ, Putman CM, Budzik RF, Pergolizzi RS, Reinking GF, Norbash AM. Rheolytic thrombectomy of the occluded internal carotid artery in the setting of acute ischemic stroke. AJNR Am J Neuroradiol 2001;22(3):526–530

[28] Molina CA, Saver JL. Extending reperfusion therapy for acute ischemic stroke: emerging pharmacological, mechanical, and imaging strategies. Stroke 2005;36(10):2311–2320

[29] Nesbit GM, Luh G, Tien R, Barnwell SL. New and future endovascular treatment strategies for acute ischemic stroke. J Vasc Interv Radiol 2004;15(1 Pt 2):S103–S110

[30] Gralla J, Schroth G, Remonda L, Nedeltchev K, Slotboom J, Brekenfeld C. Mechanical thrombectomy for acute ischemic

stroke: thrombus-device interaction, efficiency, and complications in vivo. Stroke 2006;37(12): 3019-3024

[31] Berlis A, Lutsep H, Barnwell S, et al. Mechanical thrombolysis in acute ischemic stroke with endovascular photoacoustic recanalization. Stroke 2004;35(5):1112-1116

[32] Lutsep H. Mechanical thrombolysis in acute stroke. eMedicine Neurology. Available at: http://emedicine. medscape.com/article/1163240 print. Accessed March 5, 2010

[33] Benesch CG, Chimowitz MI; The WASID Investigators. Best treatment for intracranial arterial stenosis? 50 years of uncertainty. Neurology 2000;55(4):465-466

[34] Chimowitz MI, Kokkinos J, Strong J, et al. The Warfarin-Aspirin Symptomatic Intracranial Disease Study. Neurology 1995;45(8):1488-1493

[35] The EC/IC Bypass Study Group. Failure of extracranial-intracranial arterial bypass to reduce the risk of ischemic stroke: results of an international randomized trial. N Engl J Med 1985;313(19): 1191-1200

[36] Gomez CR, Misra VK, Campbell MS, Soto RD. Elective stenting of symptomatic middle cerebral artery stenosis. AJNR Am J Neuroradiol 2000;21(5):971-973

[37] Gomez CR, Misra VK, Liu MW, et al. Elective stenting of symptomatic basilar artery stenosis. Stroke 2000;31(1):95-99

[38] Mori T, Kazita K, Chokyu K, Mima T, Mori K. Short-term arteriographic and clinical outcome after cerebral angioplasty and stenting for intracranial vertebrobasilar and carotid atherosclerotic occlusive disease. AJNR Am J Neuroradiol 2000;21(2):249-254

[39] Rasmussen PA, Perl J II, Barr JD, et al. Stent-assisted angioplasty of intracranial vertebrobasilar atherosclerosis: an initial experience. J Neurosurg 2000;92(5):771-778

[40] Albuquerque FC, Levy EI, Turk AS, et al. Angiographic patterns of Wingspan in-stent restenosis. Neurosurgery 2008;63(1):23-27

[41] Turk AS, Levy EI, Albuquerque FC, et al. Influence of patient age and stenosis location on wingspan in-stent restenosis. AJNR Am J Neuroradiol 2008;29(1):23-27

[42] Mocco J, Darkhabani Z, Levy EI. Pharos neurovascular intracranial stent: elective use for a symptomatic stenosis refractory to medical therapy. Catheter Cardiovasc Interv 2009;74(4):642-646

[43] Freitas JM, Zenteno M, Aburto-Murrieta Y, et al. Intracranial arterial stenting for symptomatic stenoses: a Latin American experience. Surg Neurol 2007;68(4):378-386

[44] Kurre W, Berkefeld J, Sitzer M, Neumann-Haefelin T, du Mesnil de Rochemont R. Treatment of symptomatic high-grade intracranial stenoses with the balloon-expandable Pharos stent: initial experience. Neuroradiology 2008;50(8):701-708

[45] Steinfort B, Ng PP, Faulder K, et al. Midterm outcomes of paclitaxeleluting stents for the treatment of intracranial posterior circulation stenoses. J Neurosurg 2007;106(2):222-225

[46] Basalus MW, van Houwelingen KG, Ankone M, de Man FH, von Birgelen C. Scanning electron microscopic assessment of the biodegradable coating on expanded biolimus-eluting stents. EuroIntervention 2009; 5(4):505-510

[47] Uflacker R, Schönholz C, Papamitsakis N; SENTIS trial. Interim report of the SENTIS trial: cerebral perfusion augmentation via partial aortic occlusion in acute ischemic stroke. J Cardiovasc Surg (Torino) 2008;49(6):715-721

[48] Terada T, Okada H, Nanto M, et al. Endovascular recanalization of the completely occluded internal carotid artery using a flow reversal system at the subacute to chronic stage. J Neurosurg 2010;112(3):563-571

[49] Frazee JG, Luo X, Luan G, et al. Retrograde transvenous neuroperfusion: a back door treatment for stroke. Stroke 1998;29(9):1912-1916

[50] Donnan GA. The 2007 Feinberg lecture: a new road map for neuroprotection. Stroke 2008;39(1):242-248

[51] Ginsberg MD. Neuroprotection for ischemic stroke: past, present and future. Neuropharmacology 2008;55(3):363-389

[52] Lampl Y, Boaz M, Gilad R, et al. Minocycline treatment in acute stroke: an open-label, evaluator-blinded study. Neurology 2007; 69(14):1404-1410

第23章

生理影像

Jeffrey A. Bennett and Sharatchandra S. Bidari

◆ 背景

脑血管病生理影像的检查目的是为治疗提供依据，以保护有正常功能的脑组织。对特定部位脑组织代谢需求的了解，有助于判断脑组织是否面临危险。必须了解某些脑细胞对ATP有更高的需求，比如苍白球的神经元和海马旁的灰质比其他部位的细胞（如白质传导束）对氧和营养不足所引起的损伤更敏感。

磁共振（MRI）、计算机断层扫描（CT）和血管造影这些解剖的成像可以提供动脉或静脉管腔内疾病的精确特点。CT血管成像技术的不断进步，甚至有代替诊断性介入血管造影的趋势。最近的320排螺旋CT甚至可以提供CT血管造影的时相。但是，这些解剖数据不能反映脑组织能量供应的情况。而快速发展的生理成像技术，通过测量脑血流动力学和脑代谢则可满足这种需要。

CT灌注成像，通过静脉集中快速注射含碘的造影剂，获得脑血流量、脑血容量和平均通过时间等信息图形，以确定组织活力[1]。利用含钆增强剂的MRI扫描也可以获得相似的图形[2]。将这些资料和MRI弥散加权成像相比较，就可以估计缺血的核心部分和缺血半影区的范围。CT灌注或MR灌注都可以采用乙酰唑胺激发试验，可以帮助判断脑血流的储备情况[3]，可以显示侧支循环的供血情况。某些MR的特殊的序列（如自旋标记序列，arterial spin labeling,）可以提供来源于每根血管供血的脑组织区域的数据，可以帮助详细描述分水岭的区域，可以分别显示不同的受损害的脑血管[4, 5]。核医学检查，尤其是正电子发射断层扫描（PET）也被用来直接测定生理参数，如：局部氧和葡萄糖的代谢率，以及组织氧摄取指数(OEF)等[6]。

本章主要对生理的影像技术做一回顾，以实际应用为主，包括适应证、图像或结果分析以及可能的缺陷和假象。重点集中在CT灌注方面，它是目前临床应用最多的检查手段。

◆ 适应证

急性脑卒中一直是临床研究的焦点，急性卒中影像学标准的检查方法仍然是无增强的头部CT，因为它可决定是否有静脉使用rPA的禁忌证存在，禁忌证主要是出血，当然如果梗死范围大于大脑中动脉供血区域的1/3，静脉使用rPA也会有增加出血转化的危险[7]。在FDA批准的急性脑卒中治疗方案中，静脉tPA溶栓治疗的时限为发病后3h，机械取栓（MERCI，Concentric Medical, Mountain View, CA）的时限为9h。正是由于"严格"的时间限制，许多患者并不适合接受针对挽救缺血脑组织的相关治疗。生理影像检查的目标之一就是确定哪些患者可以在超出时间窗以后仍然可以从治疗中获益。主要通过确定是否有梗死的核心区和周围的缺血半暗带区是否有不匹配来达到这个目的。行CT灌注或MR灌注检查都可以[8]。

对此适应证的判断，与在蛛网膜下腔出血的患者出现血管痉挛时，对脑组织的风险的判断是类似的。这些信息可结合临床症状来评估是否可以行经动脉内介入治疗。如果发现有完全性梗死，这种检查也可帮助确认不需要再进行血管痉挛的（介入）治疗，因为有再灌注后出血的风险。

有研究临床指征时，采用乙酰醋胺激发试验可以对患者的危险进一步分级，包括对有症状或无症状的颈动脉狭窄患者的脑梗死危险进行分级，和对将要行心脏或颈动脉手术的患者卒中危险分级。该项研究可以作为评估以上患者及烟雾病患者的侧支循环效果的一种方法，帮助确定哪一类患者可以从颅外-颅内搭桥手术中获益。

◆ 技术

MRI弥散加权、MR灌注扫描和颈段及颅内的MRA所提供的信息本质上与CT扫描、CT血管造影、CT灌注相同。但是CT比MRI更便捷，也更快速，这在"时间就是脑"这个问题上很关键。碘造影剂已被FDA批准用于CT灌注检查，而钆用于MR灌注则没有被批准。因此软件公司更多地集中在CT灌注图形的开发。由于MR灌注扫描T2加权的信号缺失与脑内钆造影剂的浓度也不是呈线性关系，而MR灌注的图形是靠T2加权生成的，所以，MR灌注只能得到相对的非定量的图形。相反，由于组织中造影剂浓度与CT值（HU）的衰减为线性相关，CT灌注成像可以生成定量的图像。

而CT造影剂在组织内浓度与CT值（Hounsfield unit，HU)的衰减是线性的关系，因此CT灌注可以得到定量的图形。CT灌注局限性是关于它能覆盖的范围。与MR灌注是全脑灌注不同，CT灌注则受探测器宽度（层厚）的限制。这是因为探测器从同一个脑部区域中快速的一次又一次的采集数据，但造影剂流进流出大脑的速度比检查床移动的速度还快。例如，16排CT可以获得2cm层厚的数据，仅能构建两个10mm厚相邻薄层组织的灌注图像；64排螺旋CT扫描厚度为4cm，进而重建4个10mm厚毗邻层面的图像。因此，扫描位置需要根据目标血管的位置认真选取。不过，最新的320排CT因为能一次性收集16cm层厚的数据，所以可以完成全脑的CT灌注成像（图23-1）。

CT灌注成像时，需要快速注射碘造影剂。经典的注射方式是以5~7ml/s的速度静脉推注35~50ml高浓度（350g/dl）造影剂，用快速压力注射器比较合适，然后再以相同速度继续注射20~40ml生理盐水。整个造影过程在75~90s之间。前40s，每秒钟扫描一次；然后，以每2~3s扫描一次的速度，持续扫描35~45s。当造影剂首次通过脑毛细血管床的期间，以上扫描时间对收集完整的组织浓度曲线是有必要的，甚至包括那些心脏输出功能不好或有近端颈动脉狭窄或闭塞的患者。不

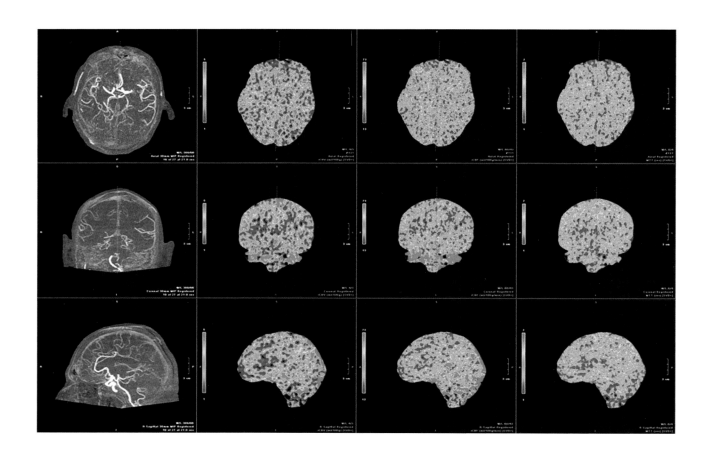

图23-1 用东芝Aquilon one（320排容积CT）采集的全脑灌注图像显示平均通过时间正常。分别用轴位、冠状位、矢状位显示脑血流量和脑血容量的彩色图像，影像用多平面模式（MRR format）显示，可以在工作站上处理。

过，摄片的最佳时间还未最终确定。但是，在不降低数据精确性的前提下，适当延长摄片时间间隔，可以有效降低患者接受的辐射剂量。

灌注图像目前由商用的软件包提供的去卷积法重建。选定一个动脉，最好是与影像的平面垂直，以减少体积平均，结果是基于动脉的输入函数计算出来的。选择静脉窦作为静脉输出函数，作为一个缩放比例因子，这也是计算出定量的灌注检查数据必不可少的。然后创建出平均通过时间（MTT）、脑血流量（CBF）和脑血容量（CBV）的图形。为了改善这些图像的精确性，可以通过消除一些不相关的像素达到。可以将HU值小于0的像素点（气体、脂肪组织）以及HU值在60与80之间的像素点（血液、钙化斑、金属）分段剔除。此外，软脑膜血管也可能产生大脑皮质伪高灌注图像。通过去除血流大于8ml/min的像素点可以剔除相应伪像。

CT灌注和MR灌注都可以采用乙酰唑胺激发试验来进一步评估脑血管的储备功能。实验的禁忌证包括：硫过敏、严重的肝肾疾病、电解质失衡和肾上腺皮质功能减退症。先获得一个灌溉的基线。成人的标准剂量为静脉注射1000mg乙酰唑胺，15min后再次灌注检查。

◆ 图像分析和应用

CT灌注和MR灌注检查结果的分析，主要基于对生成的图形的比较。平均通过时间（MTT）被定义为：血液流经特定的脑组织区域所需要的（平均通过的）时间，记录单位为（s）。脑血流量（CBF）为血流流经脑组织的区域时，每单位时间的血流量。记录单位为ml/100g组织·s。脑血容量（CBV）为血液流经脑组织某区域时，在任何时间血液的总量，记录单位为：ml/100g组织。表23-1提供了CT灌注图像分析的一般原则。

在CT灌注成像中，梗死灶的核心MTT延长，CBF、CBV下降。图像中的低血流量和低血容量区域与MRI弥散加权成像中的缺血核心区域高度吻合（图23-2）[9, 10]。缺血半影区低灌注组织在CT中表现为延长的MTT、轻度至中度下降的CBF，但CBV并没有明显的变化或仅有轻微减低（图23-3）。这部分半影区组织是治疗的主要对象。

生理的影像可以被用来测定慢性血管狭窄患者的脑血管的贮备，或其血管代偿性扩张的程度。颈段或颅内的动脉狭窄或闭塞的患者，会出现小动脉自动调节性扩张，并导致血管阻力下降。这些可以通过灌注检查发现局部的MTT延长和CBV升高(图23-4)。如果小动脉的扩张没有达到极点，CBF和氧摄取指数（OEF）可保持相对不变。当进一步下降的灌注压由上升的OEF、下降的CBF和延长的MTT来代偿时，这种现象称为"贫瘠灌注"（misery perfusion）。即使灌注压下降，但脑组织的氧代谢率可以保持稳定不变。但当上升的OEF的代偿机制达到极限的时候，进一步下降的灌注压可能会导致脑缺血。

组织氧摄取指数(OEF)和脑组织氧消耗的代谢率可以用PET直接测定。但是，PET检查费用较高，所需的放射性同位素半衰期很短，而且需要在附近有一个回旋加速器来生产。因此，PET主要用于验证其他方法的有效性。另一项定量测量CBF的技术称为xenon CT，但还未被FDA批准运用临床[11]。

据报道[12]，在乙酰醋胺的研究中，有脑灌注检查结果有三种类型：第一类患者CBF基线正常，乙酰唑胺激发后CBF升高，提示血管狭窄对患者没有造成损害。第二类患者CBF基线降低，激发后升高，提示患者脑供血储备良好。第三类患者CBF基线降低，激发CBF进一步下降。这类患者没有脑血管的储备，因为他们在基线（用乙酰醋胺之前），受影响的血管供血区域内的血管扩张已经达到极限。这些患者处于梗死的高度危险之中，建议实行血管重建手术（图23-5）。

◆ 未来的方向

关于生理影像的发展非常迅速。在CT灌注方面，开发的软件包能自动生成CT灌注的图像。现行

表23-1 CT灌注成像结果分析

CT灌注成像参数	动脉狭窄/闭塞（侧支循环良好）	病理改变		
		可能会恢复的缺血的组织	处于危险的缺血的组织	可能是不可逆的损伤
MTT	延长	延长	延长	显著延长
CBF	正常	轻度~中度降低	显著降低	极度降低
CBV	正常	轻度~中度降低	中度降低	极度降低
介入治疗	没有必要	可以根据乙酰胜胺激发实验判断是否需要介入治疗	多数需要	可能对组织恢复无帮助

缩写：MTT, 平均通过时间；CBF, 脑血流量；CBV, 脑血容量；轻度~中度改变, 1~2个色阶变化；显著改变, 2个或2个以上色阶变化.

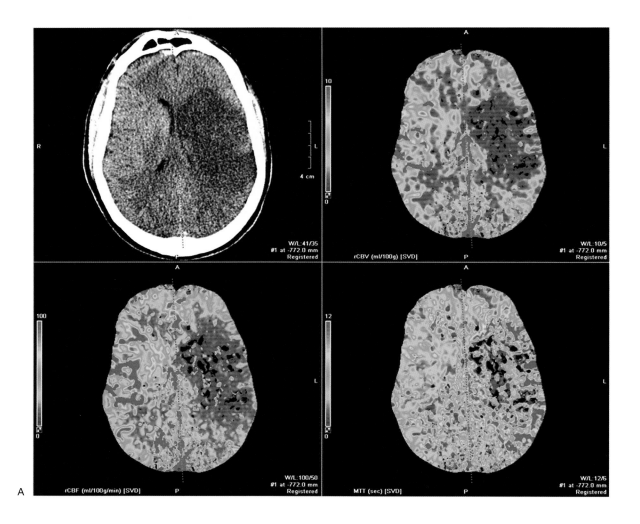

A

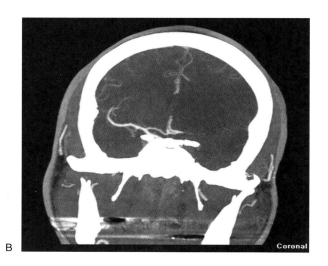

B

图23-2 （A）CT灌注成像，显示左侧大脑中动脉供血区MTT延长、CBF和CBV下降，符合"梗死"的表现。梗死区核心区域—左侧基底节区，没有显示MTT延长，却有CBF和CBV的下降。这种图像中颜色的"假象"可能因为供血动脉完全闭塞，探查不到血流所致。（B）最大密度投射（MIP）冠状CT血管造影显示左侧颈内动脉完全闭塞，大脑中动脉供血区侧支循环不良或没有侧支循环。可见左侧中动脉供血区细胞内水肿。

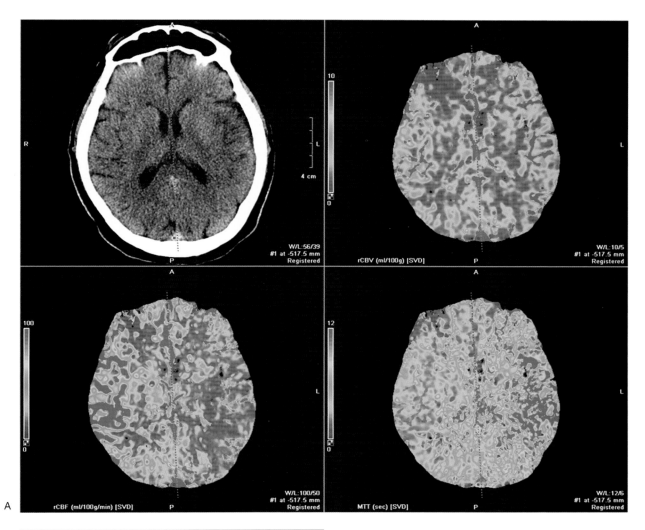

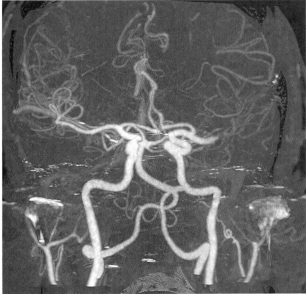

图23-3　（A）该患者表现为急性的症状。CT灌注图像显示左侧大脑中动脉（MCA）供血区、左侧大脑前动脉—MCA的分水岭区域、MCA--大脑后动脉的分水岭区域的MTT均延长。脑血流中度下降，脑血容量轻度降低。这些发现符合"处于危险的缺血的组织"表现。（B）减影的CT血管造影三维重建（容积再现）显示左侧大脑中动脉M1段远端完全闭塞，M3、M4段显影稀少说明侧支循环不良（与图23-4B比较）。

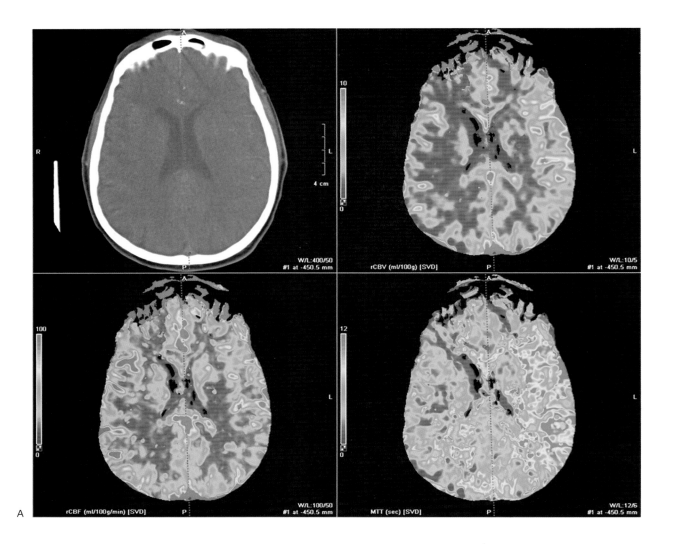

A

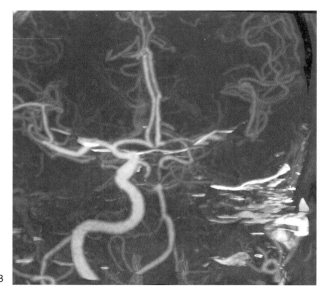

B

图23-4 （A）CT灌注检查显示左侧大脑中动脉区域MTT延长，CBF仍正常，CBV轻度升高。升高的CBV是由于中度的缺血的代偿现象所致（奢侈的灌注，luxury perfusion）。（B）CT三维血管重建显示左侧颈内动脉、大脑中动脉完全阻塞，大脑中动脉远端逆向充盈略。左侧大脑中动脉M3、M4段管径略大于对侧，这可以解释在颜色图像中的"奢侈"灌注现象。

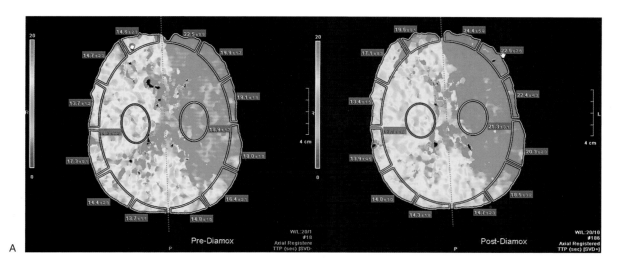

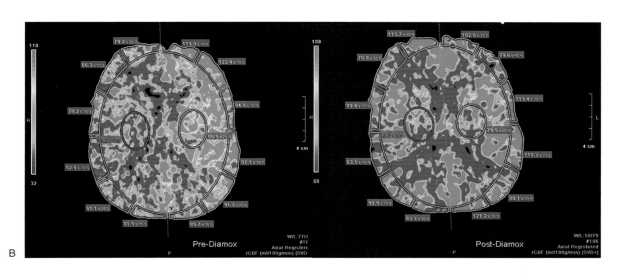

图23-5 左侧颈内动脉完全闭塞患者，乙酰醋胺使用前和使用后的CT灌注图像。分别显示达峰时间（TTP）、脑血流量（CBF）、脑血容量（CBV）。（A）乙酰醋胺应用前（左）与使用后（右）的TTP。乙酰醋胺使用前显示左侧大脑前动脉和大脑中动脉供血区TTP延长，说明有侧支循环供血。乙酰醋胺使用后TTP进一步延长，尤其是左侧基底节、大脑前动脉(ACA)–大脑中动脉（MCA）、大脑中动脉（MCA）––大脑后动脉(PCA)之间的分水岭区域。（B）乙酰醋胺使用前（左）与使用后（右）的CBF。使用前是正常的，但是在使用后，在左侧基底节、ACA–MCA、MCA––PCA之间的分水岭区域的CBF下降。

的重建技术需要人工选择动脉输入函数，并假设所有造影剂都同时到达测定的靶点。但这一假设显然不总能实现，比如当有严重的颈动脉狭窄而侧支循环又不好的情况。最新的成像技术通过循环行列式去卷积法消除误差[1, 13]。这一点对于以乙酰醋胺激发试验来确定脑血流储备的试验来说更为重要。对于检查结果的呈现形式还需要进一步标准化，需要用更精确的、定量的数值来确定异常值范围，以使检查结果更有效力，这样才能使灌注检查能得出更有说服力的精确的诊断。

通过CT与MR灌注成像技术，还可以获取更多的信息。比如，将CT灌注成像时间可以在原来75~90s的基础上额外延长2min，并每10~15s采集一次，就可以获得关于血脑屏障通透性的图像，升高

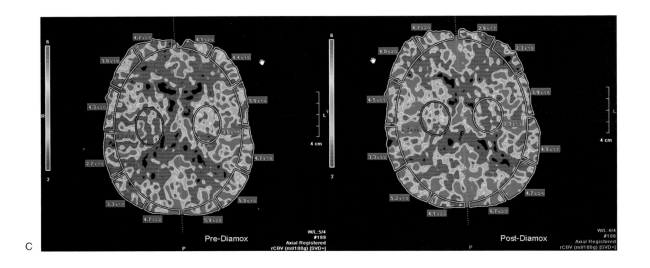

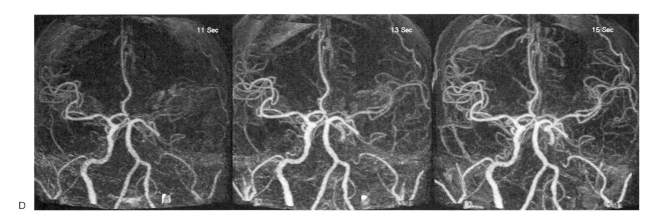

图23-5（续）　（C）乙酰醋胺应用前（左）使用后（右）的CBV。使用前脑血容量正常至轻度增加。但是在使用后，在左侧基底节、ACA-MCA、MCA--PCA之间的分水岭区域的CBV有相当程度的下降。这些在上述提到的CT灌注检查的发现，符合缺血核心区域储备缺乏的特征。建议做旁路手术。（D）　分别在11s、13s、15s的数字减影的CT血管造影三维重建（容积再现）图像。左侧床突上段的ICA和MCA显示造影剂显影延迟，并可见从前交通动脉和眼动脉的逆行充盈。这些发现符合"灌注异常"的表现。

的通透性可以提示患者在溶栓治疗后有出血增加的危险，而且通透性与卒中的预后相关。

随着MRI领域的进一步发展，还会有能辨识血管分布区与分水岭区的新技术出现[4]。例如，选择性动脉自旋标记，是一种完全无创的技术，已进入临床应用阶段。生理影像技术很可能将成为多种脑血管疾病的标准诊疗手段。

参考文献

［1］Konstas AA, Goldmakher GV, Lee T-Y, Lev MH. Theoretic basis and technical implementations of CT perfusion in acute ischemic stroke. Part 1: theoretic basis. AJNR Am J Neuroradiol 2009;30(4):662-668

［2］Zaharchuk G. Theoretical basis of hemodynamic MR imaging techniques to measure cerebral blood volume, cerebral blood flow, and permeability. AJNR Am J Neuroradiol 2007;28(10):1850-1858

［3］ Vagal AS, Leach JL, Fernandez-Ulloa M, Zuccarello M. The acetazolamide challenge: techniques and applications in the evaluation of chronic cerebral ischemia. AJNR Am J Neuroradiol 2009;30(5):876-884

［4］ van Laar PJ, van der Grond J, Hendrikse J. Brain perfusion territory imaging: methods and clinical applications of selective arterial spin-labeling MR imaging. Radiology 2008;246(2):354-364

［5］ Momjian-Mayor I, Baron JC. The pathophysiology of watershed infarction in internal carotid artery disease: review of cerebral perfusion studies. Stroke 2005;36(3):567-577

［6］ Powers WJ, Zazulia AR. The use of positron emission tomography in cerebrovascular disease. Neuroimaging Clin N Am 2003;13(4):741-758

［7］ Tissue plasminogen activator for acute ischemic stroke. The National Institute of Neurological Disorders and Stroke rt-PA Stroke Study Group. N Engl J Med 1995;333(24):1581-1587

［8］ Schaefer PW, Barak ER, Kamalian S, et al. Quantitative assessment of core/penumbra mismatch in acute stroke: CT and MR perfusion imaging are strongly correlated when sufficient brain volume is imaged. Stroke 2008;39(11):2986-2992

［9］ Konstas AA, Goldmakher GV, Lee T-Y, Lev MH. Theoretic basis and technical implementations of CT perfusion in acute ischemic stroke. Part 2: technical implementations. AJNR Am J Neuroradiol 2009;30(5): 885-892

［10］ Murphy BD, Fox AJ, Lee DH, et al. White matter thresholds for ischemic penumbra and infarct core in patients with acute stroke: CT perfusion study. Radiology 2008;247(3):818-825

［11］ Wintermark M, Sesay M, Barbier E, et al. Comparative overview of brain perfusion imaging techniques. J Neuroradiol 2005;32(5):294-314

［12］ Rogg J, Rutigliano M, Yonas H, Johnson DW, Pentheny S, Latchaw RE. The acetazolamide challenge: imaging techniques designed to evaluate cerebral blood flow reserve. AJR Am J Roentgenol 1989;153(3):605-612

［13］ Sasaki M, Kudo K, Ogasawara K, Fujiwara S. Tracer delay-insensitive algorithm can improve reliability of CT perfusion imaging for cerebrovascular steno-occlusive disease: comparison with quantitative single-photon emission CT. AJNR Am J Neuroradiol 2009;30(1):188-193

第23章 生理影像

275